Mit *Ayurveda* durch die Wechseljahre

südwest

Kerstin Rosenberg
Petra Wolfinger

Mit *Ayurveda* durch die Wechseljahre

südwest

Inhaltsverzeichnis

Vorwort der Autorinnen

Dieses Buch ist uns ein echtes Herzensprojekt, das wir mit möglichst vielen Frauen teilen wollen. Denn die Kraft der erfüllten Weiblichkeit entfaltet sich am besten in der Gemeinschaft von Frauen, die ihre Weisheit und Lebenserfahrung untereinander weitergeben.
Dies durften wir auch bei der Arbeit an diesem Buch erfahren: Wechseljahre sind ein Thema, das uns alle betrifft und zu dem jede Frau ihre eigene Geschichte zu erzählen hat oder erzählen wird. Ayurveda öffnet uns den Blick für die Einzigartigkeit und Schönheit, die jeder Frau in dieser Lebensphase innewohnt.

So möchten wir uns bei all den wunderbaren Frauen und Heilerinnen, die ihr Wissen und ihre persönlichen Erfahrungen in dieses Buch eingebracht haben, bedanken. Danke für die Offenheit, den Humor, das liebevolle Miteinander und die gelebte Weiblichkeit, in der wir uns verbinden und austauschen durften. Die Kraft der Gemeinschaft gereifter Frauen mit Weisheit, Lebensfreude und Charisma zu erspüren war ein großartiges Erlebnis!

Wir wünschen allen viel Freude auf der spannenden Entdeckungsreise zur eigenen, erfüllten Weiblichkeit mit Ayurveda!

Kerstin Rosenberg und Petra Wolfinger

Ayurveda und Weiblichkeit

Spurensuche – die Frau im Wandel

In der westlichen Kultur gibt es kaum etwas, das mit so vielen Vorbehalten und Vorurteilen behaftet ist wie die Wechseljahre. Sie betreffen – wenn wir glücklicherweise so alt werden – alle Menschen in der Lebensmitte und sind geprägt von negativer Besetzung und Vorurteilen wie: Frauen in den Wechseljahren sind alt, nicht attraktiv, schwitzen und frieren abwechselnd und sind psychomental labil. Sie trocknen aus, haben wenig Libido und oftmals keine sinnvolle Aufgabe mehr. Frauen in dieser Lebensphase können unter Umständen noch sexuell aktiv sein, sogar noch Kinder gebären, aber ihre schöpferische Kraft ist Vergangenheit. Sie geraten ungewollt aufs Abstellgleis, fühlen sich kraftlos und unsichtbar. So die landläufige Meinung.

Das Klimakterium

Doch die Wahrheit ist wie so oft differenzierter. Betrachten wir diesen Wandel zunächst einmal rein sprachlich: Unter Wechseljahren verstehen wir die Veränderung, den Wechsel aus einer potenten, fortpflanzungsorientierten Phase des Lebens ins Altern. Und jede Frau erlebt diese Phase des körperlichen und geistigen Wandels auf ganz eigene Weise.

Das Klimakterium beschreibt in der griechischen Sprache eine »Stufen-Leiter«, einen »kritischen Zustand des Lebens«. Ein Zustand, der nicht immer und bei jeder Frau gleich ausfällt. Ein Zustand, dem wir mit chemischen Hormonen begegnen können – wie wir auch die Schöpfungsphase mit chemischen Drogen einschränken können, wenn wir uns dafür entscheiden. Immer mehr Frauen lehnen jedoch eine hormonelle Unterdrückung der Wechseljahre mit den damit verbundenen Veränderungen ab und suchen stattdessen ein neues Selbstverständnis für ihren natürlichen Alterungsprozess.

Die Wechseljahre Häufig werden die Wechseljahre auch als Menopause beschrieben, was eindeutig nicht richtig ist, denn etwas pausiert nicht nur, es endet tatsächlich. Richtig wäre daher von einer Post-Menopause zu sprechen, denn »Menopause« bezeichnet den Zeitpunkt der letzten Regelblutung. Es endet die Möglichkeit, sich fortzupflanzen, und die Kräfte verlagern sich. Nachdem sich das Bild der Frau in den letzten hundert Jahren stark verändert hat, wird es Zeit, sich die Wechseljahre auch aus einer anderen Perspektive anzusehen und zu entscheiden, ob sie nicht mit positiveren Attributen versehen werden kann. Denn letzendlich kann dies auch eine sehr glückliche Phase des weiblichen Lebens sein.

Shiva und Shakti – Die Frau aus Sicht des Ayurveda

Im Ayurveda, der traditionellen Heilkunde Indiens, erfährt die Frau eine große Wertschätzung. Viele Mythologien ranken sich um ihre urweibliche Kraft, über die sie sich mit der Schöpfung verbindet. Sie wurde als Göttin, Mutter und Frau verehrt, und ihre weiblichen Qualitäten bilden den Mittelpunkt der Gesellschaft und sorgen für das soziale Miteinander, Gesundheit und Schönheit.
So sagen die ayurvedischen Schriften:

»Dharmarthau strisu lak, micca strisu lokah pratisthitah«
»Rechtschaffenheit, Reichtum, Überfluss, ja die Schöpfung überhaupt – alles kommt von den Frauen«

Das Leben der modernen Frau weicht in Vielem von den wertschätzenden Betrachtungen der alten Schriften ab. Auf der ganzen Welt werden Frauen unterdrückt, misshandelt und ihrer freien Selbstverantwortung im Leben enthoben. Und auch in unserer freien, aufgeklärten und emanzipierten Gesellschaft des Westens ringen wir Frauen noch um ein Selbstbild, das unserer wahren Natur entspricht.
Mit der Frauenbewegung des letzten Jahrhunderts haben wir in vielen Bereichen des Lebens an Gleichberechtigung und Entscheidungsmacht gewonnen. Für uns und unsere Töchter ist es selbstverständlich, ein vollwertiges Mitglied der Gesellschaft zu sein, das gut ausgebildet und selbstbewusst völlig eigenverantwortlich über das eigene Leben entscheidet. Wir entwerfen unsere Familien- und Karriereplanung und suchen uns Männer, die in diese Pläne passen. Und natürlich wissen wir auch, dass wir damit in einer privilegierten Welt leben. Denn nicht überall auf der Welt haben Frauen diese Entscheidungsfreiheit – sie leben in ganz anderen Realitäten, entsprechend ihrem kulturellen und religiösen Hintergund. Gleichzeitig wissen wir auch um die Herausforderungen, die der moderne Lebensstil Frauen abverlangt – in den Multifunktionen von Beruf, Kindern, Liebesleben und Selbstverwirklichung. Da lohnt es sich, einen Blick zurückzuwerfen, um das alte Wissen des Ayurveda um die Natur der Frau zu betrachten.

Shakti – die weibliche Urkraft In den alten Ayurveda-Schriften wird die Frau als ein Wesen beschrieben, das auf der feinstofflichen Ebene mit *Agni* assoziiert wird, dem Attribut des Feuers und der Energie. Durch die innere Kraft des Feuers ist die Frau mit der Energie des Lebens (*Shakti*) eng verbunden: die Frau als Schöpferin. Nur sie kann Leben empfangen, die Entwicklung eines Kindes in ihrem Leib ermöglichen, Kinder gebären und ernähren. Körperlich ist der weibliche Organismus stärker von der Wasserdominanz geprägt, die sich durch kühle, stabile und nährende Qualitäten in »typisch« weiblichen Merkmalen wie runden, weichen Körperformen, Mütterlichkeit und Ausdauer manifestiert.

Shiva – die männlichen Säfte Neben der monatlichen Menstruationsblutung dient auch der sexuelle Austausch zwischen dem weiblichen *Shakti*-Feuer und den männlichen Reproduktionssäften *(Shiva)* der Transformation von der inneren Hitze zur äußeren Kühle. Während der sexuellen Begegnung überträgt der Mann das Wasserelement durch die Samenflüssigkeit an die Frau, wo hingegen das weibliche Feuer an ihn übergeht. Infolgedessen verliert die männliche Persönlichkeit an weicher, erdender Wirkung und wird vom Wesen her aktiv und stark. Auf der anderen Seite verliert die weibliche Persönlichkeit die Intensität und Schärfe des Feuerelements und transformiert zu einem weichen, sanfteren Wesen. In diesem Sinne hat die intime Beziehung zwischen Mann und Frau nicht nur den Zweck der geschlechtlichen Reproduktion, sondern dient der gegenseitigen Befruchtung und Erlösung der polaren Energien. Die Männer sind wieder männlicher, verspüren Tatendrang und Stärke, die Frauen werden anschmiegsamer und fürsorglicher. Die Beziehung wird liebevoller und anerkennender. Im Umkehrschluss lässt sich die Beobachtung erklären, dass manche Paare nach vielen Jahren ohne Sexualität ihre Rollen nahezu ausgetauscht zu haben scheinen.

Veränderung Die maskuline Energie wird häufig mit der führenden und formenden Kraft gleichgesetzt. So waren es zu früheren Zeiten noch die Männer, die das »Mammut« erlegt haben. Sie fühlten sich mutig, waren voller Kraft, haben ihre Familien versorgt, wichtige Entscheidungen getroffen, und somit das Überleben der Nachkommen gesichert. In dieser Zeit saßen die Frauen fürsorgend in der »Höhle«, ihrem Zuhause, haben sich um alle sozialen, netzwerkenden Aspekte des Clans bemüht und die Traditionen und Systeme genährt. Nun aber kommen manch ältere Frauen wie »Amazonen« daher, und die Männer werden weicher, nahezu »weibischer«. Die Ursache in der nicht oder weniger gelebten Sexualität ist ayurvedisch gesehen also kein Wunder. Und die Symptome ließen sich mit einer einfühlsamen, nicht übertriebenen, dem Alter angepassten Intimität wieder ausgleichen. So würde der Mann nicht zum »Waschlappen« mutieren und die Frau nicht zur »Zicke« – wie es ja gerne dargestellt wird. Der Austausch dient also als Garant für ein ausgeglichenes Gesellschaftsbild, in dem der Mann nicht entmannt und die Frau in ihrer Weiblichkeit gewürdigt und verstanden wird.

Shiva Shakti Unter »*Shiva Shakti*« versteht man klassisch auch Vater und Mutter, unendliches Bewusstsein und kosmische Energie, getrennt und doch eins – die zwei gegensätzlichen Pole des Universums.

Nektar der Erkenntnis des Höchsten Selbst

Gedicht in dem philosophischen Werk »Amrit-Anubhava«:

»Ich bringe dem höchsten Gott und der höchsten Göttin meine Verehrung dar. Den grenzenlosen, uranfänglichen Eltern des Universums.
Der Liebende ist aus unbegrenzter Liebe zur Geliebten geworden.
Beide bestehen aus derselben Substanz. Beide teilen dasselbe Mahl.
Aus Liebe zueinander vereinigen sie sich. Und wieder trennen sie sich – aus schierer Freude zwei zu sein.
Es ist Shiva allein, der in allen Formen lebt.

Er ist beides: das Weibliche und das Männliche.
Es ist wegen der Vereinigung dieser beiden Hälften, dass das Universum existiert.
Zwei Instrumente – ein Ton.
Zwei Blüten – ein Duft.
Zwei Leuchten – ein Licht.
Zwei Lippen – ein Wort.
Zwei Augen – ein Blick.
Diese beiden – ein Universum.«
Dichter Jnaneshwar (13. Jh., wörtlich: »Herr der höchsten Erkenntnis«)

Die biologische Natur der Frau

Weibliche Wesen sind in der Natur für den Erhalt ihrer Art verantwortlich – ohne ihre Fruchtbarkeit gäbe es keine Nachkommen. Die Wechseljahre sind jene Phase im Leben der Frau, in der die Fruchtbarkeit abnimmt und zum Erliegen kommt.

Vor der Geburt Der Anfang des Lebenszyklus einer Frau wird im Leib der eigenen Mutter angelegt. Schon als ungeborenes Kind verfügen die weiblichen Föten im Uterus (der Gebärmutter) über sieben bis acht Millionen Eizellen.

Nach der Geburt trägt ein Mädchen noch etwa ein bis zwei Millionen Eizellen in sich. Im Laufe der aktiven Fortpflanzungsphase der Frau – von ungefähr 30 Jahren – reifen rund 500 Eier und vollziehen somit den Eisprung. Jedoch sind diese nicht alle potent, und nicht aus allen kann sich nach der Befruchtung ein neues Lebewesen, ein Fötus, in der Gebärmutter entwickeln. Und das ist nicht nur eine Frage des Alters, sondern auch der Lebensweise und der seelischen Befindlichkeit eben ihrer »Besitzerin«, ihrer Mutter. Wobei die hormonelle Seite durch den Hypothalamus geregelt wird: Die Hirnanhangsdrüse koordiniert den Aufbau des Graafschen Follikels, also der reifen Eizelle, und regelt die hormonelle Entwicklung des Endometriums (Gebärmutterschleimhaut). In der Übergangsphase unseres Lebens haben wir maximal noch ein paar Tausend Eier, und die Produktion wird allmählich eingestellt. Die Hormonausschüttung verändert sich, alles befindet sich im Wandel.

In jungen Jahren – die Monatsblutung Die Menstruation ist der Beginn eines monatlich wiederkehrenden, hormonell geleiteten Prozesses, der dazu führt, dass die Schleimhaut in der Gebärmutter abgetragen und ausgeschieden werden kann. Involviert ist der Aufbau des Follikels, also der reifen Eizelle, der um den 14. Tag herum fruchtbar ist und im Zusammenspiel mit dem Spermium des Mannes die Membran für einige Stunden durchlässig macht. Zeitgleich baut sich die Gebärmutterschleimhaut auf, um eine Einnistung der befruchteten Eizelle zu gewährleisten. Kommt es zu keiner Befruchtung, sterben der Follikel und das aufgebaute Endometrium ab, und die Blutung setzt ein.

Die Menstruation aus ayurvedischer Sicht In der ayurvedischen Frauenheilkunde nimmt die monatliche Menstruationsblutung einen wichtigen Stellenwert ein, gibt sie doch Aufschluss über den Gesundheits- und Energiestatus der Frau.

Anhand der Eigenschaften des Blutes und der eventuell begleitenden Beschwerden können Konstitution und Stoffwechselfunktionen bestimmt werden.

In der Wahrnehmung der Frau von heute wird die Menstruation eher als ein Hindernis und Ärgernis betrachtet. Wer unter unangenehmen Schmerzen und Einschränkungen leidet, der empfindet bereits die Post-Menopause-Phase als Entlastung. Doch viele Frauen fühlen sich mit den einsetzenden hormonellen Veränderungen der Wechseljahre auch überfordert: Schon dem jungen Mädchen wurde in jungen Jahren die Menstruation nur rudimentär erklärt. Was wirklich im Körper passiert und was es insbesondere für Körper, Geist und Seele bedeutet, findet im westlichen Ansatz kaum Platz. Nur wenige Frauen wissen um die universelle Kraft, die ihrem Unterleib entspringt und mit der monatlichen Blutung ihren Ausdruck findet. In unserer leistungsorientierten Gesellschaft wird die Menstruation eher als hinderlich und unangenehm angesehen. Sie nimmt der Frau an manchen Tagen die Kraft, schwächt sie beim Sport und kann mit Schmerzen verbunden sein. Die wesentlichen, positiven Wirkungen und Vorteile werden nicht kommuniziert. Der ganzheitliche Ansatz des Ayurveda hingegen ist hilfreich, logisch und selbsterklärend, und macht dieses umfangreiche, wunderbare Konzept der Reinigung verständlich.

Im reifen Alter – der Zyklus verändert sich Je nach Lebensführung setzt der Wandel ab dem 40. Lebensjahr oder sogar noch früher ein. Als erstes Zeichen verändert sich der Menstruationszyklus. Beeinflusst wird der Zyklus von dem Zusammenspiel der Sexualhormone wie Östrogen und Progesteron. Progesteron steht eng mit der seelischen Gesundheit in Zusammenhang: Ein Mangel an Progesteron ist an einer verkürzten zweiten Zyklusphase erkennbar und oft schon diagnostizierbar, bevor wir überhaupt an die eigentlichen Wechseljahre denken. Leidet die Frau unter depressiven Verstimmungen, Gewichtsproblemen und Wasser im Gewebe, ist häufig Progesteronmangel dafür verantwortlich.

Ein Zusammenhang von permanenter psychischer und körperlicher Überbelastung in jüngeren Jahren und einem früheren Eintritt in die Post-Menopause ist wahrscheinlich und deckt sich auch mit der ayurvedischen Betrachtungsweise.

Hitzewallungen Ein Mangel an Östrogen macht sich unter anderem durch Hitzewallungen bemerkbar und tritt oft erst sieben bis zehn Jahre nach den Anzeichen für Progesteronmangel auf. Die Eierstöcke sind gut programmiert, sozusagen im Geiste viel jünger als in Wirklichkeit. Sie versuchen, die Hormonproduktion weiterhin anzukurbeln. Das bedeutet einen großen Kraftaufwand, der durch die »hot flashes« spürbar wird, als Energie, die sich in Hitze umwandelt. Ein erhöhter Cholesterinspiegel, Hypertonie und Herzstolpern sind andere Anzeichen, bevor dann üblicherweise die Regel ganz ausbleibt.

Das letzte Hormon, das ausfällt und zwar Jahre nachdem die Regel ausgeblieben ist (etwa sechs bis sieben Jahre später), ist das Androgen, das männliche Hormon, das unter anderem für die Libido zuständig ist. Mit ihm verändern sich das Gewicht und die Silhouette des Körpers, und manchmal wächst auch die Brust.

Prä- und Post-Menopause Die Zeit nach der großen Transformation erinnert Frauen häufig an andere einschneidende Phasen ihres Lebens, so wie die Metamorphose von Schwangerschaft, Gebären und schließlich Mutterschaft. Nichts funktioniert mehr so, wie wir es über viele, viele Jahre gewohnt waren. Das Leben der Frau wird nun über 14 Jahre von den Prozessen der Menopause beeinflusst. Sie erlebt in den ersten sieben Jahren der Prä-Menopause die Symptome der Veränderung eines wechselhaften Zyklus und schließlich das Ausbleiben der Blutung – die sogenannte Menopause. Dann beginnt die Post-Menopause, in der sich der vollständige Wandel des Hormon- und Stoffwechselhaushalts vollzieht.

Neuausrichtung Der Wandel des Hormonhaushalts ist für viele Frauen eine schwierige Umstellung: Als sei die potente Zeit vorbei und die Zeit, sich mit einem Partner für die Fortpflanzung zusammenzutun, vorüber. Nun braucht es Mut zur Veränderung und den Willen, das auch umzusetzen. Gleichzeitig beginnt eine Neuausrichtung. Mit der körperlichen und mentalen Veränderung kommen ungeahnte Potenziale zum Vorschein. Es ist eine Zeit, die sowohl intensivere Innenschau als auch bewusste Wahrnehmung des Außen bereithält. Damit eröffnen sich neue Perspektiven, durch die sich die Frau auf allen Ebenen sensibler erfahren kann.

Rund ums Klimakterium

Die Wechseljahre und wie es dazu kommt

Die Veränderungen im weiblichen Körper in Bezug auf die Fortpflanzungsfähigkeit werden wie folgt bezeichnet:

Menarche: Zeitpunkt der ersten Regelblutung. Sexualhormone werden aktiv.

Menstruation: Regelblutung im gebärfähigen Alter. Sexualhormone sind aktiv.

Prä-Menopause: Zeitabschnitt von 7 Jahren zwischen den ersten unregelmäßigen Blutungen und der letzten Menstruation überhaupt. Sexualhormone werden weniger.

Menopause: Zeitpunkt der letzten Regelblutung. Sexualhormone sind nicht mehr aktiv.

Peri-Menopause: Übergangsphase um die Menopause.

Post-Menopause: Diese Phase beginnt 12 Monate nach der letzten Regelblutung und dauert ebenso etwa 7 Jahre. Es kommt zu körperlichen und psychischen Reaktionen aufgrund der Hormonumstellung.

Hormone im Körper

Hormone bestimmen nicht nur unsere Reproduktionsfähigkeit und Sexualität. Sie haben auch einen elementaren Einfluss auf unser Gefühlsleben und Verhalten. So bescheren uns die Hormone Oxytocin, Dopamin und Serotonin Glücksgefühle und Wohlfühlmomente, während Cortisol und Adrenalin Energie liefern, besonders in Stresssituationen.

Oxytocin – das Fürsorge-Hormon

Oxytocin, landläufig auch Kuschelhormon genannt, ist uns als bindendes Hormon zwischen Mutter und Kind beziehungsweise Partnern bekannt. Es wird im Hypothalamus im Gehirn gebildet.

Die Aufgaben des Hormons Oxytocin obliegt eine wichtige Funktion zur Unterstützung des Geburtsverlaufs. Zudem hilft es, Stress zu regulieren, beeinflusst den Stoffwechsel, reduziert Ängste und stärkt das Immunsystem. Besonders intensiv wird dieses Hormon bei zärtlichem Hautkontakt und beim Stillen ausgeschüttet. In diesem Sinne ist Oxytocin eine wahre Glücksmaschine, die immer dann anspringt, wenn uns jemand beispielsweise den Rücken streichelt. Dieses Wissen macht sich auch die ayurvedische Körper- und Verjüngungstherapie zunutze: Mit sanften Ölmassagen, die in vollständiger Zuwendung, Achtsamkeit und liebevoller Berührung über den Körper streichen und Glücksgefühle auslösen (siehe Seite 99f.). Ebenso ist der Streicheleffekt von Oxytocin der Schlüssel für eine lange und glückliche Partnerschaft, in der sich Liebe und Zuneigung zueinander im stetigen Wandel erneuern.

Abnahme im Alter Mit dem Ende der Fruchtbarkeit in den Wechseljahren reduziert sich auch das fürsorgende Hormon Oxytocin. Es wird nicht mehr benötigt, da die Frau nun andere Aufgaben im Leben erfüllen kann. Das Austragen und Aufziehen der Kinder steht biologisch nicht mehr im Mittelpunkt, und die Frau kann ihre Entwicklung stärker auf die eigenen Bedürfnisse ausrichten. Die Fürsorge im Nest, die Konzentration auf die Familie und die anderen sind nicht mehr ausschlaggebend für das eigene Glück – die Frau definiert sich nicht mehr so stark über das Tun in der Familie. Vor allem sehr mütterlich und fürsorglich ausgerichteten Frauen fällt diese Veränderung in den Wechseljahren auf. Der innere Druck, es allen anderen recht machen zu wollen, ist auf einmal verschwunden. Das kommt im sozialen Umfeld nicht immer gut an, denn zu sehr haben sich Kinder, Ehemänner, Familienangehörige, Freunde und Kollegen an das komfortable Versorgungs-Programm der Oxytocin-gesteuerten Frau gewöhnt. Nun heißt es, selbstbewusst sein, die eigenen Interessen liebevoll zu kommunizieren und zu lernen, sich abzugrenzen. Und dies am besten, ohne die anderen vor den Kopf zu stoßen und dabei stur und abweisend zu wirken.

Östrogen und Progesteron – die Sexualhormone

Die weiblichen Sexualhormone Östrogen und Progesteron werden auch Eierstockhormone genannt, da sie vor allem dort gebildet werden. Östrogene lösen den Eisprung aus und bereiten die Gebärmutter auf eine mögliche Schwangerschaft vor. Progesteron ist als sogenanntes Gelbkörperhormon in erster Linie dafür zuständig, die Einnistung der befruchteten Eizelle in der Schleimhaut der Gebärmutter zu ermöglichen. Beide Hormone werden naturgemäß in der fortpflanzungsfähigen Phase der Frau am meisten gebraucht. Sie leiten die Regelblutung (Menstruation) der Frau ein und begleiten die Schwangerschaft. In den Wechseljahren nimmt ihre Produktion ab, und dies verursacht häufig Beschwerden.

Dopamin und Serotonin

Dopamin ist das sogenannte Glückshormon. Es sorgt, als eine Vorstufe des Noradrenalins, für Motivation und Begeisterungsfähigkeit. Serotonin ist ein Botenstoff der Erregung und zuständig für alle wichtigen Abläufe im Gehirn. Serotonin kann auch in Melatonin umgewandelt werden, das einen gesunden, erholsamen Schlaf garantiert.
Durch die Reduktion von Östrogen erfahren leider auch andere Glückshormone einen Absturz: Nicht nur Oxytocin wird weniger, sondern auch die Glücklichmacher Dopamin und Serotonin arbeiten mit eingeschränkter Leistung. Sinkt diese Kurve zu schnell ab, kann dies bis zu einer klinischen Depression führen. Eine ausgleichende Ernährung – mit vielen Nüssen, Bohnen und Brühen aus Fisch und Fleisch – kann hier helfen. Das in ihnen enthaltene Tryptophan wird im Körper zu Serotonin umgebaut.

Adrenalin und Cortisol – die Stresspuffer

Adrenalin wird ausgeschüttet, wenn wir viel Energie benötigen – so setzen wir unter Stress Energie frei, um Gefahren und Krisen zu bewältigen. Deshalb spricht man auch vom Adrenalin als Fluchthormon, sozusagen, wenn Gefahr im Verzug ist, da es ausgeschüttet wird, um den Körper zu Höchstleistungen anzutreiben.
Die verbrauchte Energie wird mit Cortisol ausgeglichen, einem Gegenspieler des Insulins, der in der Leber den Abbau des Zuckerspeicherstoffes Glykogen zu (Blut-) Zuckermolekülen veranlassen kann. Cortisol entzieht also den Einfachzucker aus dem Stoffwechsel, um die benötigte Energie zu sichern. Beide Hormone werden im endokrinen System der Nebennierenrinde entwickelt.
Kommt eine Frau ins Klimakterium, übernimmt die Nebennierenrinde einige Funktionen zum Ausgleich der schwindenden Hormonproduktion der Eierstöcke. Sie bilden mit den Fettpolstern geringe Mengen an Östrogen und Progesteron, um die hormonellen Veränderungen im Körper auszugleichen und zu unterstützen.

Der goldene Gürtel wächst

Vergegenwärtigen wir uns die komplexen Vorgänge in unserem Körper während der Wechseljahre, sehen wir an den hormonellen Funktionen sehr schön, warum es zu Zusatzpolstern am Körper kommt: Die Ansammlung von Fettgewebe rund um den Bauch nennen die Chinesen »den goldenen Gürtel«. Dieser Gürtel gibt uns etwas Substanz, die uns hilft, Nerven zu bewahren, nicht komplett durchzubrennen oder abzuheben. Er hat also eine wichtige Schutzfunktion für das körperliche und mentale Gleichgewicht – und ist nicht nur lästig. Der goldene Gürtel betrifft fast alle Frauen in den Wechseljahren, selbst jene, die nie Probleme mit ihrem Gewicht hatten. Er ist schlicht ein körpereigener Mechanismus, der uns hilft, gut durch diese schwierige Phase zu kommen.

Keine Diät Daher gilt im Ayurveda: Keine Diät! Diese wird ohnehin keine positive Wirkung zeigen, sondern die Wechseljahresbeschwerden eher verstärken. Haben wir jedoch unsere Ernährung und unseren Lebensstil den neuen Bedingungen auf positive und typgerechte Weise angepasst, so verschwindet das überschüssige Fett von alleine. Mehr dazu ab Seite 57ff.

Stressmanagement Vor allem brauchen wir in dieser Zeit ein gutes Stressmanagement: Denn immer dann, wenn wir unter Stress leiden, sei es emotional oder weil wir zu viel leisten müssen, leidet auch diese wunderbare körpereigene Ausgleichsfunktion. Statt Progesteron und Östrogen werden nun mehr Adrenalin und Cortisol ausgeschüttet.

Das Hormonsystem unterstützen

Unser Körper ist ein Wunderwerk und hat alle Möglichkeiten, um Defizite auszugleichen und Systeme zu unterstützen. Wer jedoch dauerhaft Leistungsgrenzen und emotionale Bedürfnisse ignoriert und sich im stetigen Leistungsdruck der Selbstoptimierung überarbeitet, strapaziert die ausgleichenden Funktionen des Hormonsystems. Ein Nachlassen der regenerativen Kräfte, die unsere Belastungsfähigkeit stärken, und die daraus entstehenden Erkrankungen sind vorprogrammiert. Als Sinnbild für diesen Prozess halten wir uns eine Landstraße vor Augen, die plötzlich zu einer dreispurigen Autobahn wird: Unser Organismus soll ohne die hier nötige Aufrüstung weiterfahren, aber den Transport schneller bewältigen. Dagegen wehrt sich der Körper und sendet Warnsignale.

Doshas – dynamische Kräfte des Ayurveda

Erklärungsmodelle über die Wirkung der Hormone auf die körperlichen Veränderungen und das Seelenleben der Frau in den Wechseljahren finden wir in den ayurvedischen Texten nicht. Aber die Autoren der alten Ayurveda-Lehrbücher (*Samhitas*) Caraka, Sushruta und Vagbhata sprechen über Elemente (*Mahabhutas*), bioenergetische Funktionsprinzipien (*Doshas*), Verdauungsfeuer (*Agni*), Körpergewebe (*Dhatus*) und Zirkulationskanäle (*Srotas*), um den Menschen in seinem gesunden und im kranken Zustand zu beschreiben.

Die Konzepte der ayurvedischen Anatomie und Physiologie lassen sich sehr gut mit der Betrachtungsweise der modernen Medizin kombinieren. Während eines heutigen universitären Ayurveda-Studiums ist es üblich, beide Systeme der Menschenlehre und Medizin zu studieren. In der Praxis wird dann die traditionelle Ayurveda-Heilkunde als Alternativ- oder Komplementärmedizin herangezogen.

Der Mensch steht im Mittelpunkt

Im Mittelpunkt der ayurvedischen Medizin steht stets der Mensch und nicht die Krankheit. Verstehen wir den einzelnen Menschen in seiner gesunden Ganzheit von Körper, Geist und Seele, so lassen sich daraus auf leicht verständliche Weise auch die Ursachen und Entwicklungsprozesse von Krankheiten ableiten.

Die drei Doshas Wer mit Ayurveda in Berührung kommt, der lernt als Erstes die drei *Doshas* Vata, Pitta und Kapha kennen. Diese als Funktionsprinzipien übersetzten Grundbegriffe sind der Sinnbegriff der ayurvedischen Konstitutionslehre.

Grundbegriffe des Ayurveda

Mahabhutas – die fünf Elemente

Nach der Lehre des Ayurveda sind Mikro- und Makrokosmos eins, und sowohl der menschliche Körper als auch Nahrungsmittel oder Medikamente lassen sich auf die fünf Elemente (Mahabhutas) zurückführen. Die fünf Mahabhutas stellen verschiedene Wirkprinzipien der erlebbaren Manifestation auf der materiellen und feinstofflichen (geistig/emotionalen) Ebene dar und werden folgendermaßen bezeichnet:

Akasha: Äther/Raum
Vayu: Luft
Agni: Feuer
Jala: Wasser
Prithivi: Erde

Doshas – dynamische Prinzipien

Für das vermittelnde Prinzip zwischen dem feinstofflichen Geist und dem grobstofflichen Körper sind die drei Doshas zuständig:

Vata
Pitta
Kapha

Damit wird eine Verbindung von Anatomie, Physiologie und Psychologie geschaffen, welche sozusagen über zwei Enden – eine in Richtung Körper und eine in Richtung Geist – verfügt.

Laut Definition sind Doshas Prinzipien, die in der Lage sind, bestimmte Eigenschaften und Funktionen im Körper hervorzurufen. In diesem Sinne erzeugen Doshas Veränderungen, die sich auf das Milieu im Körper auswirken. Diese Veränderungen können positiv oder negativ sein – Doshas im Normalzustand rufen positive Veränderungen hervor, sind sie jedoch gestört, verursachen sie Krankheit.

Vata, Pitta und Kapha

Mit dem zunehmenden Bekanntheitsgrad des Ayurveda gehören Vata, Pitta und Kapha mittlerweile zum allgemein bekannten Vokabular in der gesundheitsbewussten Naturheilkunde. Viele Produkte aus dem Bioladen – wie Tee- oder Gewürzmischungen – werden damit tituliert, um die individuelle Wirkung auf Körper und Geist zu beschreiben.

Und tatsächlich: Ob wir groß oder klein, dick oder dünn, nervös oder phlegmatisch sind – all das ist ein Resultat der typgerechten Ausprägung von Vata, Pitta und Kapha in unserem Organismus. Dabei verfügt jeder von uns über eine einzigartige *Dosha*-Mischung, die unsere individuelle Konstitution mit ihren Persönlichkeitsmerkmalen und Krankheitsneigungen bildet. Siehe dazu Seite 31ff.

Stufenweise Entwicklung von Krankheiten Aus ayurvedischer Sicht ist eine Ansammlung der *Doshas* die Ursache aller Beschwerden. Dies macht auch die wörtliche Übersetzung »Verderber« deutlich. Ähnlich wie in der Humorallehre der westlichen Naturheilkunde wird jede Erkrankung auf die Ansammlung überschüssiger Säfte zurückgeführt. Ein Übermaß an Vata, Pitta oder Kapha schwächt die körperliche Lebens- und Immunkraft und bringt Krankheit hervor. So beschreibt die ayurvedische Diagnostik den Prozess von einer *Dosha*-Erhöhung bis zur akuten oder chronischen Erkrankung in sechs Stufen der Krankheitsentwicklung auf differenzierte und gut nachvollziehbare Weise und zeigt auf, wie ein Ungleichgewicht von Vata, Pitta und Kapha zu den unterschiedlichsten Beschwerden führen kann.

Vata – das Bewegungsprinzip steuert nicht nur die Funktionen des Bewegungsapparats und des Nervensystems, sondern ist auch für viele Beschwerden der heutigen Zeit verantwortlich. Unsere moderne Lebensweise beinhaltet viele Vata-erhöhende Faktoren und die mentalen Belastungen – Stress, Lärm, Reisen, unregelmäßige Schlaf- und Essgewohnheiten – sowie die veränderte Witterung des Klimawandels fördern Vata-Störungen, die sich in Form von Nervosität, Schlafstörungen, Autoimmunerkrankungen, Beschwerden des Bewegungsapparats sowie in neurologischen und psychischen Erkrankungen manifestieren können.

Pitta – das Umsetzungsprinzip steuert die gesamten Verdauungs- und Stoffwechselvorgänge im Körper. Ebenso ist Pitta die treibende Kraft für die intellektuellen Funktionen der geistigen Aufnahme und Verarbeitung. Ein Übermaß an Pitta bringt Übersäuerung, Entzündungen, Herz-Kreislauf-Beschwerden und Hauterkrankungen hervor. Diese werden vor allem durch übermäßige Hitze, ungesunde Ernährung mit zu viel salzigen und sauren Speisen sowie durch mentale Anspannung und Aggressionen angefeuert.

Kapha – das Stabilitätsprinzip gibt dem Körper Substanz, Kraft und Widerstandsfähigkeit. Es ist verantwortlich für den Gewebeaufbau, die Immunität und den Feuchtigkeitshaushalt im Organismus. Zu den am meisten verbreiteten Kapha-Störungen zählen Übergewicht, Diabetes, Atemwegserkrankungen und Ödeme, deren Ursachen meist durch ein Übermaß an schwerer und schleimiger Nahrung sowie einen Mangel an Bewegung hervorgerufen werden.

Die Doshas prägen unseren Körper

	Vata	Pitta	Kapha
Eigenschaften	leicht, kalt, trocken, rau, beweglich, subtil	heiß, sauer, scharf, spitz, penetrierend, ölig	schwer, kalt, feucht, unbeweglich, schleimig, aufbauend
Funktionen	Bewegungen, Atmung, setzt Aktivitäten in Gang, Anregung von Agni (Verdauungsfeuer), Ausscheidung, Embryo-Entwicklung, verantwortlich für alle Sinneswahrnehmungen, Bildung der Srotas, Sprechen, Enthusiasmus	Verdauung, Katabolismus (Abbaustoffwechsel), Sehvermögen, Wärme, erzeugt Energie, erhält die normale Hautfärbung, erzeugt Glanz, Tapferkeit, Ärger, Intelligenz, Hunger, Durst	Bala (Körperkraft und Widerstandsfähigkeit gegen Krankheiten), Anabolismus (Aufbaustoffwechsel), Potenz, Stabilität, Ölung und Fettung der Körpergewebe, Schmierung (der Gelenke), Nahrung, Toleranz, Zufriedenheit, Geduld

Gunas – mentale Kräfte, die uns prägen

Um die komplexen Funktionen und Zusammenhänge von Körper und Geist zu beschreiben, bedient sich Ayurveda eines weiteren Konzepts: der *Gunas*. Sie werden auch als »Doshas des Geistes« übersetzt, deren Eigenschaften die psychische Verfassung des Menschen mitprägen. Sie bilden unsere psychische Konstitution und sind im Störfall – wenn sie sich im Ungleichgewicht zueinander befinden – für mentale Beschwerden verantwortlich. Stress wirkt gleichermaßen auf *Doshas* und *Gunas* ein. Die drei mentalen Kräfte benennt Ayurveda als *Sattva*, *Rajas* und *Tamas*.

Sattva verbindet Ayurveda mit einer ausgeglichenen Persönlichkeit mit einem klaren, starken Geist und guter mentaler Belastungsfähigkeit. Verfügen wir über ein hohes Maß an Sattva, fühlen wir uns wohl in unserer Haut, sind freundlich zu uns selbst und anderen. Ein grundlegendes Gefühl der Zufriedenheit durchdringt alle Bereiche des Lebens, und wir sind weitestgehend glücklich.

Rajas versteht Ayurveda als eine Überaktivität des Geistes. Die Psyche ist unausgeglichen, emotional reizbar und gestresst. Oftmals sind Menschen mit zu viel *Rajas* aggressiv, ungeduldig und wirken auf andere Personen egoistisch und egozentrisch. Stressbedingte Erkrankungen werden immer von einem Überschuss von *Rajas* begleitet.

Tamas ist die Bezeichnung für eine mangelnde Aktivität des Geistes. Die mentale Belastungsfähigkeit ist schwach, und die von *Tamas* dominierten Persönlichkeiten fühlen sich schwer, sind antriebslos und zeigen zum Teil depressive Tendenzen. Oftmals sind nicht verarbeitete, traumatische Erfahrungen der Vergangenheit für die mentale Lähmung des tamasischen Geistes verantwortlich.

Die Gunas prägen unsere Persönlichkeit

Mentale Eigenschaften von Sattva	Mentale Eigenschaften von Rajas	Mentale Eigenschaften von Tamas
Reinheit, Hilfsbereitschaft, Wahrhaftigkeit, gutes Gedächtnis, liebevolle Umgangsformen, Zufriedenheit, moralische Stärke, selten mentale Störungen	Intelligenz, Ungeduld, viele Wünsche und Begehrlichkeiten, Leidenschaft, Aggression	Beständigkeit, Trägheit, Energielosigkeit, Ignoranz, depressive Tendenzen, keine Initiative

Lebenszyklen aus ayurvedischer Sicht

Ayurveda versteht Gesundheit als dynamisches Gleichgewicht von Körper, Geist und Seele. Die Betonung liegt dabei auf der ausbalancierten Dynamik, denn im Leben ist alles stetig in zyklischer Bewegung.
Von den äußerlich einwirkenden Kreisläufen der Natur – wie Tages- und Jahreszeiten – bis hin zu den uns innerlich prägenden Hormonzyklen, ist ständig alles in Bewegung. Dieser stetige Wechsel prägt unser körperliches und psychisches Wohlbefinden auf vielerlei Weise.
Um gesund im Einklang mit der Natur zu leben, ist es wichtig, das eigene Verhalten im Umgang mit sich selbst immer wieder auf die chronobiologischen Gesetzmäßigkeiten der inneren und äußeren Natur abzustimmen. So ist es inzwischen fast selbstverständlich geworden, die Ernährungsweise wieder nach dem Rhythmus der Natur auszurichten, indem wir saisonale Nahrungsmittel bevorzugen. Im Frühjahr werden Detox- und Fastenkuren gemacht, und im Winter fügen wir den Speisen wärmende und immunstärkende Gewürze zu.

Von Menstruation bis Menopause Für die Chronobiologie der Frau stehen im Ayurveda die hormonellen Zyklen – mit ihren ganzheitlichen Auswirkungen auf die körperliche und psychische Gesundheit während Menstruation, Schwangerschaft und Menopause – im Fokus der Betrachtung.

Doshas prägen die Lebensabschnitte Die ayurvedische Frauenheilkunde unterteilt das Leben in die drei großen Abschnitte von Kindheit und Jugend bis zur Reife ins Alter. Jede dieser Lebensphasen ist von unterschiedlichen Aspekten für die körperliche, geistige und seelische Entwicklung geprägt. Je nachdem, welche Dekade gerade vorherrscht, befinden sich auch die *Doshas* in unterschiedlicher Gewichtung. Unabhängig von der individuellen Konstitution herrscht in der Kindheit eine Kapha-Dominanz vor, die Lebensmitte wird von Pitta bestimmt, und im Alter ist das vorherrschende Vata für viele Veränderungen und Beschwerden verantwortlich. In diesem Sinne ist der natürliche Lebenszyklus auch ein wichtiger Navigator für die persönliche Betrachtung auf biografischer und gesundheitlicher Ebene, die eigene Konstitution mit ihren Potenzialen und Fähigkeiten auf typgerechte Weise zu entdecken und weiterzuentwickeln.

Lebensphasen der Frau im Ayurveda

Lebensphase	Vorherschendes Dosha	Körperliche Merkmale
Bala von der Geburt bis zum 10. Lebensjahr	Kapha	Wachstum und Entwicklung
Kumara vom 10. bis 12. Lebensjahr	Kapha-Pitta	Entwicklung der sekundären Geschlechtsmerkmale
Rajomati vom 12. bis 16. Lebensjahr	Kapha-Pitta	Einsetzen der Menstruation. Die Frau kann schwanger werden
Yavati vom 16. bis 40. Lebensjahr	Pitta	Beste Fruchtbarkeit und Reife
Praudavasta vom 40. bis 50. Lebensjahr	Pitta-Vata	Beginn der Prä-Menopause
Vrddha ab dem 50. Lebensjahr	Vata	Menopause und Alter

Kindheit und Jugend – Bala und Kumara

Denken wir an die Kindheit, so entdecken wir dort viele Kapha-Aspekte, die das Leben prägen. Alle Funktionen des kindlichen Organismus sind auf Wachstum und Entwicklung ausgerichtet. Für das gesunde Heranwachsen benötigt das Kind nicht nur einen starken, gewebeaufbauenden Stoffwechsel, sondern auch ein möglichst belastungsfähiges Immunsystem. Beides – Gewebeaufbau und Immunstärke – sind Qualitäten, die im Ayurveda den Kapha-Funktionen zugeordnet werden. Die gesunde Kapha-Dominanz ist dem kindlichen Körper schon auf den ersten Blick anzusehen: Von den rundlichen Gesichts- und Körperformen mit den kleinen, niedlichen Speckgrübchen bis zum süßlichen Duft und zur zarten, festen Haut. Auch die kleinkindlichen Bedürfnisse und Verhaltensweisen sind stark von Kapha geprägt: Kinder lieben süße Nahrung, brauchen relativ viel Schlaf und fühlen sich immer dann wohl, wenn ihre natürlichen Bedürfnisse nach regelmäßigen Mahlzeiten, Wärme und Geborgenheit befriedigt werden. Ihr Intellekt und das Lernverhalten reagieren positiv auf kinetische Erfahrungen, tägliche Routinen und regelmäßige Gewohnheiten, die den Alltag prägen. Gleichzeitig wirken Kapha-erhöhende Ernährungs- und Lebensgewohnheiten – wie der Genuss von übermäßig kalten, schweren und schleimigen Speisen wie Eiscreme, Joghurt oder Süßigkeiten sowie Bewegungsmangel – unmittelbar als verstärkende Faktoren von Kapha-typischen Erkältungs- und Atemwegserkrankungen. Je stärker die individuelle Grundkonstitution (*Prakriti*, siehe Seite 36f.) von Kapha geprägt ist, umso deutlicher sind die Kapha-Qualitäten der Kindheit auch in späteren Lebensphasen erkennbar. Kinder mit einer Vata- und Pitta-Grund-

konstitution verfügen in den ersten Lebensjahren ebenfalls über körperliche Kapha-Anteile und Krankheitsneigungen, die sich spätestens mit der Pubertät verwachsen.
Die kindlichen Kapha-Ausprägungen werden ergänzt von konstitutionstypischen Charaktereigenschaften und unveränderbaren Körpermerkmalen: So ist der Vata-Typ auch in der Kapha-Phase seines Lebens recht zierlich, neigt zu Blähungen und Verstopfung und reagiert emotional eher ängstlich und unstet. Pitta-Kinder dagegen verfügen von Anfang an über viel Energie, einen guten Appetit und eine empfindliche Haut.

Im Fegefeuer der Pubertät – Rajomati

Mit der Pubertät endet die von Kapha geprägte Kindheit. Dafür beginnt die von Pitta dominierte Lebensphase von Jugend bis Reife. Alle dynamischen, kraftvollen und feurigen Qualitäten von Pitta kommen nun zum Ausdruck und prägen die aktivsten Jahre des Lebens.
Bereits mit dem Eintritt der Pubertät ist das überschießende Pitta für viele Jugendliche und Eltern unmittelbar erlebbar: Die Haut blüht, und das Gemüt ist in Aufruhr. Wie ein Pendel schwankt die körperliche und mentale Verfassung zwischen dem kindlichen Kapha mit seinen phlegmatischen Bequemlichkeiten und dem rebellischen Pitta, das seine eigene Ausdrucksform sucht. Die Pitta-gesteuerten Sexualhormone beherrschen den Körper, die Psyche und das Verhalten. Verstärkender Faktor für typische Beschwerden der Pubertät ist neben dem hohen, noch nicht balancierten Pitta auch Vata, welches immer bei Veränderung und Instabilität als Störfaktor auftritt.
Ziel aller ayurvedischen Interventionen für die Pubertät ist die Beruhigung des überschüssigen Pittas, welches zu Übersäuerung, Hautbeschwerden und Reizbarkeit führt. Kühlende und basische Nahrungsmittel, bittere Kräuter und ausleitende Verfahren können nun helfen.
Mentale Ebene Andererseits müssen die heranreifenden Kinder lernen, ihre neu erwachten Pitta-Kräfte auf der mentalen Ebene selbstbewusst und verantwortungsvoll einzusetzen. Dazu bieten eine wertschätzende Diskussionskultur mit Kompromissbereitschaft auf beiden Seiten und klare Vereinbarungen eine hervorragende Grundlage. Gleichzeitig benötigen Pitta-gesteuerte Jugendliche, so wie alle Pitta-Typen, ein Ventil zum Dampf ablassen. Hier beschreibt Ayurveda sportliche Aktivitäten, Singen und soziales Engagement als effektive Methoden, um die eigene Stärke zu spüren und gleichzeitig inneren Druck abzubauen.

Auf dem Höhepunkt der feurigen Kraft – Yavati

Nach den wechselhaften Stürmen der Pubertät wartet eine äußerst erfüllende und erlebnisreiche Lebensphase auf uns. Von der Jugend bis zur Reife durchleben Mann und Frau den besten Zyklus ihrer von Pitta geprägten Schaffenskraft. Mit optimaler Zeugungs- und Empfängnisfähigkeit, körperlicher Leistungskraft und mentaler Durchsetzungsfähigkeit sind wir gut gerüstet, um Familienplanung, Karriere und materielle Wertschöpfung unter einen Hut zu bekommen.

Jeden Monat durchläuft die Frau mit ihrem Menstruationszyklus einen Kreislauf, in dem sie mit der monatlichen Blutung ihr überschüssiges Pitta deutlich spürt und ausleitet. Den Höhepunkt der weiblichen Pitta-Kraft erreicht sie im Alter von 34 oder 35 Jahren auf dem Gipfel des Erfolgs: sexy, klug und voll vitaler Tatkraft.

Den dynamischen Pitta-Höhepunkt erleben viele Frauen Mitte 30 auf zwiespältige Weise. Einerseits schauen wir auf eine produktive und kraftvolle Zeit zurück, in der wir wichtige Etappen unserer privaten und beruflichen Lebensplanung erfolgreich umsetzen konnten. Andererseits entflammt in unserem Inneren auch ein neues Herzensfeuer aus Sehnsucht nach emotionaler Erfüllung. Es fühlt sich an, als richte sich der persönliche Erfolgskompass nun von äußeren Maßstäben auf das Innere aus: Nicht mehr Geld, Anerkennung und Status haben nun höchste Priorität, sondern Zufriedenheit, seelische Erfüllung und Sinnhaftigkeit treten in den Vordergrund. Der Wunsch nach Selbstverwirklichung, Zärtlichkeit und Frausein bestimmt nun das Handeln und Streben. Viele Frauen durchleben einen tiefen Transformationsprozess, in dem sie unerfüllte Träume verwirklichen: von der Karrierefrau zur Mutter oder von der Angestellten zur Selbstständigen. Auch auf sexueller Ebene öffnen sich neue Türen, die Sehnsucht nach Erfüllung und Ekstase schenken unerwartete Höhepunkte.

Mentale Ebene So findet spätestens ab dem 40. Lebensjahr auf der mentalen Werte-Skala für die weibliche Erfüllung ein Paradigmenwechsel statt. Aus ayurvedischer Sicht beginnt nun die Phase der Reife (*Parihani*), in der das Vata kontinuierlich ansteigt. Damit verbunden wird der weibliche Organismus empfindsamer, aber auch weniger belastungsfähig. Wir leiden stärker unter Stressbelastungen, der Zellstoffwechsel regeneriert langsamer, und erste Vata-Alterungs-Symptome wie Schlafstörungen, Haarausfall oder trockene Schleimhäute nehmen zu. Kurzum: Die Prä-Menopause beginnt.

Für das gesunde Gleichgewicht der Frau ist es nun von größter Wichtigkeit, dass sie die Signale ihres Körpers und ihrer Psyche erkennt und berücksichtigt. Denn all das, was wir jetzt versuchen zu ignorieren und zu unterdrücken, kommt während der Wechseljahre als Bumerang mit voller Kraft wieder zu uns zurück.

Auch in der modernen Medizin ist bekannt, dass Frauen, die während ihrer Lebensmitte unter zu viel Stress, PMS (Prämenstruelles Syndrom) oder Menstruationsbeschwerden leiden, weitaus größere Probleme mit den Wechseljahren haben werden, als Frauen, die sich in dieser Zeit eines harmonischen und gesunden Zustands erfreuen. Auch ayurvedisch betrachtet ist es vollkommen logisch, dass ausgeprägte Vata- und Pitta-Störungen in der Reifephase zu Wechseljahresbeschwerden führen werden.

Auf der mentalen Ebene kreieren unterdrückte Wünsche und Emotionen in der Pitta-Phase des Lebens eine wirkungsvolle Vorlage für Depressionen. Laut ayurvedischer Definition entstehen Depressionen immer durch ein Übermaß an mentaler Schwere (*Tamas*), welche immer dann entsteht, wenn wir mit für unser Empfinden unerträglichen Dingen konfrontiert werden, die wir nicht verändern können. Egal, ob die Frau unter einer unglücklichen Beziehung oder anderen unbefriedigenden Lebensumständen leidet, gelingt es ihr, die Entscheidungsfähigkeit und Tatkraft aus der Pitta-Phase ihres Lebens für eine Veränderung zu nutzen, so schützt sie sich vor späteren Depressionen.

Von der Reife zum Best Ager – Praudavasta und Vrddhaab

Den Übergang von der Pitta-dominierten Lebensmitte zu Vata-dominierter Reife und Alter erlebt jede Frau auf ganz eigene Art, entsprechend der persönlichen Konstitution und Lebensweise. Was die eine als Verlust von Jugendlichkeit und Dynamik erleidet, offenbart für andere die Befreiung von Menstruationsschmerzen oder familiär geprägten Zwängen. Ob und wie stark es bei den hormonellen Veränderungen auch zu typischen Wechseljahresbeschwerden kommt, hängt vom inneren *Dosha*-Gleichgewicht, beziehungsweise Ungleichgewicht der Frau ab. Leidet Frau an einem Pittaüberschuss, so neigt sie zu Hitzewallungen und mentaler Reizbarkeit. Ein Vata-Überschuss führt häufig zu trockenen Schleimhäuten, Stimmungsschwankungen, Energielosigkeit und Schlafstörungen.

Mentale Ebene Ayurvedisch betrachtet ist es also nicht sinnvoll oder wünschenswert, wenn Frauen versuchen, die zweite Lebenshälfte auf gleiche Weise zu gestalten, wie sie es zuvor kannten. Vielmehr bieten die Wechseljahre die optimale Gelegenheit für einige grundlegende Veränderungen. Mit dem stetig ansteigenden Vata verliert der Körper zwar an körperlicher Widerstandskraft und Jugendlichkeit, doch dafür entwickelt der Geist innere Stärke und erweiterte Fähigkeiten (*Sattva*) der inneren Weisheit, Intuition und Selbstreflexion. Nicht umsonst erfreuen sich Menschen höheren Alters in den alten Kulturen, bei Naturvölkern und in den traditionellen Medizinsystemen eines sehr hohen Ansehens. Altern wird hier nicht als Makel und Verfall gesehen, sondern als Reifung und Wachstum.

Wie stark steht dies im Gegensatz zum geistigen Verfall in der heutigen Gesellschaft, in der immer mehr Menschen zu immer früherer Zeit unter mentalen und neurologischen Beschwerden leiden? Denn wird die letzte Lebensphase von dem aus einer Vata-Störung resultierenden Verfall der körperlichen und mentalen Gesundheit geprägt, so resultiert daraus eine drastische Reduktion der Lebensqualität im Alter. Alle Vata-ausgleichenden Maßnahmen – von entspannenden Ölmassagen bis hin zu geweberegenerativen Heilkräutern (*Rasayana*) – sind das A und O der ayurvedischen Heilkunde zum gesunden Altern. Es lohnt sich also aus vielerlei Gründen, in den Wechseljahren eine dem natürlichen Lebensrhythmus angepasste Form zu finden, um die Herausforderungen des Lebens auf positive Weise zu gestalten und zu genießen.

Die magische Zahl 7

Geistige Lehrer vieler Länder und Epochen sprechen von der menschlichen Entwicklung in zyklischen Lebensphasen. Dabei fasziniert die Zahl 7 weit zurückreichend, vom Philosoph Philon von Alexandria bis hin zu Rudolf Steiner. Die jeweils siebenjährigen Lebenszyklen sind geprägt von einem Gedanken: »Lerne bis 56, lebe ab 56 – und dann lass los«.

Wissenschaftlich fundieren lässt sich diese Aussage nicht, aber eindrücklich ist es trotzdem: So kommen mit sieben Jahren die Backenzähne, mit spätestens 14 Jahren die Menarche (erste Regelblutung), mit 28 Jahren steht die Fortpflanzung im Vordergrund. Mit 35 Jahren ist der Höhepunkt der Schaffenskraft im Leben und ab 42 Jahren vermindert sich die regenerative Kraft des Stoffwechsels. Mit 49 Jahren endet bald die Blutung, und im Zuge dessen lassen wir vieles Altes los, lösen uns von Paradigmen und elterlichen Einflüssen.

Sapta Dhatus Die Zahl 7 steht im Ayurveda für die »*Sapta Dhatus*«, die sieben *Dhatus*, die die Körpergewebe beschreiben (siehe Seite 152ff.). In der Biologie wird auch von Zellerneuerung gesprochen, wobei hier die Erneuerung eher fließend ist, denn wenn beispielsweise die Gehirnzellen alle sieben Jahre »erneuert« würden, dann wäre ja alles Wissen verschwunden. So erneuern sich Blutzellen und Schleimhautzellen im Darm sogar in sogenannter permanenter Regeneration, in Zyklen von einer Woche bis zu 120 Tagen. So verändern sich Körpersilhouette und das Skelett laut neuer Studien alle sieben bis zehn Jahre komplett, wenn alle Zellerneuerungen einmal durchlaufen wurden.

Der aktive, sich verändernde Gewebestoffwechsel in seinen körperlichen und psychosomatischen Qualitäten ist ein wichtiger Schlüssel für das körperliche und psychische Wohlbefinden der Frau in den Wechseljahren. Denn jedes der sieben Gewebe erfüllt wichtige Funktionen der körperregulierenden Kreisläufe, Organe und Systeme, die sich auch durch zugeordnete Emotionen ausdrücken. Zur sogenannten Psychosomatik der *Dhatus* siehe Seite 57ff.

Alle sieben Jahre Aus hormoneller Sicht beginnt die Pubertät mit dem Eintritt von Pitta, dem Umsetzungsprinzip, dem Feuer, und benötigt im Schnitt sieben weitere Jahre, bis die Menstruation eintritt, also mit etwa 14 Jahren. Viele junge Mädchen erleben heute zwar weitaus früher ihre erste Monatsblutung, doch dies resultiert vorwiegend aus Umweltbelastungen durch Trinkwasser, übermäßigem Konsum von Fleisch hormonbehandelter Tiere und natürlich auch der Sexualisierung unserer modernen Gesellschaft. Diese Abläufe sind wie eine natürliche Software vorstellbar, die der Körper aufspielt, um den Zyklus von 28 Tagen zu erstellen. Parallel wird die Frau vom 28-tägigen Mondzyklus mit seinen vier siebentägigen Phasen begleitet. Kein Wunder also, dass die Wechseljahre auch in zweimal sieben Jahre aufgeteilt sind. Die ersten sieben Jahre benötigt der Körper zum Downloaden der inneren Menstruations-Software und weitere sieben Jahre, bis er ein neues Programm aufgespielt hat.

Einfluss der Pille Haben Frauen im Laufe ihres Lebens hormonelle Verhütungsmittel wie die Pille eingenommen, spüren sie vielleicht nicht sofort die Veränderungen. Je nach Form der chemischen Hormone können sie nicht erkennen, wann sie in das Klimakterium eingetreten sind. Frauen, die natürlich verhütet haben, können oftmals viel schneller wahrnehmen, dass die Veränderung der Physiologie mit dem Zyklus zusammenhängt.

Neue Wege der Ausleitung Dass mit dem einjährigen Ausbleiben der Regel nicht automatisch Schluss sein muss mit ihren Nebenwirkungen, scheint überraschend. Der Grund ist: Nun beginnt der Körper die ausleitenden Funktionen der Menstruation neu zu verteilen.

Während der Blutung haben wir überschüssiges Pitta über das Gefäß des Uterus (der Gebärmutter) ausgeschieden, nun müssen regelrecht neue Wege gefunden werden, dies loszuwerden. Also werden jetzt Leber, Galle und Nieren, sowie Haut und Schweißdrüsen als Ausscheidungsorgane intensiver beansprucht. Entsprechend empfindlicher reagiert die Frau nun auf alle erhitzenden, sauren und Pitta-erhöhenden Substanzen. Häufig macht sich dies sehr offensichtlich am Beispiel Alkohol bemerkbar: Konnte die Frau früher ohne Probleme zwei Gläser Wein zum Abendessen genießen, so verträgt sie in der Menopause nicht einmal mehr ein Glas. Die Leber hat mit dem Abbau des Alkohols zu kämpfen, und ihre Bemühungen stören den Schlaf.

Rollenwechsel – Von der Macherin zur Wissenden

Das moderne Frauenbild ist stark von einer Pitta-dominierten, männlich ausgerichteten Welt geprägt. Die emanzipierte Frau von heute steht genauso ihren Mann im Leben, ist unabhängig, erfolgreich, sportlich und allzeit bereit.

Burn-out vorprogrammiert Wir kämpfen uns durch einen überfordernden Alltag, in dem es unmöglich ist, dem Super-Girl-Selbstanspruch gerecht zu werden: Stets gut gelaunt und modisch perfekt gestylt, starten wir nach einem knackigem Fitnessprogramm und dem frisch zubereiteten Superfood-Bio-Frühstück für die ganze Familie in den Tag. Schnell noch alle Mails beantworten, die Kinder politisch korrekt gebrieft und dann los, volle Kraft voraus in den Job, um am Nachmittag und Abend als perfekte Hausfrau und Mutter, heiße Geliebte und zwischendurch noch graziöse Yogini und intellektuell und kulturinteressierte Weltretterin zu brillieren. Puh! Dass dieses unrealistische Frauenideal vor allem zu Kopfschmerzen und Burn-out führt, wäre für einen außenstehenden Betrachter nicht verwunderlich. Doch selbst wenn wir es schaffen, dem täglichen Leistungsdruck standzuhalten, bleiben viele positive Aspekte der eigenen Weiblichkeit dauerhaft auf der Strecke.

Prägende Muster des eigenen Frauenbilds

Eine Frage, die wir uns in der Selbstreflexion eines gesunden Lebensstils stellen sollten, lautet: »Woher kommen die überfordernden und krankheitsverursachenden Prägungen und Selbstbilder der modernen Frau? «

Vererbtes Trauma In der Beobachtung des heutigen Frauenverhaltens schauen wir uns einen Erfahrungsbericht an: »Mir kommen immer wieder Erinnerungen an meine Großmutter in den Sinn, die im Krieg ihre beiden Kinder – eines davon mit Gehbehinderung – allein in einer zerstörten Stadt durchbringen musste. Und auch nachdem ihr Ehemann in einem körperlich und psychisch desolaten Zustand aus Kriegsgefangenschaft zurückkam, hat sich an ihrer organisierenden und versorgenden Rolle nichts geändert. Meine Großmutter wollte nie jammern oder andere um Hilfe bitten. Lieber kämpfte sie sich allein durch und setzte sich selbst unter hohen Erwartungsdruck.« Dieser Kriegsmodus der vorangegangenen Generation wurde von vielen Frauen beibehalten, auch wenn die Alltagsrealität keinerlei Anlass mehr dafür gibt. Die moderne Epigenetik bestätigt, dass Erlebnisse und Traumata der vorhergehenden Generationen das körperliche und psychische Reaktionsmuster ihrer Nachkommen prägen. Ohne es zu wissen, tragen wir mit dieser genetischen Prägung psychische Muster und nicht aufgearbeitete Erlebnisse in unseren Genen, die unsere Persönlichkeit und unser Verhalten bestimmen.

Regenerative Therapien Ein ganzheitlicher Behandlungsansatz sollte aus diesem Grunde nicht nur Therapien zur körperlichen Regeneration einsetzen, sondern auch psychologische und spirituelle Therapieformen zur Unterstützung des inneren Heilungsprozesses enthalten. Fühlen wir uns also ausgelaugt und überarbeitet oder leiden wir sogar bereits an stressbedingten Erkrankungen, so braucht es nicht nur die stärkenden Regenerationstherapien (*Rasayana*) des Ayurveda. Oft ist psychotherapeutische Unterstützung nötig, um die Familiengeschichte aufzuarbeiten und ein neues Frauenbild zu entwickeln. Dieses Phänomen wird in der ayurvedischen Psychologie als ein Prozess beschrieben, bei dem mentales *Ama*, also unverdaute Erinnerungen und Erfahrungen der Vergangenheit, verarbeitet werden.

Die Strahlkraft von Pitta

Die Pitta-Dominanz der Lebensmitte betont die Pitta-Qualitäten der Frau. Auf der mentalen Ebene macht sich dies durch verstärkten Ehrgeiz, Perfektionismus und Handlungskompetenz bemerkbar. Pitta hat keine Probleme, sondern löst Aufgaben mit Fleiß und Hartnäckigkeit. Pitta kennt keinen Misserfolg, sondern kämpft sich durch jeden Widerstand hindurch zum Ziel. Steht die Frau Mitte 30 im Zenit ihrer Pitta-Kraft, so zeichnet sie sich als echte Powerfrau mit charismatischer Ausstrahlung, Organisationstalent und Durchsetzungskraft aus. Dies trifft nicht nur auf Pitta-Typen zu, sondern alle Frauen – unabhängig der individuellen Konstitution – beeindrucken in dieser Lebensphase mit mehr Energie und Strahlkraft.

Auf der körperlichen Ebene kann ein im Übermaß ausgeprägter Pitta-Anteil nicht nur zu Übersäuerung und Entzündungsprozessen führen, sondern liefert auch die Steilvorlage für einen Burn-out. Zudem fördert zu viel Pitta die Hitze und Bewegung im Unterleib, was ein vermehrtes Risiko für ungewollte Kinderlosigkeit und Fehlgeburten mit sich führt.

Energie nimmt ab Spätestens ab 45 kann jede Frau in sich eine Veränderung des energetischen Gleichgewichts spüren. Die Zeiten scheinbar unerschöpflicher Vitalkraft sind vorbei, und sie durchlebt einen wandelnden Prozess, der die stets aktiv-effizienten Pitta-Kräfte verblassen lässt. Stattdessen erwachen die feinfühligen Vata-Kräfte in ihr und eröffnen einen neuen Blick auf die subtilen Qualitäten des Lebens. Nicht mehr die Quantität der Dinge zählt als Maßstab des Zufriedenheits- und

Erfolgsparameters, sondern die Qualität des Tuns rückt in den Vordergrund. Wir wollen uns mehr Zeit für Freundschaften und Austausch mit Gleichgesinnten nehmen, suchen emotionale Intimität und sind von dem Wunsch nach kreativem Selbstausdruck erfüllt. Gleichzeitig ist deutlich spürbar, dass der Körper längere Regenerations- und Entspannungspausen braucht, um sich von körperlichen oder mentalen Anstrengungen zu erholen.

Ernten und Danken in der zweiten Lebenshälfte

Gelingt es der Frau, das Arbeitspensum und den Lebensrhythmus den neuen Gegebenheiten anzupassen, erwartet sie eine wunderbare Zeit in der zweiten Lebenshälfte. Frei von den anstrengenden Verpflichtungen der Aufbauphase ihres Familien- und Berufslebens geht sie nun in die goldene Erntezeit über. Reich an Erfahrung meistert sie souverän und gelassen die neuen Herausforderungen des Alltags und gewinnt mehr Zeit und Raum für die eigenen Bedürfnisse. Die subtilen Qualitäten des Vata stärken die geistigen und spirituellen Kräfte. Von der Macherin wird sie zur Wissenden, die von jeher als weise Ratgeberin und pflanzenkundige Heilerin eine wichtige Rolle in der Gesellschaft eingenommen hat.

Sich selbst schützen Für die Gesundheit im Alter ist es unerlässlich, das Leben neu zu sortieren. Das stetig ansteigende Vata-Dosha verringert die effizienzorientierte Belastungs- und Leistungsfähigkeit und steigert das Risiko für Erkrankungen des Bewegungsapparats, des Nervensystems und der Psyche auf rasante Weise. Dem lässt sich nur entgegenwirken, indem wir die Zeichen der Zeit richtig deuten und mit körperlich und mental stärkenden Maßnahmen das ganzheitliche Wohlbefinden steigern. Sanfte Ölmassagen, nährende Suppen und lange Spaziergänge in der Natur helfen uns dabei.

Potenziale ausschöpfen Ein sehr schönes Statement zum Potenzial der Frau in und nach den Wechseljahren hat uns Notburga, Heilpraktikerin für Ayurveda-Medizin aus dem Schwarzwald, gegeben: »Die Wechseljahre lehren die Frau, nun sich wieder selbst zu sein, ja, sich selbst sein zu dürfen. Nicht mehr nur funktionieren zu müssen, sondern sich für sich selbst entscheiden zu können. Die Frau in und nach den Wechseljahren darf wieder selbstbestimmt sein, darf sich ihrer Sexualität hingeben oder entziehen, weil sie nicht mehr adaptiert sein muss. Sie darf fröhlich sein, lauter lachen, lauter lieben, lauter pfeifen und sich jeden Tag einen kleinen oder großen Nonsens leisten, denn sie tut, einfach nur, weil es ihr Spaß macht. Sie darf ihre Spiritualität neu entdecken oder vielleicht weiterentwickeln, weil sie nun ihre Kraft nicht mehr zum Erhalt des Lebens, sondern ihres Lebens nutzen kann und auch soll.«

Exkurs Andropause – die Wechseljahre des Mannes

Auch Männer kommen in die Wechseljahre, in die sogenannte Andropause. Dies ist oft ein peinlich besetztes Tabuthema, als »Midlife-Crisis« belächelt.

Spätestens ab dem 45. bis 50. Lebensjahr spüren Männer, dass ihre Leistungsfähigkeit nachlässt. Anders als die Frauen, deren Menstruationszyklus als Parameter des Hormonhaushalts fungiert, haben Männer allerdings kein messbares Organ, das seine Funktion langsam aufgibt.

Männer sind oft überrascht, wenn sie feststellen, dass ihre Manpower endlich ist, und kämpfen gegen das Nachlassen ihrer körperlichen und mentalen Belastungsfähigkeit an. Eine gefährliche Lebensphase, in der Überlastung schnell zu stressbedingten Beschwerden wie Bluthochdruck, Schlaflosigkeit oder Burn-out führen kann. Bis dahin ist meist schon sehr viel Zeit verstrichen, in der die ersten Signale der Andropause ignoriert wurden. So bemerken viele Männer ihren körperlichen und mentalen Wandel eher durch ein sportliches Nachlassen: Früher bewältigte er zehn Kilometer in 50 Minuten, jetzt benötigt er eine Stunde dafür.

Aus ayurvedischer Sicht ist die Andropause des Mannes die Zeit in seinem Leben, in der sich seine starke *Shiva*-Kraft, die sich in den maskulinen Qualitäten der Produktivität und Leistungsfähigkeit manifestiert, verändert. Der harte Mann wird weicher – in vielen Bereichen seines Lebens. Dabei kann auch er neue Potenziale entdecken, vor allem im Bereich der persönlichen und spirituellen Entwicklung. Er gewinnt an Einfühlungsvermögen und Sensibilität, und es sind nicht mehr nur Leistung und der Erfolg, die zählen. Für viele Männer führt diese Verschiebung der inneren Parameter zum Konflikt im Beruf: Hier müssen sie schließlich weiterhin ihren Mann stehen, um dem Leistungsprofil ihres Jobs gerecht zu werden. Harte Entscheidungen, die früher ohne mit der Wimper zu zucken getroffen wurden, bereiten nun Sorgen und Selbstzweifel. Ebenso leidet der Körper zunehmend unter der Dauerbelastung von Leistungsdruck, Anpannung und Konkurrenzkampf – vielleicht ist das ein Grund, warum Männer mit Potenzpillen, schnellen Autos und jungen Frauen versuchen, das Fortschreiten der Lebenszeit aufzuhalten?

Schulmedizin Das herkömmliche Erklärungsmodell für die Veränderung im Manne ist das Absinken des Testosteron-Spiegels. Doch dass an allem nur ein Testosteronmangel schuld sein soll, wird inzwischen bezweifelt. Denn das Testosteronniveau kann bei guter Ernährung und Selbstpflege sowie ausreichend Schlaf lang hoch bleiben. So ist es auch älteren Männern über 65 noch möglich, ein Kind zu zeugen.

Dr. Jürgen Zumbé, ärztlicher Direktor der Klinik für Urologie Leverkusen, antwortet auf die Frage, was es mit den Wechseljahren beim Mann auf sich hat: »Bei vielen Männern kommt es mit zunehmendem Alter – ähnlich wie bei Frauen – zu hormonellen Veränderungen.«

Das Hormon Testosteron

Altern ist ein Prozess, der sich auf psychischer, sozialer und biologischer Ebene vollzieht. Alle genannten Ebenen stehen in enger Wechselwirkung zueinander. Während bei Frauen durch Monatszyklen, Geburten und die Menopause, die eine deutliche Zäsur zwischen erster und zweiter Lebenshälfte darstellt, körperliche Ver-

änderung schon früh ins Bewusstsein rücken, fehlt diese Körperorientierung bei Männern. Ihr Hauptaugenmerk ist auf die soziale Ebene gerichtet, und körperliche Veränderungen werden über Jahre hinweg ignoriert.
In den sogenannten Wechseljahren produziert der männliche Körper etwa ab dem 40. Lebensjahr weniger Testosteron. Das beginnt schleichend und vollzieht sich nicht innerhalb von kurzer Zeit wie bei den Frauen. Dabei nimmt die körpereigene Testosteron-Produktion um durchschnittlich ein Prozent pro Jahr ab, sodass die Wechseljahre bei Männern besser als »Testosteron-Mangel-Syndrom« bezeichnet werden sollten.
Diese hormonellen Veränderungen unterliegen allerdings enormen individuellen Unterschieden. Bei manchen Männern zeigt sich etwa ein recht deutlicher Testosteron-Abfall, bei anderen dagegen kaum. Bei 30 Prozent der Betroffenen ist die Veränderung im Hormonspiegel genetisch bedingt. Aber auch Medikamente, Stress und bestimmte Erkrankungen können Einfluss auf ihn haben. Bei etwa jedem dritten Mann über 55 Jahre sinken die Hormonwerte extrem. Ein Vorgang, den Experten als »Hypogonadismus« bezeichnen. Die Hoden produzieren dann nicht mehr genug Testosteron.

Symptome der Andropause Anders als bei Frauen, bei denen der Spiegel der Sexualhormone schubweise abnimmt und dadurch die Beschwerden recht plötzlich auftreten, entwickeln sich die Wechseljahre bei Männern über einige Jahre hinweg. Die Symptome der Wechseljahre beim Mann – wie Hitzewallungen oder Libidoverlust – machen sich nur langsam bemerkbar und sind auch nicht so ausgeprägt wie bei Frauen, da sich der Körper an das neue Niveau anpassen kann. Bei vielen Männern läuft die Verringerung der männlichen Geschlechtshormone unbemerkt ab. Das Testosteron-Mangel-Syndrom führt zu vermehrtem Schwitzen, die Muskulatur und damit auch die Kraft nehmen ab, während sich vermehrt Bauchfett einlagert. In dieser Zeit haben Männer außerdem häufig Beschwerden wie Müdigkeit, Erektionsprobleme, geringere Knochendichte, Knochen- und Gelenkbeschwerden, Konzentrationsprobleme, schlechtere Gedächtnisleistung und generelle Nervosität. Manche verspüren auch Schwindelgefühl, haben weniger Lust auf Sex oder leiden an anhaltender Antriebslosigkeit bis hin zur Ausbildung einer Depression.

Behandlungsansätze für den Mann
Wurde in einem Bluttest festgestellt, dass ein Testosteronmangel und typische Beschwerden vorliegen, kann zunächst versucht werden, den Lebensstil des Betroffenen zu verändern. Es hat sich gezeigt, dass eine gesunde Ernährung und Lebensführung mit ausreichend sportlichen und sexuellen Aktivitäten die besten Vorbeugungen darstellen. Durch gezielte körperliche Übungen, insbesondere Kraftübungen und Ausdauersport, ist es möglich, positiv Einfluss zu nehmen. Eine Hormonersatztherapie kann in manchen Fällen das psychische und körperliche Wohlbefinden verbessern und sich positiv auf Libido und Fettstoffwechsel auswirken. Die Substitution sollte aber unbedingt unter ärztlicher Kontrolle stattfinden.

Jede Frau ist einzigartig

Konstitution – das wahre Selbst

Die moderne Wissenschaft weiß es und die traditionelle Heilkunde weiß es auch: Jeder Mensch hat seinen eigenen genetischen Code, der ihn zu einem einzigartigen Individuum werden lässt. Ayurveda bezeichnet dies als »*Prakriti*«, die Grundkonstitution. Gleichzeitig bedeutet *Prakriti* übersetzt auch »Selbst«. Im ganzheitlichen Verständnis sind die Konstitution und das wahre Selbst also gleichzusetzen.

Ein Ziel des Ayurveda ist es, den eigenen Konstitutionstyp zu erkennen und ein erfülltes Leben aus dem Selbst heraus zu führen.

Prakriti und Vikriti

Im Ayurveda unterscheiden wir die körperliche Konstitution *Deha Prakriti*, die sich aus der Manifestation der drei *Doshas* Vata, Pitta und Kapha bildet, und die mentale Konstitution *Manas Prakriti*, die sich aus den geistigen Qualitäten (*Gunas*) von *Tamas*, *Rajas* und *Sattva* ableiten lässt.

Doshas und Gunas Unsere Einzigartigkeit ist also ein Produkt der dynamischen Kräfte des Körpers (*Doshas*) und des Geistes (*Gunas*), die sich in der Grundkonstitution (*Prakriti*) durch unveränderbare Qualitäten manifestieren. Dabei prägen uns die Eigenschaften der *Doshas* auf körperlicher und psychischer Ebene (*Deha Prakriti*), während die subtileren Qualitäten der mentalen Konstitution (*Manas Prakriti*) in Geist und Seele verankert sind.

Gesundheit und Krankheit Befinden sich die *Doshas* und *Gunas* entsprechend der individuellen Konstitutionsprägung im Gleichgewicht, so sind wir gesund. Verändert sich das Kräfteverhältnis durch eine Vermehrung oder Verringerung einzelner Elemente, wie beispielsweise zu viel Vata oder zu viel *Tamas*, so entstehen aus diesen Störungen des typgerechten Gleichgewichts Krankheiten. Der veränderte, von der Grundkonstitution abweichende Jetzt-Zustand wird *Vikriti* genannt.

Pathogene Faktoren des Körpers sind Vata, Pitta und Kapha, während Rajas und Tamas diejenigen des Geistes sind.
Caraka Samhita, S¨. I.57

Gesundheit ist typgerecht

Im ayurvedischen Kontext ist die Stärkung der Gesundheit immer ein Prozess der *Dosha*-Harmonisierung. Vom *Vikri-*

ti-Zustand mit seinen Störfaktoren wollen wir zurück zum ursprünglichen, genetisch verankerten *Prakriti*-Gleichgewicht der individuellen Konstitutionsausprägung. Warum ist dieser Gedanke so wichtig und macht Ayurveda zu etwas ganz Besonderem? Weil jede von uns damit ein unterschiedliches Therapieziel verfolgt. Nur im Gleichgewicht der körperlichen und mentalen Kräfte kann das persönliche Potenzial erblühen und zu einem langen Leben mit viel Energie, vitaler Gesundheit und Lebensfreude führen. Wie dieses Gleichgewicht beschaffen ist, hängt von der individuellen Konstitution ab. Damit orientiert sich die Ayurveda-Medizin nicht nach Durchschnitts-Parametern, um Gesundheit und Krankheit zu bemessen, sondern nach typgerechten Maßeinheiten. Denn ab wann eine *Dosha*-Ansammlung zu einer Erkrankung führt, hängt ebenfalls vom Konstitutionstyp ab. So ist es für eine Kapha-Konstitution völlig normal und gesund, wenn ihr Body-Mass-Index von den gültigen Normalwerten abweicht und ihr Wohlfühlgewicht einige Kilo höher liegt. Oder der aktive Stoffwechsel eines Pitta-Typs von Natur aus bei pH-Wert-Messungen immer etwas mehr Säure anzeigt als bei anderen Konstitutionstypen.

Auch in den Wechseljahren reagiert jede Frau unterschiedlich und entsprechend ihrer individuellen Konstitution auf die hormonellen Veränderungen. Was für die eine ganz *Dosha*-typisch und damit normal ist, kann für die andere bereits ein Vorzeichen für tief greifende Veränderungen oder Störungen sein.

Krankheiten besänftigen Ayurveda betrachtet Krankheit als eine Ansammlung von zu viel Vata, Pitta oder Kapha, die durch ausleitende und regenerative Maßnahmen behoben werden kann. Typgerechte Ernährungs- und Lebensempfehlungen, harmonisierende Massagen, Yoga, Meditation sowie gezielte Gewürz- und Kräuterrezepturen zur Herstellung des typgerechten Gleichgewichts finden wir auch in den Therapiekonzepten der ayurvedischen Frauenheilkunde wieder.

Vom Mädchen zur Frau – das Selbst bleibt

Jede Frau reift im Laufe ihres Lebens vom jungen Mädchen über die erwachsene Frau bis zur älteren Dame heran. So sehr sich der Körper in dieser Zeit verändert und die Persönlichkeit entsprechend den gesammelten Lebenserfahrungen heranreift, in der Tiefe unseres Selbst zeichnet sich doch jede von uns durch unveränderbare Qualitäten aus, die Körper und Charakter prägen.

Diese persönlichkeitsbildenden Eigenschaften zu erkennen ist nach ayurvedischer Auffassung die Voraussetzung, um ein gesundes und erfülltes Leben zu führen. Dabei navigiert uns der eigene, typgerechte Kompass durch die Stürme des Lebens.

Denn nur, wenn wir wissen und akzeptieren, wer wir sind und was uns guttut, können wir unser Leben nach den Bedürfnissen unserer Konstitution ausrichten, die typgerechten Stärken fördern und die veranlagten Schwächen ausgleichen. Leitfaden dazu sind die Prägungen unserer Konstitution mit ihren vielseitigen Ausdrucksformen, Veranlagungen, Neigungen und Abneigungen.

Vata, Pitta und Kapha werden als die Doshas des Körpers angesehen. In Bezug auf den Geist sind es Rajas und Tamas. Körperliche Krankheit wird durch medikamentöse Behandlung der rationalen Therapie und der Therapie, die übernatürliche Ursachen angeht, geheilt. Geistige Krankheit wird durch Wissen, Erfahrung, geistige Festigkeit, Erinnerungsvermögen beziehungsweise Achtsamkeit und meditative Konzentration geheilt.

Caraka Samhita, 1.57-58

Die eigene Konstitution erkennen

Wollen wir herausfinden, wer wir wirklich sind, werfen wir einen Blick auf die Körpermerkmale und Charaktereigenschaften, die wir bereits seit Kindheit und Jugend in uns tragen. Denn die beste Lebensphase zur Erkennung der Grundkonstitution *(Prakriti)* ist die späte Jugend, wenn der Körper bereits ausgewachsen und voll entwickelt ist. Jetzt kommen die wahren Charaktereigenschaften unverfälscht durch Verhalten, Entscheidungen, Interessen und Wünsche zum Ausdruck.

Im reifen Alter Nutzen wir also die Wechseljahre zur Selbstreflexion und nehmen wir in der Rückschau auf die erste Lebenshälfte die treibenden Kräfte in unserem Leben wahr. Ausdruck und Konstellation der konstitutionsprägenden Kräfte lassen sich an Aussehen sowie Stoffwechsel- und Krankheitsneigungen des Körpers ablesen. Auch Menstruation, Empfängnisfähigkeit und Reaktionen auf die hormonellen Veränderungen des Klimakteriums hängen von der individuellen Konstitution ab. Die Berufs- und Partnerwahl, Karriere und Familiengestaltung lassen ebenfalls typgerechte Qualitäten erkennen.

Sieben Konstitutionstypen

Die klassischen Schriften des Ayurveda beschreiben sieben verschiedene Möglichkeiten, wie sich die Konstitution bilden kann: Ist ein *Dosha* deutlich am stärksten ausgeprägt, sind wir ein eindeutiger Vata-, Pitta- oder Kapha-Typ. Befinden sich zwei *Doshas* in gleichermaßen ausgeprägter Dominanz, dann sprechen wir von Vata-Pitta-Typen, Vata-Kapha-Typen oder Pitta-Kapha-Typen. Relativ selten sind Menschen, die alle drei *Doshas* mit nahezu gleichen Teilen in sich vereinen, die sogenannten Tridoshas oder Vata-Pitta-Kapha-Typen.

Körperliche Merkmale Die alten Ayurveda-Schriften charakterisieren die Eigenschaften von Vata, Pitta und Kapha recht genau und eindeutig. Mischtypen hingegen sind immer eine Kombination aus den verschiedenen Kräften und können sich ganz unterschiedlich manifestieren. So kann etwa eine Vata-Kapha-Frau einen Kapha-Körperbau, aber feine Vata-Gelenke und -Hände aufweisen und ihr Stoffwechsel ebenfalls von Kapha geprägt sein, die allgemeinen Vorlieben aber eher der Vata-Persönlichkeit entsprechen. Die Pitta-Anteile ihrer Konstitution drücken sich durch rötliche Haare und Neigung zu Sodbrennen aus. Eine andere Vata-Kapha-Konstitution hingegen hat den feingliedrigen Körperbau und das sensible Nervensystem von Vata und das ruhige Gemüt, dicke Haare und Neigung zu Wasseransammlungen von Kapha. Die wenigen Pitta-Anteile äußern sich vor allem durch Sommersprossen auf ihrer sonnenempfindlichen Haut.

Geistige Merkmale Als weitere Erkennungsmerkmale kommen die Faktoren der mentalen Konstitution hinzu, die den Charakter, die spirituellen Neigungen und die psychischen Reaktionsmuster prägen.

Es ist also gar nicht so einfach, den Konstitutionstyp korrekt zu bestimmen. Oft sind mehrere Gespräche und Analysen nötig, um die verschiedenen Facetten einer Persönlichkeit zu erfassen.

Vikriti-Bestimmung – Der erste Schritt

Konsultieren wir einen qualifizierten Ayurveda-Arzt oder -Therapeuten, so ist dieser in der Lage, anhand eines umfassenden Fragebogens und verschiedener Diagnosetechniken im ersten Gespräch die *Vikriti*, den Jetzt-Zustand der *Doshas*, mit ihren Störungen zu erfassen.

Dies ist die Basis für die folgende Therapie. Denn unabhängig, ob es sich um eine klinische Ayurveda-Kur, ein ambulantes Therapieverfahren oder mehrere gesundheitsfördernde Tipps für zu Hause handelt: Im Ayurveda wird jeder Behandlungs- und Speiseplan individuell auf körperliche und mentale Bedürfnisse und Beschwerden abgestimmt.

Therapie Bei einer *Vikriti*-Bestimmung steht vor allem die ganzheitliche Analyse der gesundheitlichen Beschwerden im Vordergrund, in der die genauen Symptome und die *Dosha*-bezogenen Eigenschaften der Problematiken in ihrer Dauer und in ihrem Ausmaß erfasst werden. Unter Berücksichtigung verstärkender oder auslösender Faktoren, wie Jahreszeiten, Ernährung, Lebensweise und Stressbelastung entsteht ein genaues Bild über die Konstitution und Behandlungsmöglichkeiten der Patientin. Die Behandlungsstrategie folgt dem ayurvedischen Grundsatz: Störungen werden mit gegensätzlichen Qualitäten ausgeglichen.

Personenbezogen So ist es im Ayurveda immer der Mensch, der behandelt wird, niemals allein die Erkrankung. Leidet beispielsweise eine Frau in den Wechseljahren unter Depressionen, so offenbart sich in der *Vikriti*-Befunderhebung schnell, ob es sich um eine Kapha-Depression mit Schweregefühl und Antriebslosigkeit handelt, deren Grund oft in Bewegungsmangel, schlechter Ernährung und Lichtmangel während der Wintermonate zu finden ist. Oder es liegt eine Vata-Depression vor, die von Nervosität, Erschöpfung und Leeregefühl geprägt ist. Häufig hat die Betroffene nun das Gefühl, dass allein die äußeren Stressfaktoren wie Überarbeitung oder Schichtdienst die Ursache ihrer Probleme sind. Doch während der Befunderhebung wird schnell deutlich, dass auch ihr hektisches Essverhalten, eine stetige Lärmbelastung und ein kalter Wind zur Verschlechterung ihres Zustands beitragen.

Die ausgleichenden Empfehlungen erfolgen nun gemäß dem individuellen Krankheitsbild: Zur Behandlung der Kapha-geprägten Depression erhält die Frau eine aktivierende Behandlung mit scharfen Gewürzen, stoffwechselanregenden Kräutern, dynamischen Massagen und ausleitender Schwitztherapie. Bei einer Vata-geprägten Depression hingegen stehen stärkende Behandlungen zum Aufbau des Gewebestoffwechsels und Immunsystems (*Ojas*) mit wärmenden Gewürzen, nervenstärkenden Kräutern und entspannenden Ölmassagen im Vordergrund.

Gesprächstherapie Auch die psychologische Begleitung setzt auf typgerechte Gesprächsführung und Therapieformen, um den besten Zugang zu den verschiedenen Persönlichkeitstypen zu gewinnen.

Prakriti-Bestimmung – Der Blick in die Tiefe

Die Bestimmung der Grundkonstitution eines Menschen braucht viel Zeit und Informationen. In ausführlichen Gesprächen wird die persönliche Krankheitsgeschichte und deren Entwicklung unter Einbeziehung psychologischer und frühkindlicher Aspekte beleuchtet. Im Fokus der *Prakriti*-Bestimmung stehen die unveränderbaren Prägungen von Körper und Psyche, die sich in dem genetischen Code abbilden. Aufschlussreich sind neben der Betrachtung von Körperbau und Charaktereigenschaften auch der Gewebestoffwechsel, die Darmtätigkeit, die Stressreaktionen sowie die Temperatur- und Hungertoleranz.

Prakriti – die Grundkonstitution

Deha Prakriti

Unsere körperliche, physische Konstitution bildet sich aus Merkmalen der Doshas Vata, Pitta und Kapha:

Vata: leichter Körperbau, feine Gesichtszüge und Gliedmaßen, wechselhafte Verdauung, bewegter Geist

Pitta: muskulöser Körperbau, Intelligenz, starker Stoffwechsel, charismatische Erscheinung, emotionale Erregbarkeit

Kapha: schwerer und stabiler Körperbau, wohlproportionierte Körperformen, langsamer anabolischer Stoffwechsel, phlegmatischer Geist

Manas Prakriti

Unsere mentale, geistige Konstitution bildet sich aus Merkmalen von Sattva, Rajas und Tamas – wobei jede dieser drei Gruppen aus mehreren Untergruppen besteht.

Sattva: Reinheit, Klarheit, Harmonie, mentale Stärke

Rajas: Aktivität, Leidenschaft, Ehrgeiz, mentale Erregbarkeit

Tamas: Ruhe, Phlegma, Antriebslosigkeit

Zwölf wichtige Aspekte der Prakriti-Bestimmung

	Vata	Pitta	Kapha
Körperbau	dünn, feingliedrig, klein oder groß, schwach entwickelt	mittlere Körpergröße, mäßig entwickelt	stämmig, klein oder groß, großgliedrig, gut entwickelt
Körperkraft	schwach, geringe Ausdauer, gute Spontankraft	gute Körperkraft, leistungsstark	stark, ausdauernd, wenig Tatendrang, beginnt langsam
Hände	klein, kalt, rissig, schmale hervorstehende Gelenke	mittlere Größe, rosig, warm, fester Händedruck	kräftig, groß, fest, ölig, wenig Linien, kräftige Gelenke
Gewicht	geringes Gewicht; katabolischer Stoffwechsel, der Gewebe nur schlecht aufbauen kann	Idealgewicht mit guter Muskulatur; aktiver Stoffwechsel, der Gewebe gut auf- und abbauen kann	schweres Gewicht mit starker Tendenz zur Fettleibigkeit; anabolischer Stoffwechsel, der schlecht Gewebe abbaut
Verdauung	unregelmäßige Verdauung, trockener Stuhl, Verstopfung, Blähungen	aktive Verdauung, oft mehrmals am Tag, weicher oder brennender Stuhl, Durchfall	langsame Verdauung, geringe Ausscheidung, schwerer Stuhl
Hungertoleranz	unregelmäßiger Appetit, Heißhungeranfälle, kann keine Mahlzeiten ausfallen lassen	starker Appetit, kann große Mengen essen, wird bei Hunger ungeduldig und ärgerlich, isst hastig	geringer Appetit, kann körperlich Mahlzeiten gut ausfallen lassen, isst gerne und viel
Verstand	schnell, unentschlossen, anpassungsfähig, neugierig	intelligent, durchdringend, kritisch, zielgerichtet	gründlich, bedächtig, hält sich an grobe Prinzipien
Sprechweise	schnell, unstet, sprunghaft, unzusammenhängend	überzeugend, argumentativ, monologhaft	langsam, entschieden, wohlüberlegt
Lebensweise	bewegt sich viel, reist und spielt gern, exzentrisch, schnell überlastet	wettbewerbsorientiert, mag Sport und Politik, sucht die Herausforderungen und Extreme	bequem, eintönig, liebt feste Gewohnheiten, schöne Dinge, Luxus, Komfort
Temperaturtoleranz	verträgt Wind und Kälte nicht gut	mag keine Hitze und direkte Sonne	verträgt keine feucht-kalte Witterung oder Regen
Stressreaktion	schlechte Stressresilienz, reagiert hektisch, ängstlich, unkonzentriert, stressbedingtes Fluchtverhalten	mittlere Stressresilienz, setzt sich selbst unter Druck, reagiert im Stress ärgerlich und aggressiv, stressbedingtes Angriffsverhalten	gute Stressresilienz, reagiert ruhig und besonnen, stressbedingte Erstarrung und Handlungsunfähigkeit
Emotionen	spontan, ängstlich, furchtsam, nervös, launisch, empfindlich	leidenschaftlich, heftig, ärgerlich, streitsüchtig	ruhig, zufrieden, anhänglich, sentimental, schwermütig

Konstitutionsprägende Eigenschaften

Um die konstitutionsbildenden Kräfte zu analysieren, muss weder eine Maschine noch ein Labor bemüht werden. Die beste Methode zur Bestimmung der *Dosha*-Ausprägungen ist die differenzierte Betrachtung der Eigenschaften, durch die sich Vata, Pitta und Kapha manifestieren. Daran lassen sich unmittelbar die Elemente erkennen, aus denen sich die körperliche und mentale Konstitution bildet.

Vata

Elemente Vata bildet sich aus den Elementen Luft und Äther. Diese sind verantwortlich für den Bewegungsapparat und manifestieren sich auf körperlicher und psychischer Ebene durch Eigenschaften, die den Vata-Typ als schlanke und empfindsame Persönlichkeit erkennbar machen.

Vata-Störungen Typische Vata-Störungen durch aggravierte Vata-Eigenschaften sind Blähungen, Verstopfung, Nervosität, neurologische Beschwerden, Erkrankungen des Bewegungsapparats sowie ein generell geschwächtes Immunsystem.

Eigenschaften von Vata

Leicht ist die sichtbarste Eigenschaft von Vata: Der leichte Körperbau mit seinen filigranen Gliedern und ein katabolischer Stoffwechsel, der leichter Gewebe abbaut als wieder aufbaut, schenken der Vata-Frau eine elfenhafte Leichtigkeit. Kommt die Frau ins Vata-Alter, so verringern sich Muskel- und Knochensubstanz. Auch die Vata-Psyche ist von Leichtigkeit geprägt: Spontan, flexibel und manchmal auch etwas vergesslich, lebt Vata leichtfertig im Hier und Jetzt.

Kalt Speziell an Händen und Füßen friert der Vata-Typ das ganze Jahr hinweg. Geht noch ein kalter Wind, so führt dies schnell zu Erkältung oder Ohrenschmerzen. Auf der emotionalen Ebene kann sich die kalte Qualität des Äther-Elements in Momenten der inneren Stille und Einkehr äußern, wie wir es in der einsamen Natur. erleben können. Aber auch Phasen der Gefühlskälte und geistigen Leere treten auf.

Trocken ist ein Zustand, der mit dem Vata-Alter einsetzt. Haut, Haare und Nägel werden faltiger, trockener und spröde. Der ganze Körper dehydriert, wenn der Tendenz zur Austrocknung nichts entgegengesetzt wird. Psychisch lässt sich Trockenheit mit einer verstärkten emotionalen Bedürftigkeit in Verbindung bringen. Wir fühlen uns ausgetrocknet, leer, erschöpft und alt. Häufig äußert sich dies in vermehrtem Jammern und Klagen. Im Positiven gibt es aber auch den trockenen Humor, mit dem Vata viele Menschen erheitert und erfreut.

Rau Ein Mangel an Geschmeidigkeit, der sowohl die Gewebe als auch die Psyche brüchig und durchlässig macht, tritt zutage. Die Empfindlichkeit ist gesteigert, alles fühlt sich zerbrechlich und schutzlos an. Eine raue Haut reagiert äußerst sensibel auf Reizstoffe, emotional reiben wir uns an ungelösten Problemen auf. Gleichzeitig verfügt die raue Eigenschaft aber auch über eine auskratzende Qualität, die die innere Reinigung und Zirkulation unterstützt.

Beweglich ist eine Eigenschaft der luftigen Vata-Qualität. Der Körper ist mobil und biegsam, der Geist ist flink und flexibel. Alle Funktionen und Störungen des Bewegungsapparats werden dem Vata zugeordnet. Wie ein Blatt im Wind ist das Leben einer Vata-Persönlichkeit unsteter Veränderung ausgesetzt: Ständig auf Reisen, neuer Job, neue Wohnung, neue Beziehung und immer auf der Suche nach der optimalen Erfüllung.

Subtil ist eine Eigenschaft, die sich auf geistiger und spiritueller Ebene äußert. Vata öffnet den Geist, schenkt Einfühlungsvermögen und wird sichtbar durch mediale Fähigkeiten, Intuition und heilende Kräfte. Als Krankheitsfaktor kann eine erhöhte Subtilität zu Hypersensibilität oder geistigen Erkrankungen führen.

Pitta

Elemente Pitta bildet sich aus den Elementen Feuer und etwas Wasser, die für die Verdauung und das Umsetzungsprinzip im Körper verantwortlich sind. Die Pitta-typischen Eigenschaften statten eine Pitta-Persönlichkeit unter anderem mit einer gut durchbluteten Haut, einem scharfen Verstand und heißblütigem Temperament aus.

Pitta-Störungen Typische Pitta-Störungen sind meist von zu viel Hitze und Säure geprägt, was zu Entzündungen, Übersäuerung und brennenden Beschwerden führt. Auch bei Schweißausbrüchen, Kopfschmerzen und Migräne, Hautbeschwerden und Herz-Kreislauf-Erkrankungen ist ein gestörtes Pitta immer ein mitbeteiligter Faktor.

Eigenschaften von Pitta

Heiß ist die eindringlichste Qualität, mit der sich das Feuer-Element von Pitta bemerkbar macht. Das heiße Feuer regt den Appetit und die Verdauung an, entfacht die Leidenschaft und erhöht auch die Körpertemperatur. So fühlen wir uns mit genügend Pitta immer schön warm, leiden aber auch unter Hitzewallungen und Schweißausbrüchen, wenn das Pitta überkocht. Auf der mentalen Ebene fördert die hitzige Qualität von Pitta einerseits die Begeisterungsfähigkeit, wenn wir für etwas brennen, anderseits brennen aber auch schnell die Sicherungen durch, was zu aggressiven und überreizten Reaktionen führen kann.

Sauer ist das Magenmilieu und auch das Pitta-Gemüt, wenn es gereizt wird. Ein Übermaß an Säure ist einer der gefährlichsten Krankheitsfaktoren für den Stoffwechsel und das Immunsystem. Doch auch im gesunden Zustand zeigt sich die saure Qualität von Pitta auf vielerlei Weise: So ist es normal, dass ein Pitta-Mensch stärkeren Appetit als andere hat und wirklich sauer wird, wenn es nicht schnell genug

Die drei Doshas und ihre Eigenschaften

Dosha	Prägende Eigenschaften
Vata	leicht, kalt, trocken, rau, beweglich, subtil
Pitta	heiß, sauer, scharf, spitz, penetrierend, ölig
Kapha	schwer, kalt, feucht, unbeweglich, schleimig, aufbauend

etwas zu essen gibt. Auch Schweiß und/oder Mundgeruch weisen eine leicht säuerliche Note auf.

Scharf ist ein Geschmack, der im Ayurveda als Schmerz betrachtet wird und direkt zu einem Pitta-Schub mit Hitze, Brennen und Rötung führt. Ebenso manifestieren sich die scharfen Eigenschaften durch den scharfen Pitta-Verstand, den scharfen Blick und eine scharfe Zunge. Pitta-Typen werden deswegen Führungsqualitäten, Perfektionismus und häufig auch ein Hang zu Zynismus nachgesagt.

Spitz beschreibt die treffsichere Qualität von Pitta, gern genau auf den wunden oder kritischen Punkt zu stoßen. So eignen sich Pitta-Typen ideal als Controller, da sie in ihrer Spitzfindigkeit unmittelbar auf Fehlerquellen aufmerksam machen. Auch der Pitta-Schmerz hat eine spitze Form, wenn er sich quälend und aggressiv punktgenau im Körper lokalisiert. Damit das Verdauungsfeuer *(Bhutvagni)* die Nahrung in ihre Elemente und Wirkstoffe aufspalten kann, benötigt es ebenfalls die spitzen Eigenschaften von Pitta.

Penetrierend ist die eindringliche Kraft des vom Feuer erhitzten Wassers, mit dem Pitta alles durchdringt. So verfügen die von Pitta gesteuerten Stoffwechselprozesse der Zellerneuerung *(Dhatvagni)* über stimulierende Wirkung. Für alle reinigenden Ausleitungsprozesse *(Shodana)* benötigen wir die spitzen und penetrierenden Qualitäten von Pitta, um Stör- und Krankheitsfaktoren aus dem Körper zu eliminieren.

Ölig wirkt die Pitta-Haut, wenn die T-Zonen im Gesicht fettig glänzen oder Unreinheiten das Hautbild verschlechtern. Andererseits wirkt die befeuchtende Wirkung des Öls verjüngend, belebend und nährend.

Kapha

Elemente Kapha bildet sich aus den Elementen Wasser und Erde. Dies ist verantwortlich für Substanz und Stabilität im Körper. Die prägenden Eigenschaften von Kapha zeigen sich vor allem in einem schweren Körperbau und der Neigung zu Schleimansammlung und Fettleibigkeit. Eine ausgeglichene Kapha-Konstitution zeichnet sich durch hohe Stressresilienz, Besonnenheit und ein starkes Immunsystem aus.

Kapha-Störungen sind meist die Folge von übermäßiger Schwere, Trägheit, Unbeweglichkeit und einem schwachen Stoffwechsel. Dies führt zu Übergewicht, Diabetes, Atemwegserkrankungen und Gewebewucherungen. Zu den Kapha-geprägten Frauenleiden zählen Weißfluss, Ödeme (Flüssigkeitsansammlungen im Gewebe), Myome (Geschwülste von Muskelgewebe), Zysten, Lipödeme (Fettverteilungsstörungen) und Endometriose (Erkrankung der Gebärmutterschleimhaut).

Eigenschaften von Kapha

Schwer wirkt der Kapha-Körperbau mit seinen breiten Schultern und Hüften. Etwas schwerfällig ist auch das Kapha-Gemüt in seiner ruhigen und besonnenen Art. Wie der Fels in der Brandung trotzt Kapha fest und schwer den wilden Stürmen des Lebens. Andererseits fehlt es auch an Leichtigkeit und Dynamik, wenn es darum geht, sich oder etwas im Leben in Bewegung zu setzen.

Kalt fühlen sich die schlecht durchbluteten Kapha-Gewebe des Fettstoffwechsels an. Die langsame und kleine Flamme des schwachen Kapha-Verdauungsfeuers entfaltet wenig Hitze, was zu unverdauten Stoffwechselrückständen *(Ama)* und Übergewicht führt. Auch mangelnde Begeisterungsfähigkeit und Antriebslosigkeit ist auf die kalten, unbeweglichen und schweren Eigenschaften von Kapha zurückzuführen.

Feucht und jugendlich ist die bis ins hohe Alter faltenarme Kapha-Haut, denn alle Körpergewebe werden durch Feuchtigkeit gut genährt. Der Verfall des Alters macht Kapha-Menschen weit weniger und später zu schaffen als anderen Konstitutionstypen. Die Lust an gutem Essen ist ebenfalls im feuchten Wasserelement verankert, das den Speichel im Mund zusammenlaufen lässt, wenn man etwas Gutes riecht und schmeckt.

Unbeweglich stagniert Kapha auf körperlicher und psychischer Ebene, wenn es zu schwer und träge wird. Kapha-Menschen bewegen sich ungern und meiden sportliche Aktivitäten und Anstrengungen. Deshalb ist es ein wichtiger Aspekt der Kapha-ausgleichenden Therapie, die körperliche und mentale Unbeweglichkeit, die sich auch durch eine sture und stoische Geisteshaltung ausdrücken kann, in Bewegung zu bringen.

Schleimig reagiert der Körper auf kalte Witterungsverhältnisse, Milchprodukte und schwere Nahrung mit Atemwegs- und Erkältungserkrankungen. Anderseits schützt die schleimige Eigenschaft auch vor Härte und Rauigkeit. Das macht sich im Alter besonders positiv bei den Gelenken bemerkbar. Auf der psychischen Ebene empfinden manche Menschen Kapha-Typen auch als »einschleimend«, wenn sie auf unterwürfige Art Konflikte vermeiden wollen.

Aufbauend arbeitet der Kapha-Stoffwechsel in seiner anabolischen Qualität. Im Krankheitsfall ist diese Qualität für Adipositas und alle Gewebewucherungen verantwortlich, gleichzeitig ist Kapha aber auch das Prinzip der Fülle und erhaltenden Kraft. So gelingt es Kapha-Menschen, meist ohne große Anstrengungen, einen komfortablen Wohlstand aufzubauen, der Sicherheit, Geborgenheit und Stabilität vermittelt.

Konstitutionstypische Veränderungen

Unser Frauenbild wird von vielen Einflüssen geprägt, die den Umgang und die Akzeptanz der eigenen Konstitution beeinflussen. Je nach Zeitalter und Kultur wechseln die Trends zwischen den äußeren Merkmalen und Persönlichkeitsaspekten von Vata, Pitta oder Kapha. So galt es in früheren Zeiten als ausgesprochen attraktiv, wenn eine Frau über die fülligen und barocken Formen des Kapha-Typs verfügte. Heute stehen feingliedrige Vata-Frauen hoch im Kurs. Doch unabhängig von den zum Teil sehr abwegig erscheinenden Modeidealen – wie beispielsweise die Vorliebe für winzige Frauenfüße in China oder lange Frauenhälse in Teilen Afrikas – hat jede Frau ihre ganz eigene Schönheit und Anziehungskraft, die aus ihrer wahren und einzigartigen Natur entspringt: Die überirdisch schöne Vata-Elfe bezaubert mit einer anderen Anziehungskraft als die heißblütige Pitta-Amazone oder die Kapha-Frau mit ihrer herzenswarmen Weiblichkeit.

Veränderungen im Alter Leben wir unser typgerechtes Potenzial auf selbstbewusste Weise, kann sich seine volle Schönheit und Ausdruckskraft entfalten. Gleichzeitig neigt jeder *Dosha*-Typ auch zu speziellen »Schönheitsproblemen«, die seine Störung anzeigen: Aufgrund ihrer aufbauenden Stoffwechselqualitäten leiden Kapha-Typen ihr Leben lang unter der (oft berechtigten) Sorge, zu dick zu sein. Pitta-Typen hingegen bringen ihre Hitze und Säure in Form von unreiner Haut und Haarausfall nach außen, und Vata-Typen leiden unter dem Gefühl, frühzeitig zu altern, und verlieren schnell an Vitalität und Spannkraft.

Typgerechte Beschwerden Die Beschwerden der Wechseljahre äußern sich entsprechend der individuellen Konstitutionsprägung, wodurch Vata, Pitta oder Kapha mehr oder weniger aus dem Lot geraten können. Dabei gilt: Je stärker sich eine *Dosha*-Störung (*Vikriti*) bereits in jüngeren Jahren manifestiert, umso schwerer lassen sich die daraus resultierenden, *Dosha*-typischen Beschwerden während der Menopause behandeln. Wer also schon in den Vierzigern zu Hautreizungen, Sodbrennen oder mentaler Reizbarkeit leidet, der darf sich nicht wundern, wenn in den Wechseljahren Hitzewallungen und Bluthochdruck hinzukommen. Vata-Frauen hingegen neigen von Natur aus zu trockener Haut, knackenden Gelenken und innerer Unruhe, was in den Wechseljahren zu trockenen Schleimhäuten, Schlaflosigkeit und Osteoporose führt.

Warnzeichen erkennen Abhängig von der jeweiligen Grundkonstitution besteht eine individuelle Neigung zu Vata-, Pitta- oder Kapha-Symptomen. Kennen wir unsere Grundkonstitution, so können viele Probleme vorbeugend ausgeglichen werden. Versäumen wir dies, führt es oft zu einer Verstärkung bisher latenter Symptome. Es ist also ratsam, die typbezogenen Vorzeichen zu erkennen und auszugleichen, um späteren Beschwerden entgegenzuwirken.

Im Alter steigt Vata an

Ab der zweiten Lebenshälfte steigt das Vata-Dosha beständig an, und so haben es Vata-Frauen auch besonders schwer, unbeschadet durch die Wechseljahre zu kommen. Gerade in unserer heutigen Zeit, in der wir so vielen Vata-erhöhenden Stressfaktoren ausgesetzt sind, ist fast jede Frau von Vata-Störungen betroffen. Doch spätestens mit dem Einzug der ersten Alterungserscheinungen und Falten leidet eine Vata-dominierte Frau verstärkt unter verringerter Regenerationsfähigkeit, Erschöpfungszuständen, beschleunigter Hautalterung und *Ojas*-Verlust. Dies sind typische Vata-Symptome, die anzeigen, dass das Rad der Zeit nicht spurlos an uns vorübergeht. Neben aufbauenden und nährenden Anti-Aging-Therapien für das körperliche Wohlbefinden sollte die Vata-Frau auch ihrem inneren Bedürfnis nach Raum für die eigenen Gedanken, Gefühle und Ideen nachgehen. Denn dank ihrer ausgeprägten Vata-Persönlichkeit verfügt sie über künstlerisches Talent, Kommunikationsfähigkeit und Erfindungsreichtum. Die Freude am Musizieren, Malen, Gärtnern oder an kulturellen Aktvitäten erfüllt ihren Körper und Geist wie ein Jungbrunnen mit Lebensenergie.

Ein ayurvedisches Sprichwort besagt: »Der erste Tag deiner Krankheit ist der, an dem du mehr Energie verbrauchst, als du neu hinzugewinnst.« Dies sollten sich gerade Vata-Frauen zu Herzen nehmen, denn von Natur aus ist das Energiepotenzial schneller erschöpft als bei anderen.

Entspannung finden In diesem Sinne sollte jede Falte, die das Gesicht zeichnet, als liebevolles Symbol gedeutet werden, das sichtbar macht, dass die eigene Energie endlich ist. Je mehr wir uns Zeit für Ruhe und Entspannung gönnen, umso effektiver kann der Körper seine regenerativen und gewebserneuernden Kräfte freisetzen. Denn nur mit einem entspannten Nervensystem kann sich der Körper erneuern und an vitaler Kraft und positiver Ausstrahlung gewinnen. Sorgenvolle Gedanken, Grübeln, Zeitdruck, kalte Nahrung und übermäßiges Reisen hingegen verstärken und beschleunigen den Alterungsprozess.

Drei Stufen, um Vata-Störungen zu erkennen

1) Ist das Leben zu schnell, hetzen wir hin und her, und steht das Nervensystem unter Strom, hat sich das Vata auf ungesunde Weise erhöht.
2) Kommen innere Nervosität, Blähungen, Verstopfung, trockener Mund und trockene Haut, Verlangen nach Wärme und undefinierbare Ängste dazu, verstärkt die Vata-Störung das Gefühl von Leere, Grübeln und Selbstzweifeln.
3) Zeigen sich Schlafstörungen, Ohrgeräusche und Schwindelanfälle, welche sich im fortgeschrittenen Stadium zu Blutarmut, Muskel- und Knochenschwund, Lähmungserscheinungen, Gedächtnisverlust, Gelenkbeschwerden, degenerativer Arthritis und Nervenleiden entwickeln können, ist die Vata-Störung nicht zu übersehen.

Inneren Druck kanalisieren mit Pitta

Schwitzen gehört zum Alltag von Pitta, denn wenn das Feuer so richtig brennt, kühlt sich der Körper über seinen Wasserhaushalt ab. So weiß die ausgeglichene Pitta-Frau gut mit ihrem starken Feuer umzugehen und nutzt dieses für ihre sportlichen und beruflichen Erfolge: Sie brilliert durch ihre Intelligenz, ihre Willensstärke und ihren Humor. Lodert das Feuer aber zu intensiv, verbrennt sich der Körper quasi selbst mit Entzündungen und Infarkten. Die Psyche explodiert mit emotionalen Ausbrüchen, Kontrollverlust und Zerstörungswut. Damit ist es das große Lebensthema von Pitta, die eigene Kraft richtig zu kanalisieren und einzusetzen.

Die Haut ist direkt mit Pitta assoziiert und spiegelt seine Qualität. Alle Hautbeschwerden, wie Unreinheiten, Rötungen, Pusteln oder Entzündungen, basieren auf Pitta-Überschuss, der über die Haut abgeleitet wird. Ebenso ist frühzeitiges Haarergrauen oder Haarausfall ein typisches Symptom für zu viel Pitta im Kopf, was häufig bei intellektuellen oder emotionalen Hitzköpfen vorkommt.

Die Ursachen für den Pitta-Überschuss in Haut und Haar sind vielfältig: Neben typgerechter Veranlagung führen meist zu viel Sonne, Stress, Ärger sowie saure, scharfe und salzige Speisen zu Haut- und anderen Pitta-Beschwerden.

Gelassenheit entwickeln Auch die Wechseljahre sind eine Zeit der Pitta-Entladung. Je stärker die Frau unter Hitzewallungen und mentaler Reizbarkeit leidet, umso intensiver leitet der Körper die überschüssige Pitta-Energie der vorherigen Reifephase aus. Alkohol, Kaffee, Käse, rotes Fleisch und Saunagänge verstärken diesen Prozess. Neben den äußeren Faktoren können auch mentale Faktoren für die Pitta-Störung verantwortlich sein: Angestauter Ärger, Wut und Ungerechtigkeit treiben das Pitta nach oben. Besonders leidvoll und aggressiv reagiert die Pitta-Psyche auf Demütigungen und unerfüllte Wünsche.

Drei Stufen, um Pitta-Störungen zu erkennen

1) Pitta-Störungen sind unmittelbar durch Hitze, Magenübersäuerung, innere Anspannung und Ungeduld zu erkennen.
2) Verfestigt sich die Pitta-Ansammlung, entstehen Sodbrennen, Magenverstimmung, brennende Schmerzen in der Nabelgegend und eine äußerst gereizte und überkritische Geisteshaltung. Die Haut rötet sich und reagiert mit Ausschlägen, Pusteln und Flecken. Kopfschmerzen und Schweißausbrüche sind an der Tagesordnung.
3) Im weiteren Verlauf entstehen Pitta-Krankheiten wie Fieber, Entzündungen, Migräne, Eiteransammlungen, Arthritis, Knochenabszesse sowie alle entzündlichen und brennenden Beschwerden der Leber und des Magen-Darm-Trakts.

In Bewegung kommen mit Kapha

Das große Lebens- und Leidensthema des Kapha-Typs ist das Gewicht. Auch wenn die ayurvedischen Schriften die aufbauenden Qualitäten von Kapha lobend erwähnen und auf das gute Immunsystem sowie

Wechseljahres-Symptome entsprechend den Doshas

Vata: Trockene Haut und trockene, rissige Haare, verringerte Libido, trockene Vagina, Ängste, Sorgen, Depressionen, Energieverlust, Nervosität, Ruhelosigkeit, Osteoporose, Rückenschmerzen, Schlafstörungen, Stimmungsschwankungen, unregelmäßige Verdauung, Verstopfung

Pitta: Starke Blutungen, Hautirritationen, Hautrötungen, Hitzewallungen, Reizbarkeit

Kapha: Hoher Cholesterinspiegel, Ödeme (Ansammlung von Flüssigkeit im Körpergewebe), Lethargie (Trägheit, Müdigkeit), Gewichtszunahme

die körperliche und mentale Belastungsfähigkeit hinweisen, schneiden Kapha-Typen bei dem heutigen Frauenideal denkbar schlecht ab. Ihr Körperbau ist von Natur aus mollig, kräftig und rund. Ausgestattet mit einem runden Gesicht, relativ breiten Schultern und Hüften sowie mit kräftigen Beinen und Armen sieht Kapha immer wohlgenährt aus. Der Stoffwechsel ist in der Lage, trotz wenig Nahrung nur ein Minimum an Gewicht zu verlieren. Dies mag in früheren Hungerzeiten ein Segen gewesen sein, doch heutzutage hungern sich Kapha-Typen mit mäßigem Erfolg von einer Diät zur anderen. Bis sie frustriert aufgeben und munter vor sich hin futtern, frei nach dem Motto »Es nützt ja eh nichts«. Doch das stimmt natürlich nicht.

Anregung hilft Ein Kapha-Stoffwechsel ist auf die richtige Menge und richtige Zubereitung angemessener Nahrung angewiesen, um gut zu funktionieren. Auch wenn eine attraktive Kapha-Frau ohne schlechtes Gewissen gerne einige Kilos mehr auf die Waage bringen darf, sollte sie auf anregende und leichte Ernährung sowie auf viel körperliche Bewegung achten. Speziell mit dem Einsetzen der Wechseljahre ist es unerlässlich, dem trägen Kapha-Stoffwechsel mit scharfen Gewürzen, bitteren Kräutern und sportlichem Work-out-Programm entgegenzutreten. Ab dem 40. Lebensjahr baut der Körper hormonell bedingt an Muskelmasse ab, was bei Kapha unmittelbar zu vermehrtem Fettaufbau und Folgebeschwerden führen kann. Regelmäßige Bewegung kann man leicht in den Alltag integrieren, wenn man kurze Strecken zu Fuß zurücklegt statt mit dem Auto zu fahren, Treppen steigt statt Lift zu fahren oder einen Hund ausführt.

Drei Stufen, um Kapha-Störungen zu erkennen

1) Erste Symptome einer Kapha-Störung sind Antriebsarmut und Schweregefühl. Auch Übelkeit, ein aufgeblähter Darm, Wasseransammlungen und ständige Müdigkeit können auftreten. Das Lymphsystem arbeitet schlecht, der Körper ist aufgeschwemmt, und unverdaute Stoffwechselrückstände *(Ama)* lagern sich in den Geweben ein.
2) In der nächsten Stufe reagiert der Körper mit Schleimbildung und Ablagerungen in Stirn- und Nasenhöhlen, den Bronchien und den Atemwegen. Die Verdauung, der Stoffwechsel und der Bewegungsapparat werden immer träger.
3) All dies kann zu Krankheiten wie Fettsucht, hohem Cholesterinspiegel, nässenden Ekzemen, Zysten, Diabetes und Tumorbildung führen.

Welcher Wechseljahres-Typ bin ich?

Jede Frau erlebt die Wechseljahre auf ganz eigene Weise. Entsprechend der individuellen Veranlagungen der Grundkonstitution *(Prakriti)* reagieren Körper und Psyche typgerecht auf die hormonellen und stoffwechselbedingten Veränderungen. Und der durch Lebensstil, Belastungsfaktoren und Ernährung geprägte Jetzt-Zustand der *Doshas* *(Vikriti)* entscheidet, welche Wechseljahresbeschwerden mehr, weniger oder gar nicht auftreten. Der nun folgende Selbsttest soll die eigene Konstitution erkennen lassen.

Selbsttest Dosha in den Wechseljahren

Anleitung

Bewerten Sie alle Aussagen, indem Sie bei den zutreffenden Aussagen ein Häkchen anbringen.

Wechseljahre-Symptome	Vata	Pitta	Kapha
Schlafverhalten	☐ leicht, unruhig, Durchschlafstörungen, keine Erholung im Schlaf	☐ Einschlafstörungen, starkes Schwitzen in der Nacht	☐ Tief, fest, schläft zu viel, Tagesschlaf
Hitzewallungen und Schweißausbrüche	☐ wechselhafte Hitzeschübe und Schweißausbrüche am ganzen Körper	☐ starke Hitzewallungen und Schweißausbrüche am Kopf und Körper	☐ sehr geringe Hitzewallungen im Kopf- und Brustbereich
Herz- und Herz-Kreislauf-Beschwerden	☐ Herzklopfen, Herzstolpern, Herzbeklemmungen, niedriger oder schwankender Blutdruck	☐ Bluthochdruck, Herzrasen, starkes Schwitzen	☐ hohes Cholesterin, Atherosklerose, gewichtsbedingte Herz-Kreislauf-Beschwerden
Depressive Verstimmung	☐ Sinnlosigkeit, Leeregefühl, Selbstzweifel, Mutlosigkeit, Weinerlichkeit, Stimmungsschwankungen	☐ Versagensängste, Enttäuschung, Verbitterung, ich fühle mich alt und nutzlos	☐ Antriebslosigkeit, Traurigkeit, Gefühllosigkeit
Mentale Beschwerden	☐ Nervosität, Ängste, Panik, Selbstzweifel, Stimmungsschwankungen, Erschöpfungsdepression	☐ Aggressivität, Ungeduld, Unbeherrschtheit, zwanghaftes Verhalten	☐ innere Anspannung, Depression
Körperliche und geistige Erschöpfung	☐ schlechtes Gedächtnis, Schusseligkeit, schlechte Konzentrationsfähigkeit, der Körper ist sehr schnell erschöpft	☐ verminderte Konzentrationsfähigkeit, verminderte Leistungsfähigkeit	☐ verminderte Ausdauer
Intimbereich	☐ trockene Schleimhäute im Vaginalbereich, Schmerzen beim Geschlechtsverkehr	☐ unangenehme Hitze oder Brennen im Vaginalbereich, Entzündungen	☐ vermehrter Ausfluss, Neigung zu Pilzerkrankungen im Vaginalbereich
Sexualität	☐ wechselhafte Libido, lässt sich gern verwöhnen	☐ leidenschaftliche Intimität, mag es intensiv	☐ zärtliche Intimität, mag es gern bequem

Gelenke und Knochen	☐ Gelenkknacken, schmerzende Gelenke, rheumatische Beschwerden, Arthrose, Osteoporose	☐ Gelenkentzündungen, schmerzende Gelenke	☐ Steifigkeit in den Gelenken
Verdauung	☐ trockener, harter Stuhl, Verstopfung, Blähungen	☐ häufiger Stuhldrang, säuerlich riechender, brennender Stuhl, Durchfall	☐ weicher, übel riechender Stuhl, Völlegefühl, verminderter Stuhldrang
Gewebestoffwechsel	☐ starker Abbau von Muskel- und Knochengewebe	☐ geringer starker Abbau von Muskel- und Knochengewebe, Anämie	☐ Abbau von Muskelgewebe und Aufbau von Fettgewebe
Belastungsfähigkeit	☐ verminderte Konzentrationsfähigkeit, körperliche Schwäche, schlechtes Gedächtnis	☐ verminderte Leistungsfähigkeit, Ausdauer und Merkfähigkeit	☐ verminderte Handlungsfähigkeit
Haut und Haare	☐ trockene, sensible Haut, dünnes Haar, Neigung zu hormonell bedingtem Haarausfall	☐ gereizte und gerötete Haut, frühzeitiges Haarergrauen, kreisförmiger Haarausfall	☐ unempfindliche Haut, Wassereinlagerungen, Neigung zu hormonell bedingtem Haarausfall
Gewicht	☐ schlanker Körperbau, neigt in den Wechseljahren zu Untergewicht oder leichtem Bauchansatz	☐ sportlicher Körperbau, neigt in den Wechseljahren zu Gewichtszunahme im Rumpf- und Hüftbereich	☐ stämmiger Körperbau, neigt generell zu Übergewicht, was sich in den Wechseljahren noch verstärkt
Summe der angekreuzten Aussagen			

Auswertung

Zählen Sie die Vata-, Pitta- oder Kapha-Kreuze Ihrer »Trifft zu«-Aussagen zusammen und erkennen Sie, von welchem Dosha Ihre Konstitution am meisten geprägt ist.

Frauen unter sich – let us talk about …

Interviews mit Frauen in und nach den Wechseljahren

Typische Verläufe und Reaktionsmuster, die jeder Konstitution innewohnen

Eine der schönsten Formen der Selbsterkenntnis findet im vertrauten Gespräch unter Gleichgesinnten statt. Die folgenden Interviews lassen den typischen Verlauf und die Probleme der von Vata, Pitta und Kapha geprägten Wechseljahre anschaulicher werden. Sie gehen auch auf vorherige Lebensphasen mit Mutterschaft und Menstruation ein, da einige Klimakteriums-Beschwerden damit in direktem Zusammenhang stehen. Sie sollen jeder Frau für die neue Lebensphase schenken:

- Mut, um den Veränderungen des Körpers und der Psyche während der Wechseljahre positiv zu begegnen
- Lust, die eigene Weiblichkeit neu zu entdecken
- Kraft, die Warnsignale des Körpers zu erkennen und vorzeitig gegenzusteuern
- Vertrauen, all das loszulassen, was nicht mehr zu ihr gehört

Heike: Heute habe ich ein anderes Standing

Als Physiotherapeutin leitet Heike eine eigene Praxis mit 14 Mitarbeitern, gibt Seminare und lebt ein äußerst aktives Leben. Die Konstitution der 52-Jährigen ist eindeutig von Pitta und Vata geprägt. Sie hat einen schlanken, sportlichen Körperbau, eine gut durchblutete Haut und präsentiert sich als verantwortungsvolle, leistungsfähige und kommunikative Persönlichkeit.

Frage Welche körperlichen und psychischen Veränderungen erlebst du in den Wechseljahren?

Antwort Sehr signifikant war, dass ich plötzlich, nach jahrelangen regelmäßigen, milden aber häufigen (alle drei Wochen) Zyklusblutungen, viel seltener aber dafür sehr heftige und zum Teil wochenlange Blutungen hatte. Das hat mich viel Kraft gekostet. Zudem wurde meine Haut trockener, die Alterssichtigkeit setzte ein, und ich empfand einen deutlichen Alterungsschub, der mich erschreckte. Lästig sind auch die Schlafstörungen und Hitzewallungen. Meine Stimmung ist immer wieder mal gedämpft, manchmal traurig, und ich habe zuweilen auch ein Gefühl der Überforderung, wenn nicht alles glatt läuft … Aber insgesamt habe ich heute auch ein anderes »Standing«, was mir guttut.

Frage Was hilft dir gegen deine Beschwerden?

Antwort Die Wirkung der ayurvedischen Hausmittel ist einfach überzeugend! Morgens frühstücke ich einen leckeren warmen Brei und trinke heißes Wasser, was mir ein gutes nährendes Gefühl gibt und sich auch sehr positiv auf meine Verdauung ausgewirkt hat. Wenn ich Hitzewallungen habe, mache ich mir einen kalten Tee aus Sariva-Pulver und coole damit wieder down! Um am Nachmittag nicht energielos zu sein, trinke ich mittags einen Traubensaft mit Amalaki-Pulver. Abends wenn ich mich nicht gut entspannen kann, helfe ich mir mit einem Ayurveda-Tee mit *Ashwaganda*-Pulver, und dann klappt es meistens auch mit dem Einschlafen ganz gut. Zudem koche ich auch gerne mit ayurvedischen Gewürzen, was mir nicht nur guttut, sondern auch hervorragend schmeckt!

Frage Was hilft dir sonst noch?

Antwort Mir hilft, an meiner inneren Haltung zu dem Thema zu arbeiten. Ich versuche immer, »Ja« zu sagen zu den Symptomen, die da kommen: Ja, das ist eine Hitzewallung, und die geht vorbei. Ja, ich liege wach, wie viele andere Frauen auch und ja, ich werde älter, und es ist wie es eben ist … Diese Einstellung ist für mich zusammen mit den ayurvedischen Mittelchen eine gute Unterstützung. Und dann habe ich noch einen tollen Satz gelesen von Oskar Holzberg: »Wenn wir älter werden, kriegen wir nicht nur Falten, wir entfalten uns auch.«

Daniela: Jetzt weiß ich besser, was ich brauche und will

Daniela hat als Unternehmensberaterin, alleinerziehend mit einem zehn Jahre alten Kind, jede Menge zu tun. Erste Wechseljahresbeschwerden bekam die heute 48-Jährige bereits mit Anfang 40.

Frage Wann fingen deine Beschwerden an?

Antwort Knapp zwei Jahre nach der Geburt meines Sohnes begannen meine Beschwerden: »VOR der Regel ist NACH der Regel«, war mein Satz. Ich hatte das Gefühl, ich war nur mit meinem Zyklus beschäftigt. Migräne, Schlafstörungen, Anspannung vor der Regel und totale Erschöpfung zehn Tage nach meinen Tagen. Ich war noch nie eine zarte Elfe und musste immer kämpfen, um mein Gewicht zu halten, aber in diesen Jahren war es anstrengender. Medizinische Hilfe fand ich keine. So besuchte ich einige Ärzte und Therapeuten, doch jeder Hormonbefund widersprach meinem persönlichen Empfinden. »Das dauert noch lange, bis sie in den Wechsel kommen«, war die übliche Antwort. Das einzig Ersichtliche war, dass mein Progesteron-Spiegel niedrig war und mein Östrogenspiegel gestiegen ist. Meine Vermutung wurde bestätigt: Mit 48 Jahren war ich im Wechsel – trotz der Ärzte, die mir nie geglaubt haben.

Frage Was hat dir geholfen?

Antwort Geholfen haben mir mein langjähriges Ayurveda-Wissen sowie meine Yoga-Praxis. Ein regelmäßiger

Rhythmus mit meiner täglichen Routine, Gewürze, Ernährung, Massagen und Yoga sind schon lang Teil meines Lebens. Ich mache ein moderates Ausdauertraining und Muskeltraining und Yoga – vor allem die Atemübungen –, um mein Pitta und Vata zu senken. So erleichtere ich inneren Druck, Anspannung und Schlafstörungen. Auch Fasten hat mir geholfen, das entspricht meinem Kapha-Anteil: Ich verzichte auf ein Frühstück und faste manchmal 16 Stunden. Ayurvedische Massagen sind nicht nur eine therapeutische Maßnahme für mich, sondern haben meine Achtsamkeit und Selbstliebe gestärkt. Die Berührung entspannt meinen Körper und meine Nerven. Zusätzlich habe ich noch eine Unterstützung mit Homöopathie erfahren.

Frage Hast du eine neue Erkenntnis erlangt?

Antwort Die wichtigste Erkenntnis für mich war das Annehmen des neuen Lebensabschnittes. Ja, die Vergänglichkeit wird einem schon bewusst, wenn man nicht mehr in der Lage ist, Kinder zu zeugen und zu bekommen. Auf der anderen Seite bin ich kein junges Küken mehr. Ich habe neues Selbstbewusstsein entwickelt, beruflich wie privat. Ich kenne mich, meinen Körper und meine Bedürfnisse, und das bringe ich jetzt viel mehr zum Ausdruck. Ich kann besser Grenzen setzen, und meine Erfahrung hat mehr Gewicht als früher. Auch auf der körperlichen Ebene und beim Sex weiß ich besser, was ich brauche und will.

Karin: Nie hätte ich gedacht, dass der Wechsel so viel Kraft kostet

Karin ist Ärztin in leitender Funktion im Krankenhaus, verheiratet und hat ein Kind von elf Jahren. Vom Körperbau und Verhalten her zeichnet sich die 52-Jährige durch viele Vata- und Pitta-Qualitäten aus.

Frage Was sind deine Erfahrungen?

Antwort Ich weiß nicht, ob ich so geordnet über meine Erfahrung berichten kann. Noch immer empfinde ich es am ehesten als stetes Ringen um Akzeptanz des Abbauprozesses, ein Pendeln zwischen den unterschiedlichen Hilflosigkeiten, ein Wundern über Krankheitsgefühl ohne Krankheit, der fehlende oder unberechenbare Zugriff auf die übliche Energie, auch geistige Energie, das Gefühl, keine Pläne mehr machen zu können, da es nicht sicher ist, ob man dafür genug Kraft haben wird. Wenn ich ehrlich bin, ist es ein depressiver Blick in die Gefühlswelt des Alt-Seins und ein Sich-immer-wieder-Dagegenstemmen, ein Versuch, den Kopf über Wasser zu bekommen und dort zu halten. Dabei spielt »Zeit für sich haben« eine wichtige Rolle, auch um Ordnung in die Achterbahn der Gefühle zu kommen.

Frage Wann hast du das erste Mal etwas gespürt?

Antwort Ich denke, der Prozess hat bei mir mit etwa 45 Jahren begonnen. Meine Tochter war fünf Jahre alt, und ich hatte nach der Karenz bereits die anstrengende Spitalsarbeit aufgegeben und begonnen, in einer Ambulanz zu arbeiten, die mit dem Familienleben kompatibel war. Zu Beginn der Symptomatik war ich bereits seit zwei Jahren in Leitungsfunktion. Zuerst hielt ich es für eine Midlifekrise: Ich wollte nicht mehr wie bisher funktionieren. Psychisch war ich am Beginn in guten Phasen zwischen Ausbruch und Aufbruch (aber immerhin lustvoll) und in schlechten Phasen wie »prolongiert prämenstruell«, also grantig, depressiv, kritisch. Das war offenbar schon die Östrogendominanz. Ich hatte immer ein prämenstruelles Syndrom, das dann verlängert war. Dazwischen unregelmäßiges und abnorm langes und starkes Bluten während der Menstruation, das viel Kraft kostete. Und mehr und mehr Erschöpfung, die zu überwinden extrem viel Disziplin erfordert, Kopfschmerzen vom Migränetyp und Spannungskopfschmerzen, die ich natürlich als Fachfrau behandelt habe. Damit hatte ich den Schmerz ganz kompetent im Griff, aber mein Verständnis für die Funktionsstörungen ist in dieser Zeit sehr gewachsen.

Frage Und was hat dann geholfen?

Antwort Geholfen hat mir, dass ich meine Arbeitszeit reduzieren konnte, trotz mahnender innerer Blicke auf die Ungleichheit des Einkommens im Vergleich zu Männern in der Lebensarbeitszeit und in Hinblick auf die zu erwartende Pensionsleistung. Lesen, Reden, vor allem mit älteren Freundinnen, aber auch meinem Mann. Mein Mann erträgt Rückzugsphasen und Lustlosigkeit und ist trotz oder sogar wegen schwieriger Phasen und regelmäßiger Paargespräche heute mein Fels in der Brandung geworden, der mich wieder neu interessiert! Also hilfreich sind auch gute Beziehungen …

Frage Was hast du als Problem angesehen?

Antwort Es war nicht wirklich mein Problem, dass ich graue struppige Haare bekommen habe, die Haut faltig und schlaff wurde – ich war immer eine schöne Frau und bin es noch, aber halt alt! Blicke junger Männer ziehe ich nur sehr selten und mit schmeichelnden Lichtverhältnissen an, aber letztlich ist mir das nicht das Hauptübel. Die unberechenbare Energie, der Energieverlust, das »wackelnde Ich« sind viel schlimmer!

Frage Hast du Hilfe erfahren?

Antwort Extrem hilfreich für Seele und Körper sind für mich die ayurvedischen Massagen, besonders in der Anfangsphase zum Energieausgleich. Yoga hatte ich früher noch nicht praktiziert, und der Beginn damit hat mir ein Universum geöffnet: Es ist ein Instrument, mir selbst auf gute Weise Energie zu- und abzuführen. Und es hat mir geholfen, Energiekiller zu reduzieren, wie Menschen, schlechte Lebensweise und Alkohol. Eine Weile haben mir auch Phytohormone geholfen, die hatten aber auch Nebenwirkungen.

Frage Nebenwirkungen welcher Art?

Antwort Letztlich bin ich als Medizinerin dann doch zur Schulmedizin gelangt, aber auch da bin ich aktuell noch in einer Art Prozess. Ich nehme eine halbe Dosis Estrogel (1 Hub) ständig und eine halbe Dosis Progesteron-Vaginal-Suppositorium (50 Milligramm) jeweils für zehn Tage im Monat. Was sich im Labor-Hormonspiegel kaum niederschlägt, aber verursacht bei mir die bekannten Nebenwirkungen: Zu viel Progesteron machte mich auch am Tag müde, abgeflacht und fördert Hämorrhoiden. Zu viel Östrogen bewirkt Brustschwellungen und Gereiztheit – von der nicht zu verdrängenden Karzinomgefahr mal abgesehen. Diese lässt sich durch die Art des zugeführten Östrogens offenbar minimieren, aber da lasse ich mich von einem Spezialisten (einem Mann!) beraten.

Frage Und wie ist deine Stimmung?

Antwort Das depressive Element und die für mich verstärkte Ängstlichkeit sind definitiv noch nicht optimal. Aber insgesamt sind mit der oben beschriebenen Menge die nächtlichen Hitzewallungen und die damit einhergehenden Migräneattacken weitgehend remittiert, ich schlafe wieder gut, die Konzentration ist viel besser. Noch nicht zufriedenstellend besser ist die Lustlosigkeit und unberechenbare Energie – aber das ist ja auch ein Bereich, der vielen Einflüssen unterliegt, ich denke da neben dem persönlichen vor allem auch an den gesellschaftlichen Bereich.

Als Frau und Psychotherapeutin mag ich mich auch der Dimension des Sexuellen nach der reproduktiven Phase nicht verschließen und erlebe hier Unterschiedliches: Es ist sehr spannend und befreiend, sich in der Nicht-mehr-Perfektion angenommen und geliebt fühlen zu dürfen, aber ehrlich gesagt, noch habe ich die Trauer und den Ärger über den Verlust sexueller Macht nicht vollständig verinnerlicht. Ich bin jetzt 52 Jahre alt, seit sieben Jahren empfinde ich mit kurzen Pausen eine nie dagewesene Verunsicherung. Nie hätte ich gedacht, dass mich der Wechsel so viel Kraft kostet.

Dorothee: Auf einmal war der Druck weg

Dorothee zeigt alle Attribute einer echten Kapha-Frau: Mit über 80 Kilogramm bei 1,65 Metern und einer festen Haut zeigt ihr wohlproportionierter Körper ausgeprägte weibliche Rundungen. Sie strahlt innere Ruhe, Humor und Herzlichkeit aus, wenn sie über sich, ihr Leben und die Erfahrungen als Frau über 50 erzählt.

Als Mutter von vier Kindern und Inhaberin eines kleinen Friseursalons fühlt sie sich ihrem Alltag gewachsen.

»Natürlich sind es oft sehr lange Tage, bis ich aus dem Laden rauskomme. Und dann muss ich ja noch die Wäsche aus dem Salon und meinen Haushalt zu Hause machen. Da bin ich froh, wenn ich am Abend auf meinem Sofa liege mit einem Glas Rotwein und einem entspannenden Fernsehfilm.«

Das große Thema von Dorothee ist ihr Gewicht. Seit ihrer Jugend kämpft sie mit mäßigem Erfolg gegen überschüssige Pfunde. Gelingt es ihr einmal mit viel Mühe, ein paar Kilo abzuspecken, so sind sie spätestens im nächsten Urlaub wieder angefuttert. Zudem bewegt sie sich außerhalb ihres Salons wenig und in den Wintermonaten leidet sie regelmäßig unter getrübter Stimmung, dem Winterblues.

Frage Wie erlebst du die Wechseljahre?

Antwort Alle meine Freundinnen berichteten mir immer über ihre Probleme mit der Monatsblutung und auch später mit der Menopause. Ich selbst hatte eigentlich nie große Probleme mit meinen Tagen. Wahrscheinlich hatte ich gar keine Zeit, darauf zu achten. So wusste mein Mann meist besser Bescheid um meinen Zyklus, als ich selbst … Und keines meiner vier Kinder war wirklich geplant. Seit Mitte 40 wartete ich also – bis jetzt vergeblich – auf die ersten Hitzewallungen. Bei jeder Stimmungsschwankung dachte ich, jetzt beginnt das Klimakterium. Doch es war alles so wie immer. Und als kurz nach meinem 51. Geburtstag einfach meine Regel ohne jegliche Begleiterscheinungen oder Beschwerden wegblieb, war ich doch sehr erstaunt. Mein erster Impuls war: »Hoffentlich bist du nicht noch einmal schwanger!« Mein Mann musste sogar einen Schwangerschaftstest kaufen gehen. Das ist jetzt über ein Jahr her, und ich glaube eigentlich nicht, dass die Regel noch einmal kommt.

Frage Was hat sich seitdem verändert?

Antwort Meine Familie findet, ich bin unabhängiger und etwas eigenwilliger geworden. Meine Kinder sind mit 17, 19 und über 20 fast erwachsen und der Druck, am Abend immer schnell nach Hause rennen zu müssen, um Mann und Kinder zu versorgen, ist weg. Ich fühle mich viel freier, das zu machen, was ich will, und traue mich auch mehr, meine Meinung zu sagen. Früher wollte ich es immer allen recht machen. Körperlich gesehen habe ich nur wenig Probleme. Zu Beginn der Wechseljahre hatte ich etwas Haarausfall. Das hängt – so habe ich durch Ayurveda erfahren – mit einem schlechten Fett- und Knochenstoffwechsel zusammen. Das passt ja zu mir, mit meinem Übergewicht und dem stehenden Beruf im Friseurladen. Zum Ausgleich nehme ich dagegen jetzt Pippali mit Honig und ein natürliches Präparat aus Traubensilberkerze. Das hat sofort geholfen. Mein Gewicht ist natürlich weiterhin zu hoch. Doch irgendwie macht mir das jetzt keinen Stress mehr. Ich bin eben, wie ich bin. Und für meinen Mann ist das auch okay. Der wünscht sich sogar noch öfter Sex, als ich aus mir heraus Lust verspüre. Doch wenn er mich liebevoll streichelt, dann lasse ich mich auch gerne zu mehr stimulieren. Und seitdem wir nicht mehr aufpassen müssen, ist der Sex viel freier und entspannter geworden.

Frage Was tut dir gut?

Antwort Ganz sicher wäre es gut für mich, wenn ich es schaffen würde, regelmäßig Sport zu treiben und mich zu bewegen. Der gute Wille ist da, ich bin sogar im Fitnessstudio angemeldet, doch häufig kann ich meinen inneren Schweinehund nicht überwinden. Da hilft es mir, wenn meine Freundin mich zum Walken oder Training abholt. Mit ihr macht es mir gleich mehr Spaß und ich will sie auch nicht enttäuschen, indem ich schwänze.

Frage Wie sieht deine Ernährung aus?

Antwort Eine gute Ernährung ist für mich weniger das Problem. Seit vielen Jahren achte ich für meine Familie ohnehin auf eine vollwertige Bio-Ernährung. Und kochen macht mir Spaß! Durch Ayurveda habe ich nun noch gelernt, dass ich am Morgen kein Frühstück brauche, wenn ich keinen Hunger habe. Doch am Abend essen wir berufsbedingt meist viel zu spät, und das Naschen auf dem Sofa kann ich mir auch nicht ganz verkneifen.

Brigitte: Liebevolle Berührungen tun mir einfach gut

Brigitte steht als 55-jährige Unternehmerin mitten im Leben. Als echte Vata-Frau spürt sie die Veränderungen in den Wechseljahren besonders deutlich.

Frage Was hast du gespürt?

Antwort Die Veränderungen haben sich ganz langsam in mein Leben eingeschlichen. Ab Anfang 40 wurden meine Augen schlechter, die Altersweitsichtigkeit begann. Beim Lesen musste mein Arm immer länger werden. Eigentlich bin ich fast immer gut gelaunt, habe ständig neue Ideen und bin kreativ, flexibel und anpassungsfähig. Trotzdem haben auch die depressiven Verstimmungen zugenommen. Teilweise hat es sicher mit dem Alterungsprozess meines Körpers zu tun. Meine Haut wird jedes Jahr trockener und schlaffer. Mein Bindegewebe ist sehr locker und entspricht gar nicht dem gängigen Schönheitsideal. Angefangen hat es an der Hinterseite der Oberschenkel, mittlerweile habe ich Cellulitis an den Armen! Das macht mir sehr zu schaffen, denn ich bin eigentlich ziemlich schlank. Schon seit meinen 20ern habe ich mich mal mehr oder weniger mit Yoga beschäftigt. Aber seit meinen Endvierzigern mache ich sehr regelmäßig Übungen, die mir helfen, dabei meine Mitte zu finden. Die Kombination von Meditation und körperlicher Herausforderung tut mir einfach gut.

Frage Kannst du gut schlafen?

Antwort Na, ja – zu den Verstimmungen kamen dann auch noch mit den Jahren schlimmer werdende Durchschlafstörungen. Zuerst war ich total ratlos, weil ich das gar nicht kannte, aber seitdem ich meine Ernährung angepasst habe, geht es viel besser. Früher habe ich sehr unregelmäßig und häufig sehr spät am Abend die Hauptmahlzeit gegessen. Mir erschienen die Nachtmenschen so cool und lässig, da wollte ich dazugehören. Mittlerweile habe ich akzeptiert, dass es für mich so nicht funktioniert. Ich esse zu festen Zeiten und hauptsächlich leichte warme Speisen, manchmal auch nur süße Haferflocken. Und wenn ich mal nicht einschlafen kann, mache ich Yoga Nidra. Da schlafe ich garantiert. Ach, und eine wunderbare Möglichkeit, meinen körperlichen und seelischen Gesundheitszustand zu verbessern, ist eine Ayurvedamassage. Ich liebe die duftenden Öle auf meiner Haut. Meine Therapeutin erspürt genau, was mein Körper braucht, um in Einklang zu kommen. Nach einer Ayurvedamassage fühlt sich mein ganzer Körper gelöst an, die Muskeln sind geschmeidig wie nie, und ich fühle mich viel entspannter und ruhiger. Die anschließende ayurvedische Dampfsauna bringt dann die heilenden Öle nachhaltig ins Gewebe und bewirkt eine tiefenwirksame Entspannung. Großartig!

Frage Was ist dein Körpergefühl?

Antwort Auch beim Thema Lust gibt es Veränderungen, die mit dem Wechsel zu tun haben. So wie meine Haut, wird alles andere ebenfalls trockener. Daher liebe ich es, wenn mein Partner mich mit wohltuenden öligen Massagen verwöhnt. Außerdem habe ich ein erhöhtes Kuschelbedürfnis. Umarmungen und liebevolle Berührungen tun mir einfach gut. Die Anerkennung meiner individuellen körperlichen und seelischen Konstitution und die daraus resultierende Anpassung meines Lebensstils, insbesondere der Ernährung nach ayurvedischen Prinzipien und Regeln, haben entscheidend mein Wohlbefinden gesteigert.

Angela: Heute fühle ich, Frauen brauchen Frauen

Angela ist selbst Frauenärztin, Anfang 50, und ein Profi in der Behandlung von Frauenleiden aller Art. Als sie selbst in die Wechseljahre kam, hat es sie trotzdem wie ein Sturm mitgerissen, der für einige Zeit ihr berufliches und privates Leben auf den Kopf stellte: Sie schloss mit ihrem alten Leben ab und ging erst einmal auf Weltreise.

Frage An was kannst du dich erinnern?

Antwort Meine Wechseljahre begannen bereits mit Anfang 40. Damals habe ich gemeinsam mit einer Kollegin und guten Freundin eine Frauenarztpraxis übernommen. Ich war müde und auch körperlich völlig durcheinander von den vielen Nachtdiensten im Krankenhaus und den ständigen Wechseln von Kollegen und Patientinnen. Schon im ersten Jahr in meiner eigenen Praxis habe ich eine Leere gespürt. Nach bereits vielen Jahren als praktizierende Frauenärztin habe ich erstmals gefühlt … Frauenheilkunde … wo bleibt da eigentlich das Weibliche? Die darauffolgenden Jahre waren für mich eine Holperfahrt. Nichts blieb an seinem mir vertrauten Platz. Beständig wurde ich immer wieder an meine eigenen Grenzen und darüber hinaus gefordert. Ich erkrankte an einer schweren Depression. Auch viele andere der körperlichen Beschwerden in den Wechseljahren sind mir inzwischen vertraut.

Frage Wie geht es dir heute?

Antwort Heute geht es mir besser denn je und ich fühle: Frauen brauchen Frauen! Ich sehne mich nach einer Gemeinschaft von Frauen – Frauen, die sich untereinander stärken. Frage ich Frauen, wen sie als stark empfinden, bekomme ich meist zur Antwort: »Meine Mutter oder meine Großmutter.« Und das trotz all der Schwierigkeiten, die diese Beziehungen auch in sich tragen können. Oft ist es die ältere Generation, die ihr Wissen und ihre Erfahrung an die Jüngeren weitergibt. Aber wer oder was ist eine weise Frau? Für mich sind weise Frauen fest verwurzelt im Leben. Mit einem Herzen, das offen, gütig und unerschütterlich geworden ist über all die oft fordernden und überfordernden Jahre als Frau. Wir Frauen brauchen den Kontakt zu unserem Körper, zu Mutter Natur. Das ist unser Wesen. Daraus schöpfen wir Kraft. Sind wir getrennt von unserer Körperlichkeit, verlieren wir uns in einer verkopften Welt des fortwährenden Tuns. Die Wechseljahre bereichern nicht nur uns, unsere Familien und unsere Partner. Ich empfinde es auch als unsere Aufgabe, nun selbst immer mehr in die Rolle der weisen Frau hineinzuwachsen. Für die Gemeinschaft der Frauen und für eine starke und gesunde Gesellschaft.

Gutes für Körper und Seele

Die Haut spüren und pflegen

Das Leben von Frauen ist komplex. Zwischen Kindern, Karriere und Selbstoptimierung bleibt im Alltag meist nur wenig Zeit, sich ausreichend um die eigenen Bedürfnisse zu kümmern. Doch spätestens in den Wechseljahren spürt die Frau den Verlust ihrer Belastungsfähigkeit und Lebensfreude, wenn sie es verpasst hat, einen liebevollen Zugang zu sich selbst und zu ihrem Körper zu finden. Nutzen wir hingegen Freiräume, die nach der Menopause entstehen, erwartet uns eine erfüllende Lebensphase des kreativen Selbstausdrucks mit neuer Leidenschaft.

Damit aus dem Wechsel Wachstum wird, ist es wichtig, neue Prioritäten zu finden, zum Beispiel die Aufmerksamkeit von außen in Achtsamkeit nach innen zu richten. Wir wenden uns vom Trend der Zeit ab, ständig digital zu kommunizieren und rund um die Uhr erreichbar zu sein. Lieber verlagern wir den Fokus auf die Beschäftigung mit uns selbst, spüren, wie es uns ohne Ablenkung geht.

Um sich dem Stress eines zu schnellen und reizüberfluteten Lebensrhythmus zu entziehen, bedarf es allerdings etwas Disziplin. Eine Disziplin, die uns ermöglicht, am frühen Abend das Smartphone, Tablet und alle sonstigen mobilen Daten abzuschalten und uns stattdessen Zeit für uns und unseren Körper zu nehmen. Dies öffnet auch Raum für echte Begegnungen und Gespräche, die das Herz berühren. In Interaktion gehen, die real und nicht virtuell ist, bedeutet, den Alltag zu entschleunigen und zu entspannen. Ayurveda bietet dazu wunderbare Massagen und Ölbehandlungen an, um unsere Haut zu spüren und zu pflegen.

Tvak – die Haut

Die Haut (*Tvak*) ist mit rund zwei Quadratmetern unser größtes Organ. Sie wird dem Vata-Dosha zugeordnet. Millionen von Rezeptoren und Sinneszellen messen ihre Temperatur und stellen fest, ob sie kalt, warm, trocken oder feucht ist. Allein auf den Fingerspitzen befinden sich 25.000 Mechanorezeptoren auf einem Quadratzentimeter. Die Haut ist also ein Tastorgan und steht in direkter Verbindung zum Gehirn und Nervensystem. Wie alle anderen Sinnesorgane – Augen, Ohren, Nase, Mund – ist auch die Haut ein Außenposten, der dem Gehirn bei Gefahr die notwendigen Informationen weiterleitet.

Oxytocin – das Glückshormon Mit jeder sanften Berührung der Haut wird Oxytocin, das sogenannte Glückshormon, vom Gehirn ausgeschüttet. Es ist also unmöglich, sich bei einer gut gemeinten Berührung unwohl zu fühlen. Streicheln macht glücklich, und es liegt buchstäblich in unserer Hand: Laut Ayurveda sind die Hände die Verlängerung des Herzens. Alles, was wir mit unserer Hand berühren, berühren wir von Herzen.

»Meine Hand ist Gott. Grenzenlos glückselig ist meine Hand. Diese Hand bewahrt alle heilenden Geheimnisse, die ganz machen mit ihrer sanften Berührung.«

Zitat aus der Rigveda, dem ältesten Teil der vier Veden (Schriften des Hinduismus) – auf Palmblättern verfasst

Der Tastsinn – das wichtigste Sinnesorgan

Schon Caraka sagte: »Von allen Sinnen ist der Tastsinn der Wichtigste, denn ohne ihn haben alle anderen Sinne keine Bedeutung.« Ein ganz einfaches Beispiel mag diese Tatsache verdeutlichen: Ohne Tastsinn kann ich dem Mund keine Nahrung zuführen, nicht kauen oder schlucken und keinen Geschmack wahrnehmen. Ohne Sehsinn, ohne Geruchssinn, ohne Gehörsinn oder ohne Geschmackssinn kann man sich ernähren und Körper und Seele zusammenhalten, aber ohne Tastsinn kann man nicht leben.

Wirkung auf das Nervensystem Mit regelmäßigen Massagen, Berührungen und Streicheleinheiten beruhigen, aktivieren und sensibilisieren wir den Tastsinn. Die direkte Wirkung auf Vata und damit das Nervensystem ist elementar für die Behandlung aller neurologischen und stressbedingten Beschwerden, wie Migräne, Tinnitus oder Schlafstörungen, aber auch Parkinson oder Multiple Sklerose. Die Gefahr der Entwicklung oder Verstärkung neurologischer Beschwerden ist während der Wechseljahre aufgrund des erhöhten Vata besonders hoch. Ein Grund mehr, sich regelmäßig mit warmem Öl zu massieren.

Koshas – die Körperhüllen

Bei der Selbstmassage kommt es auf Aufmerksamkeit, Zuwendung und deine innere Haltung dir selbst und deinem Körper gegenüber an. Pflegst du die Haltung: »Das hier muss ich auch noch ableisten«, werden Genuss und heilender Effekt vermutlich ausbleiben. Nimm dir also eine Stunde Auszeit von allem, sage dir bewusst, dass du dir etwas Gutes tun möchtest. Sei dankbar für den Körper, den du hast und der mit dir schon so viel erlebt hat. Dankbar dafür, dass er dich auch in dieser Phase deines Lebens unterstützt, und mach dir bewusst, wie wertvoll diese Quelle ist: Dein Körper ist der einzige Ort, der dein Zuhause ist. Er ist immer für dich da, auch wenn du dich wenig um ihn kümmerst.

Berührung auf jeder Ebene Sobald der grobstoffliche Körper durch Massage oder Yoga berührt wird, hat dies also auch Auswirkungen auf der feinstofflichen Ebene. Im Yoga und Ayurveda spricht man sogar über insgesamt fünf verschiedene grob- und feinstoffliche Ebenen, die sogenannten *»Koshas«* (Körperhüllen), die Hüllen des Atman, des Selbst (siehe Seite 60). Unter anderem werden diese fünf Hüllen mit den Schichten einer Zwiebel verglichen, die sich um den inneren Kern unserer Persönlichkeit legen.

Koshas – Umhüllungen unseres Körpers

Koshas	Beschreibung
Annamaya Kosha	Körper und Nahrung, grobstofflich
Pranamaya Kosha	Atmung und Mantra, Energie und Hülle
Manomaya Kosha	Emotionen, Sinneserlebnisse, Prathyahara, Rückzug der Sinne als Teil der Meditation
Vijnamaya Kosha	Intellekt und Erkenntnis
Anandamaya Kosha	Citta (der Geist, laut Patanjali: alles Denken und Empfinden), Atman (unser Selbst, die Seele, der Atem)

Jede Bemühung, gesund zu leben und uns auf allen Ebenen gut zu nähren, wirkt sich auf unsere Emotionen und unsere Erkenntnisse aus. Die persönliche Gesundheit auf körperlicher, geistiger und seelischer Ebene kann der tiefe Ausdruck unseres Selbst werden.

Ayurveda-Massagen

Ayurveda vereint auf unnachahmliche Art und Weise Körper, Geist und Seele und stellt so eine der beeindruckendsten holistischen (ganzheitlichen) Heilkunden dar. Das Zusammenspiel von gutem Essen, ausgleichender Bewegung (Yoga) und liebevoller Berührung mit warmem Öl ist einfach unschlagbar, wenn es um ein gesundes und glückliches Leben geht. Besonders die Effekte der Ölbehandlungen sind nahezu sofort sichtbar: Wann immer eine Frau etwas kraftlos ist – nach einer individuell abgestimmten Massage strahlt sie wieder von innen heraus. Sie ist verjüngt, energetisch aufgeladen und *Ojas*, die substanzielle Immunkraft und Lebensfreude, leuchtet aus allen Poren.

Die Ayurveda-Welt der Massage ist reich und sinnlich. Viele Massagetechniken lassen sich sehr einfach zu Hause und allein umsetzen.

Per Du Für jede Frau, die sich auf die Berührung einer Ganzkörpermassage einlässt, ist dies ein tiefes, sinnliches und oft auch intimes Erlebnis. Etwas, das man nur mit Freundinnen und Vertrauten teilt. Aus diesem Grunde stehen die Anleitungen für die Massagen – wie auch für die Yogaübungen sowie der Tipp zur inneren Haltung von Seite 59 – in diesem Buch in der »Du-Form«. Einfach, weil es sich besser anfühlt und sich das Wissen rund um die Massage auf diese Weise ursprünglicher und authentischer vermitteln lässt. Im Frauentempel haben sich die Frauen ausgetauscht, gegenseitig massiert und ihr Wissen untereinander weitergegeben. Sie waren sich auf allen Ebenen nahe. Diesem Spirit möchten wir uns anschließen.

Abhyanga – Ganzkörperölmassage

Abhyanga, die Ganzkörperölmassage, ist eine *Samshana*, eine besänftigende Massage. Sie gehört zu den *Snehana*, den Öltherapien. Mit ihr berührt man über den Körper die Seele. Die *Abhyanga* ist das Herzstück und eine der wichtigsten Anwendungen in der ayurvedischen Körpertherapie. Sie ist eine wunderbare Maßnahme, um einmal im Monat überschüssiges Pitta-*Ama* auszuleiten, wenn der Zyklus unregelmäßiger wird oder die Menstruation tatsächlich komplett ausbleibt.

Mit viel Öl Wird die *Abhyanga* mit einem ayurvedischen, medizinierten Öl durchgeführt, nährt sie alle *Sapta Dhatus*, also Körpergewebe (siehe Seite 152f.) und macht auf allen Ebenen geschmeidig. In Ayurvedastudios wird die *Abhyanga* mit viel Öl ausgeführt, um Fülle zu erfahren, zu erden, das Vata-*Dosha* zu beruhigen und die Massage gut durchführen zu können. Die *Abhyanga*-Anwendung lebt von langen, langsamen Austreichungen.

Die reine Weisheit der Gebärmutter

Der Uterus (die Gebärmutter) gehört zu den Srotas, den Leitbahnen und Malas-ausleitenden Kanälen (siehe Seite 158f.). Wenn der Körper nicht mehr so viel Pitta-Ama auszuscheiden hat, wird auch dieses Srota, also der Uterus, nicht mehr benötigt. Der verminderte Umsatz wird nun auf die anderen Kanäle und Organe umgeleitet. So kann es sein, dass eine Frau, die nicht mehr menstruiert, bei aktiver, intellektueller Arbeit oder körperlicher Tätigkeit mehr schwitzt als üblich und vielleicht sogar auch etwas säuerlich riecht. Oder sie spürt, dass sie mental schnell »sauer« wird. Wenn ein so wunderbar effizientes Srota wie der Uterus wegfällt, muss der Körper neue Wege etablieren – und so werden nun Leber, Haut und Blase mehr gefordert. Um so wichtiger werden nun frische, unverarbeitete Nahrung und der Verzicht auf Alkohol, um die Leber zu schonen. Betrachte das Nachlassen der Funktionen deines Uterus als etwas, das du nicht mehr brauchst, weil sich eine andere Lebensphase ankündigt. Etwas Neues beginnt, das Alte darf sich verabschieden. Sage dir zum Beispiel: »Ich brauche meine Menstruation nicht mehr, weil ich alles verarbeitet habe, was für mich vorgesehen war. Ich trage jetzt alles Wissen in mir. Es geht nicht mehr darum, im Außen möglichst viel darzustellen, sondern um das, was in mir ist, das, was ich weitergeben kann.«

Selbstmassage

Die Selbstmassage gehört im Ayurveda zu *Dinacarya*, der täglichen Morgenroutine oder besser: Körper-Pflege. Dina bedeutet übersetzt »Tag«, Carya »Meister«. Eine tägliche Öleinreibung ist traditionell ein wichtiges Ritual der morgendlichen Routine und fördert die Gesundheit von Körper, Geist und Seele.

Die Selbstmassage hilft dir, dich, deine Bedürfnisse und deinen Körper besser zu verstehen. Sie ist eine effiziente Möglichkeit, um Vata möglichst schnell zu reduzieren. Auf der physiologischen Seite belebt sie Haut, Muskeln, Venen, Arterien, die zirkulierenden Systeme wie Blutkreislauf und Lymphfluss, sowie das Nervensystem.

Wirkung Die Selbstmassage:

- entspannt und beseitigt Müdigkeit
- nährt und regeneriert die Gewebe *(Dhatus)*
- facht die Hitze im Körper an und erleichtert dadurch das Ausscheiden von Abfallprodukten aus dem Körper wie beipielsweise Pitta-*Ama*
- stärkt das Sehvermögen
- lindert Schlafstörungen
- wirkt therapeutisch auf die Haut (insbesondere auf die Hautfärbung)
- erhöht die Schmerztoleranz
- stärkt *Ojas*, die Lebensessenz
- verjüngt und beugt dem Alterungsprozess vor
- fördert Ausdauer, Stärke, Flexibilität, Konzentration, Intelligenz, Vertrauen und Wertschätzung

Kontraindikationen Eine Selbstmassage soll nicht angewendet werden bei:

- *Ama*-Symptomatiken wie Schwere im Körper und in den Gelenken
- schwachem *Agni* (Verdauungsfeuer)
- akutem Fieber
- Verdauungsstörungen, Übelkeit und Erbrechen
- kürzlichem Abführen und nach *Niruha Basti* (reinigende Einläufe)
- Erkrankungen, die durch *Samtarpana* (Überernährung) verursacht wurden, wie beispielsweise Adipositas

Vorbereitung Erhitze ein Öl deiner Wahl, wie Mandelöl, Kokosöl oder ein ayurvedisches Öl wie *Dhanwantharam Tailam* im Wasserbad. Dafür entweder die Ölflasche direkt für 5 bis 10 Minuten so in einen Topf mit heißem Wasser stellen, dass das Wasser nicht in das Öl laufen kann oder lediglich 50 Milliliter des Öls in ein Marmeladenglas umfüllen und dieses ebenso vorsichtig in das heiße Wasser stellen.

- Fülle etwa die Hälfte des erwärmten Öls in eine Plastikschüssel um und nimm sie mit an deinen Platz. Der Rest verbleibt im warmen Wasserbad, damit du jederzeit warmes Öl nachnehmen kannst. Kaltes Öl verursacht *Ama*, daher verwenden wir immer warmes Öl.
- Schaffe dir, während das Öl sich erwärmt, einen warmen, stillen Ort. Lege zunächst alte Handtücher, die ölig werden dürfen, am Boden aus. Bitte beachte, dass ein traditionell ayurvedisches Öl *(Tailam)* auch ein wenig abfärben kann und der Geruch von indischen Kräutern gewöhnungsbedürftig sein mag. Ölreste in Kleidung oder Wäsche lassen sich allerdings bei 40 °C in der Waschmaschine problemlos auswaschen.

- Wenn du eine Badewanne zur Verfügung hast, fülle sie mit für dich angenehm warmem Wasser, um nach der Massage einen *Svedana*-(Schwitz-)Effekt, ähnlich wie bei der Sitz-Sauna, zu bekommen: Die Poren öffnen sich, das Öl kann noch tiefer eindringen. Baden reduziert zusätzlich Vata, Duschen hingegen erhöht es durch die Bewegung des Wassers.

Ablauf der Massage

Du kannst bei einer Selbstmassage nichts verkehrt machen: Es geht einfach darum, dass du deinen Körper einmal komplett und in Ruhe berührt hast und überall das Öl aufgenommen wurde. Genießen und Wahrnehmen stehen im Vordergrund, dir etwas Gutes zu tun.

- Setze dich auf deinen vorbereiteten Platz, zünde dir eine Kerze an, lege sanfte Musik auf, kurz: Sorge für eine schöne Atmosphäre.

Kopfeinreibung Wenn du kein Öl in den Haaren haben möchtest, lasse die folgende Einreibung des Kopfes einfach weg und beginne mit dem Körper.

- Öle nun sorgfältig und langsam deinen Kopf. Fülle dafür deine Handmulde mit etwas Öl und lege dein Haupt sanft in deine Hand. Richte dich langsam wieder auf und öle kreisend den Kopf ein, auch an den Seiten und dem Hinterkopf.

Körper Beginne mit dem Nabel *Nabhi Marma*. Der Nabel ist das Türschloss zu deinem Körper oder Tempel und öffnet dein System für die folgende Massage.

- Lege dich unbekleidet und mit angestellten Füßen auf den Rücken, die Schüssel mit Öl in Reichweite.
- Tauche die Fingerspitzen der rechten Hand (Linkshänderinnen bitte links) in das Öl und nimm Konsistenz und Wärme wahr. Lasse nun das Öl in deinen Nabel tröpfeln, dann kreise im Uhrzeigersinn ohne Druck mit dem Ringfinger fünfmal im Nabel für alle Elemente.
- Dann vergrößere den Kreis um deinen Nabel und massiere nun fünfmal mit allen Fingern um ihn herum. ①

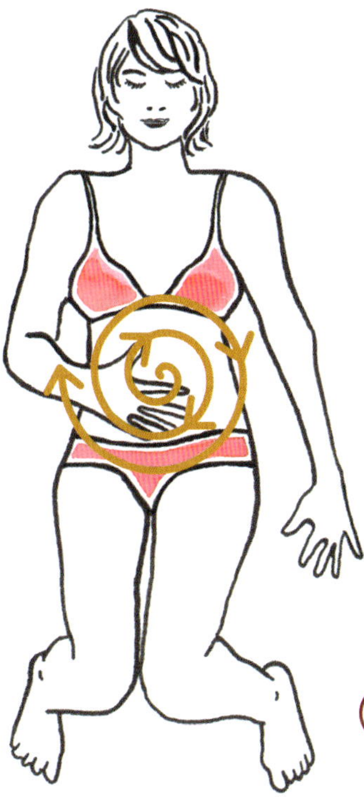

①

- Streiche weiter im Uhrzeigersinn um deinen ganzen Bauch herum.
- Nimm nun deine Brüste in die heilende Acht und verbinde sie mit deinem Bauch. ②

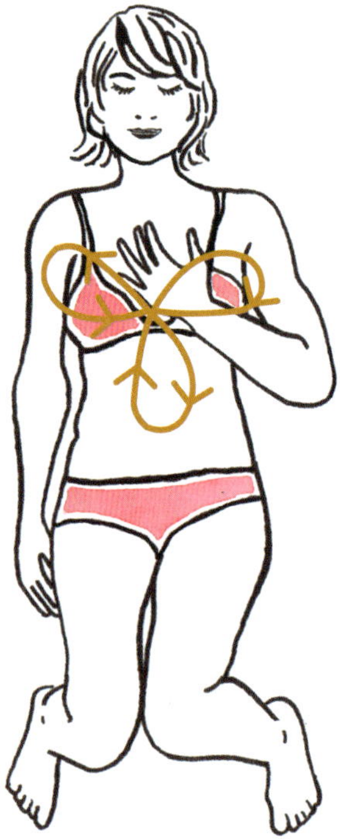

②

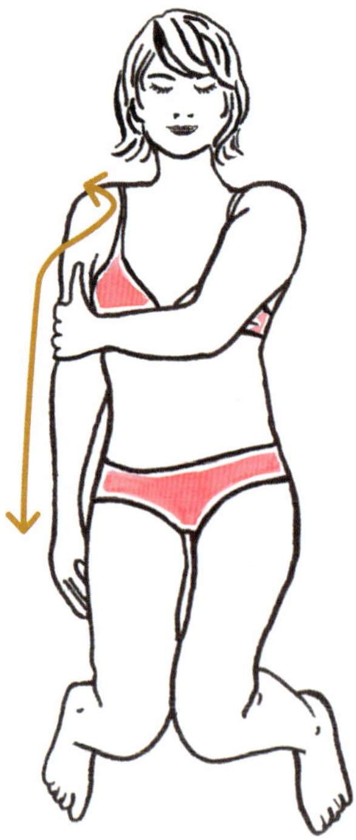

③

- Öle deine linke Schulter sorgfältig ein, umkreise und streiche deinen linken Arm bis zu den Fingerspitzen aus. Du kannst dies drei, fünf oder siebenmal tun: Für die drei *Doshas*, die fünf Elemente oder die sieben *Dhatus*.
- Nimm dir jederzeit Öl nach, damit du das Gefühl von Umhüllung gewinnst.
- Öle nun deine rechte Schulter, wiederhole die Bewegungen für den rechten Arm bis zu den Fingerspitzen. ③
- Drehe dich auf die linke Seite und bearbeite dein *Vatastana*. Das ist der Steißbeinbereich, dort, wo die Gesäßfalte ist. Massiere erst am knöchernen Teil des Steißbeines mit Zeigefinger und Mittelfinger, beschreibe kleine Kreise, die dann größer werden, spüre, wie sich Wärme entwickelt. ④
- Vergrößere langsam die Kreise Richtung Sakrum (Kreuzbein), bis hin zur rechten Hüfte und rechten Pobacke, zur rechten Flanke, zum Oberschenkel. Ziehe das rechte Knie Richtung Oberkörper, damit du auch Unterschenkel und Fuß massieren kannst. ⑤
- Bewege spielerisch und langsam Bein und Fuß in alle Richtungen, nimm wahr, wie weit sich deine Hüfte öffnen kann und wie sich das anfühlt. Massiere auch Fußsohle und -rücken sowie die Zehen. Streiche das Öl langsam vom Oberschenkel Richtung Fuß, gern auch mit beiden Händen, selbst wenn du dabei ein wenig in die Rückenlage kommst. ⑥
- Drehe dich auf die rechte Seite und verfahre wie vorher auf der anderen Seite. Dann berühre und massiere dich überall dort, wo es dich »ruft«. Das Gesicht kannst du natürlich auch

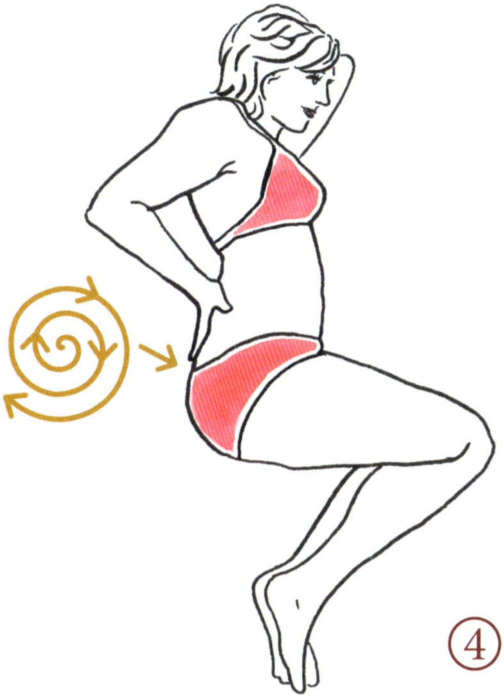

④

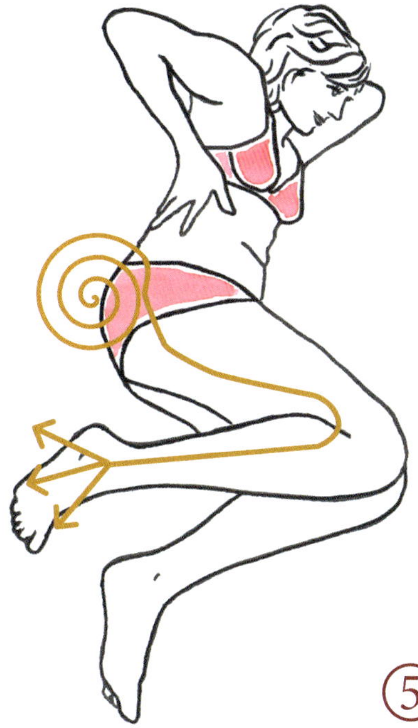

⑤

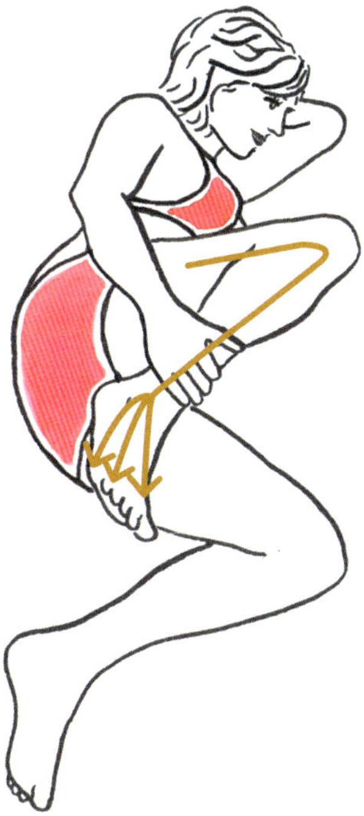

⑥

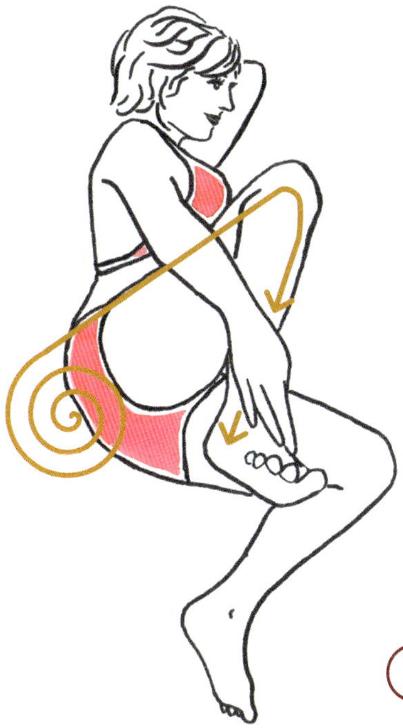

⑦

integrieren, obwohl das Gesicht neben den Händen wahrscheinlich der einzige Körperteil ist, der täglich berührt wird. Der Fokus und Genuss dieser Selbstmassage liegt hier eher beim Körper. ⑦

Nach der Massage

Nach der wohltuenden Massage ruhe dich aus und spüre nach – lege dich dazu in die warme Badewanne, wenn du eine hast. Wenn die Massage dein Abendritual ist, ziehe dich zurück. Du wirst ganz wunderbar schlafen können.

Haare waschen Sind deine Haare ölig, dann beachte, dass du erst das Shampoo auf dem Haar verteilst, bevor du das Wasser darüber rinnen lässt, sonst kann das Öl nur schlecht herausgewaschen werden. Du kannst das Öl aber auch in den Haaren belassen, dir einen Handtuch-Turban um den Kopf wickeln und dies als eine wunderbare Haarkur über Nacht nutzen.

Zugluft vermeiden Pass nach der Massage gut auf dich und dein Vata auf: Vermeide Wind, Kälte und Lärm, gehe möglichst nicht mehr aus dem Haus. Vor allem, wenn du den Kopf geölt hast, besteht Erkältungsgefahr, da alle *Srotas* nun offen sind.

Kichererbsenpeeling Hast du etwas zu viel Öl erwischt oder bist du eine Konstitution mit Kapha-Anteil, dann kannst du mit einer Kichererbsenmehlmischung, geriebenen Senfsamen und Zimt ein Peeling herstellen. Verreibe dafür 2 Esslöffel Kichererbsenmehl und je 1 Teelöffel Zimt und Senfsamen miteinander und verwende die Mischung wie ein Peeling. Nimm es mit in die Dusche, reibe den ganzen Körper damit ein und dusche danach.

Fußmassage – Padabhyanga

Die Fußmassage bildet eine gute Alternative für all jene, die wenig Zeit haben (sie dauert 5 bis 10 Minuten) oder sich erst einmal an die Behandlungen herantasten möchten. Sie eignet sich hervorragend, um Vata zu reduzieren, und das *Apana-Vayu* (die nach unten gerichtete Kraft, die alle Ausscheidungen regelt) weiß sofort wieder, wo die Erde und »unten« ist. Zudem ist die Fußmassage weniger aufwendig als die Ganzkörpermassage. Auch für den Einstieg in die Partnermassage ist die Behandlung der Füße sehr gut geeignet.

Wirkung Die Fußmassage:

- beseitigt raue Stellen, Hornhaut, Risse und Steifheit
- vermindert Müdigkeit und Taubheitsgefühle
- verbessert das Sehvermögen durch die feinstoffliche Verbindung der Fußsohle mit den Augen
- verleiht den Füßen Stabilität, Kraft und Weichheit
- lindert Schlafstörungen, Nervosität und Schwirren im Kopf

Kontraindikationen Eine Fußmassage soll nicht angewendet werden bei:

- offenen Wunden an den Füßen
- extrem starkem Fußpilz mit aufgesprungener Haut
- tief liegenden Krampfadern mit Thromboseneigung

Ablauf der Fußmassage

Der folgende Ablauf ist auf die hormonbildenden Organe ausgerichtet. Am besten ziehst du dazu eine bequeme Jogginghose oder eine kurze Hose an.

Vorbereitung Bereite dir dein Öl (Ghee, Massageöl oder auch Olivenöl) in einem Wasserbad vor (siehe Vorbereitung bei der Selbstmassage auf Seite 62f.). Suche dir einen schönen Platz in deiner Wohnung und platziere dicke Socken, Wärmflasche und eine Decke in Griffnähe. Lege dir ein großes Handtuch unter die Unterschenkel.
Zunächst eine Kopfmassage Um die Verbindung vom zentralen Nervensystem zu den Füßen zu unterstützen, fängt die Fußmassage mit einer Kopfmassage ohne Öl an. Diese aktiviert das *Nadi-Marma*-System, das den *Srotas* zugeordnet wird.

- Beginne ohne Öl und rubble deine Kopfhaut oder massiere sie mit den Fingern. Dafür die Kopfhaut mal mit den Nagelspitzen deiner Hände, dann mit den Fingerkuppen massieren. Bestimme den Druck, der dir guttut. Greife in die Haare, kreise die Haarwurzeln in alle Richtungen.
- Setze immer wieder die Hände um und reibe mit der flachen Hand die Kopfhaut. Lege dann den Kopf in deine Hände und halte ihn behutsam. Schließe die Augen für 2 bis 5 Minuten.

Beginn der Fußmassage Bevor du mit der Fußmassage beginnst, öle beide Unterschenkel unterhalb von den Knien sanft und hingebungsvoll ein. Streiche langsam zu den Zehen hin aus, also vom Herzen weg, was beruhigend wirkt.

- Beginne nun an einem Fuß, indem du den Unterschenkel in beide Hände nimmst und ihn dreimal in Richtung Sprunggelenk ausstreichst. Streiche deinen Rist ebenfalls dreimal mit deinen Daumen aus und in gleicher Weise die Achillessehne Richtung Ferse.
- Wechsle dann den Unterschenkel und massiere ihn wie soeben beschrieben.
- Kreise sanft und synchron um beide Sprunggelenke fünfmal in eine Richtung, dann wechsle die Richtung. Streiche dann innen am Fuß in Form einer liegenden Acht zwischen Ferse und Sprunggelenk entlang – dort befinden sich die Punkte für die Blase und Gebärmutter.
- Lege nun deinen Fuß am Boden oder auf dem Oberschenkel des anderen Beines ab – je nachdem wie du bequem sitzen kannst. Walke nun die Fußsohle mit der Faust gut durch und probiere aus, was sich für dich gut anfühlt.

Scheibenwischergriff Dieser Griff eignet sich, um bestimmte Punkte im Körper anzusprechen.

- Halte dazu die rechte Fußkante in der linken Hand: Die Finger liegen auf dem Fußrücken, der Daumen auf der Sohle. Bewege nun den Daumen dreimal wie einen Scheibenwischer über die Zehengrundgelenke hin und her.
- Umkreise jeden einzelnen Zeh und ziehe ihn vom Fuß weg, dreimal in die eine, dreimal in die andere Richtung. Ziehe die Zehenzwischenräume zwischen Daumen und Zeigefinger heraus und bohre mit dem Zeigefinger in den Zwischenräumen.

Gebetshaltung Um Vata zu reduzieren:

- Verschränke Finger und Zehen wie die Hände beim Gebet, die rechte Hand am linken Fuß und umgekehrt. Drücke mit dem Daumen den *Talahridaya* (Herzpunkt, oder in der TCM auch

Niere 1, »die sprudelnde Quelle«) für etwa 1 Minute. Dieser Punkt befindet sich unterhalb des Großzehen-Grundgelenks im Übergang zur zweiten Zehe. Streiche dann die Fußsohle mit flacher Hand dynamisch aus.
- Halte deinen Fuß in deinen Händen, spüre die Wärme deiner Hände und die Energie, die sich von innen ausbreitet.
- Wiederhole das Gleiche nun auf der anderen Seite.

Fußbad Einen schönen Abschluss dieser Massage bietet ein Fußbad:
- Fülle eine kleine Wanne oder einen Eimer mit 3 bis 5 Liter warmem Wasser. Gib 2 Esslöffel grobes Meersalz dazu und/oder ein paar Blütenblätter von Malve oder Rose. Die Blätter beruhigen, wirken entzündungshemmend und geben dem Wasser einen leichten rosa Ton.
- Setze dich bequem hin und stelle die Füße für 10 Minuten in das Fußbad. Genieße das wohlige Gefühl und lass die Gedanken frei fliegen. Trockne die Füße dann behutsam ab.
- Je nach Jahreszeit und Typ kannst du nun Socken anziehen oder dir eine Wärmflasche machen und dann entspannen.

Yoga

Patanjali, eine der wenigen historischen Quellen der Yoga-Theorie mit seiner Yogasutra, schrieb im vermutlich 2. bis 4. Jahrhundert nach Christus: »Die Essenz des Yoga ist Bewusstheit.« Allerdings, denn Yoga ist mehr als nur eine weitere Sportart, Yoga ist auch mehr als Gymnastik. Yoga wird als dem Ayurveda verwandte Philosophie angesehen: Er ist ein in sich geschlossenes System, das viele Berührungspunkte zum Ayurveda hat, aber einiges anders interpretiert. Yoga bewegt den Körper auf der Matte und lenkt den Fokus auf unseren Atem. Modern und medizinisch ausgedrückt: Der Atem wiederum hat Einfluss auf den Parasympathikus, den Teil des vegetativen Nervensystems, der autonom, ohne willentlich beeinflussbar zu sein, Funktionen wie Atmung, Verdauung und Stoffwechsel reguliert. Sein Gegenspieler ist der Sympathikus: Er wirkt leistungssteigernd, zum Beispiel beim Sport mit Herzschlag- und Atemfrequenzerhöhung. Die Nervenzentren des Parasympathikus finden sich im Hirnstamm und im sakralen, also dem unteren Rückenmark. Yoga aktiviert mit seiner Präzision der *Asanas* und dem Fokus auf die Atmung den Parasympathikus und bringt Entspannung in den gestressten Körper. Jeder Mensch, der Yoga praktiziert, öffnet sich aktiv seinem Körper, spürt seine Grenzen und Einschränkungen und geht im besten Fall im Sinne von *Ahimsa* (Gewaltlosigkeit) liebevoll mit sich um. Yoga und Ayurveda bilden die perfekte Kombination für ein ganzheitliches Wohlbefinden. Selbst Menschen, die vielleicht gar nicht primär spirituelle Inspiration suchen, erleben durch die körperliche Erfahrung des Yoga mehr Bewusstheit und einen anderen Umgang mit sich selbst: Yoga arbeitet langsam und stetig auf allen *Kosha*-Ebenen, grobstofflich oder feinstofflich.

Nadis – die Energiekanäle

Nadis sind, laut Yoga und der Tantra-Lehre, über 72.000 Energiebahnen, die den ganzen Körper durchziehen. Sie sind teilweise grobstofflich angelegt wie die Lymphe, aber auch feinstofflicher als die Emotionen. Wenn wir uns ein Straßennetz vorstellen mit vielen kleinen, dünnen Wegen, aber auch breiten, großen Straßen, das unseren Körper wie eine Landkarte durchzieht, dann wären die Kreuzungen mit den meisten Straßen die sogenannten »*Marmas*«. An diesen Kreuzungen treffen viele aktive Prozesse des Körpers zusammen. Die *Marmas* führen ein Eigenleben: Sie sind frei, ein wenig verborgen und geheimnisvoll. Ayurveda-Experten sagen, die Integrität des Lebens und sein Zusammenhalt *(Ayus)* haben dort ihren Sitz. So lässt sich nur erahnen, welches Potenzial an diesen Kreuzungen wartet – vielleicht erklärt diese Theorie auch, warum sich manche Lebensbereiche mit konsequenter Yogapraxis neu gestalten.

Marmas – die Kreuzungspunkte

Die *Marmas* sind 107 genau definierte Orte im menschlichen Körper. Es sind dies kritische und bedeutsame Punkte, die an lebenswichtigen Prozessen beteiligt sind und wichtige Strukturen bilden. Die erste Definition im Ayurveda bedeutet »Treffer«, also so etwas wie »den Nagel auf den Kopf treffen«. Treffer also, die für die Summe aller Orte im Körper stehen, an denen lebenswichtige Vorgänge in mentalen, emotionalen und sozialen Bereichen stattfinden. Die zweite Definition im Ayurveda ist körperlicher: »An den

Erfahrungsbericht

Petra Wolfinger, Yogalehrerin, Ayurveda-Therapeutin und Autorin dieses Kapitels, erzählt: »Mit dem Spüren und Bewusstwerden meiner Blockaden, meiner eigenen Hindernisse habe ich eine Chance, diese aufzulösen und weiterzugehen, mir näherzukommen und mich in Liebe zu akzeptieren. Das erfahre ich in meiner regelmäßigen Yogapraxis und erklärt vielleicht auch die Faszination von Yoga für so viele unterschiedliche Menschen. Ich spüre etwas, eine Energie, und das, bevor sich eine Krankheit ausbreiten kann. Ich löse etwas, bevor sich zu viel Anspannung zu einer ernsthaften Blockade auswächst. Achte ich dabei auf eine frische, mit Liebe gekochte Nahrung, verbessert sich mein Körpergefühl, Srotas und Nadis werden durchlässiger, und das spüre ich wiederum in meiner Yogapraxis.«

Marmas treffen Muskeln, Blutgefäße, Sehnen und Knochen zusammen und erfüllen dort wichtige Funktionen.« So unterscheiden wir fünf Gruppen von *Marmas:*

- 27 Sehnen-*Marmas (Snayu)*
- 20 Gelenk-*Marmas (Sandhi)*
- 11 Muskel-*Marmas (Mamsa)*
- 8 Knochen-*Marmas (Asthi)*
- 41 Blutgefäße-*Marmas (Sira)*

Asanas Auf Yoga bezogen wird schnell klar: *Asanas* (Yogaübungen) können nicht ohne Beteiligung der *Marmas* ausgeführt werden, da diese Strukturen nicht nur bewegt, sondern auch gedehnt, beatmet und massiert werden. Gerade die Wirkung auf die *Marmas* ist ein wesentlicher Teil des Yoga. Er ist eine Brücke, ein Joch (die ursprüngliche Bedeutung des Wortes Yoga), eine Art, etwas zu verbinden wie:

- Atmung und Bewegung
- *Prana* und *Asana*
- Energie und *Marma*
- Wirkung und Bewusstheit

Das Ziel einer Yogapraxis ist es, die fünf *Koshas* (siehe Seite 60) zu reinigen und die Kontrolle über unseren Geist zu erlangen, um dem Göttlichen näherzukommen.

Anwendung und Wirkung der Marmas

Als Yoga-Praktizierende wissen wir, dass die regelmäßige *Asana*-Praxis eine große Wirkung hat und uns nachhaltig auf allen Ebenen stärkt. Wenn wir dann die Aspekte der *Marma*therapie mit einbeziehen, wird die Wirkung noch beeindruckender. Besonders Menschen, die sich mit Körpertherapie beschäftigen, finden Antworten auf viele ihrer Fragen. Ein passendes *Asana* bietet in Zeiten von Stress und Überbelastung enorm viel heilendes Potenzial. Es ist aufregend und spannend, dass wir im Ayurveda und im Yoga immer wieder neue Wissenstüren öffnen und uns inspirieren lassen dürfen. Yoga ist wie eine Schatzkiste, in der wir immer wieder neue und faszinierende Juwelen finden, die von innen vom jahrtausendealten alten, weisen Wissen leuchten. Was für eine kraftvolle Energie!

Dies sind die wichtigsten *Marmas*, mit denen wir im Yoga der Wechseljahre arbeiten:

Gulpha-Marma – Fußgelenke Überwacht die Standhaftigkeit im Leben. Kontrolliert die Gelenkflüssigkeit, verleiht ruhiges, klares Denken, entspannt *Apana-Vayu* (auch bei Menstruationsbeschwerden), kontrolliert die Sexualhormone und reguliert die Hormone, regt den Verdauungsstoffwechsel an.

Manibandha-Marma – Handgelenke Hier sitzen Feingefühl, schnelles Denken, Kreativität und Heiterkeit, von hier werden viele Energiebahnen sowie Vata, Pitta und Kapha koordiniert. Die Energiebahnen haben Einfluss auf Lunge, Herz, Kreislauf, Dick-und Dünndarm, Hormonsystem, Augen, Zähne, Ohren, Schultern, Nacken und Rücken.

Katikataruna-Marma – Hüftgelenke Im Zentrum des Gesäßes, in einer Linie zwischen Rollhügel des Hüftbeines und dem Sitzbein. Kernpunkt der Jung-Erhaltung im Yoga, reguliert die Schmierung der Gelenke und die Schweißdrüsen, reduziert Vata und *Apana-Vayu* (die nach unten gerichtete Kraft) im Becken.

Kukunadara-Marma – Kreuz-Darmbein Sitz an den beiden Beckengrübchen, auf der Energiebahn der Harnblase, kontrolliert die Unterleibsorgane, Eierstöcke und die Gebärmutter (Uterus).

Talahridaya-Marma – Hand und Fuß Herzpunkt, in der Mitte der Fußsohle und der Innenhand, kontrolliert Gefühl und Wahrnehmung des Herzens, speichert Energie und speziell am Fuß stärkt es *Agni,* das Verdauungsfeuer.

Die Stellungen in der Yogapraxis

Mit *Tadasana* (der Fels) und *Vrksh-Asana* (der Baum) werden alle zuvor genannten *Marmas* aktiviert und Vata reduziert. Damit kommt man im Stehen zur Ruhe.

Knochendichte Alle Stehhaltungen, die über mehrere Atemzüge gehalten werden, verbessern auch die Knochendichte. Ein Knochen, der nicht belastet wird, baut ab. Wenn wir uns bewegen, wird zudem Muskelmasse aufgebaut, der Zug der Sehnenansätze am Knochensegment verbessert die Knochendichte. Eine Kombination von Ausdauer, Krafttraining, Balance und Gleichgewicht wirkt also präventiv gegen verschiedene Erkrankungen der Körperstrukturen.

Tadasana – der Fels

Der Fels ist die Basis für alle Stehhaltungen, so einfach und doch komplex. Der Beckenboden wird bei dieser Übung automatisch aktiviert. ⑧

- Schließe deine Augen und richte deinen Blick nach innen.
- Richte dich von den Fußsohlen über die Sprunggelenke nach oben auf. Rotiere dabei die Unterschenkel nach innen und die Oberschenkel nach außen, ziehe die Kniescheiben nach oben.
- Verlagere nun das Gewicht auf die Fersen und richte die Aufmerksamkeit gezielt auf den *Marma*punkt *Gulpha* (Fußgelenke) und spüre die Kraft, die durch die exakte Haltung entsteht.
- Jetzt richte noch die Wirbelsäule auf, über den unteren Teil der Lendenwirbelsäule und der Brustwirbelsäule bis zu der Halswirbelsäule. Lass die Schultern nach außen gleiten, die Hände hängen locker neben deinem Körper. Die Halswirbelsäule ist lang, die Kinnlinie ist parallel zum Boden ausgerichtet, der Kopf leicht nach hinten geschoben. Der Scheitel zieht sanft nach oben.
- Atme durch die Nase ein und aus, lass die Atmung einfach passieren. Konzentriere dich auf die Nasenlöcher, spüre, wie der Atem ein- und ausströmt. Lass Kiefer, Schultern und Bauch los, nimm wahr, wie der Atemraum sich erweitert, wenn dich nichts einengt oder angespannt ist. Atme achtmal (für *Ojas*) ein und aus.
- Die Stabilität spürst du in deinen unteren Extremitäten, das Gewicht ist auf beide Füße verteilt. Hier bist du der Fels in der Brandung. Im Oberkörper bist du zwar aufgerichtet, aber weich – hier kannst du nachgeben. Der Atem fließt, das Kiefergelenk ist locker. Öffne langsam deine Augen.

Variante: Der Baum Als Variante kannst du die *Vrksh-Asana* (den Baum) integrieren, um auf der jeweiligen Seite das *Marma* stärker zu aktivieren. Durch die Belastung wird leichter Druck ausgeübt, und durch

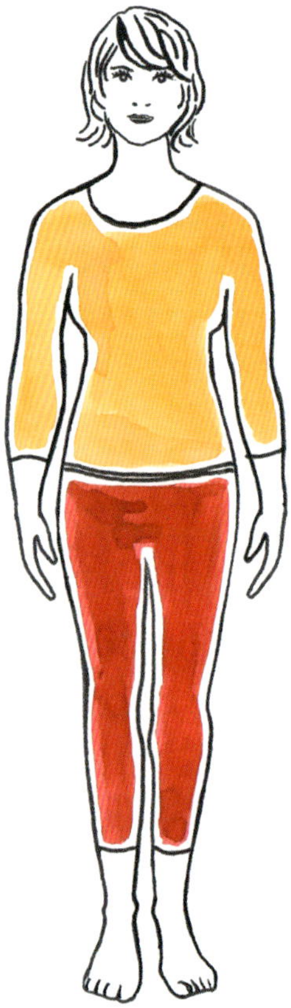

⑧

die Entlastung können sich Blockaden lösen und alles kann wieder freier fließen.

- Verlagere dein Gewicht auf dein rechtes Bein, hebe dein linkes Bein gebeugt an, greife mit deiner linken Hand dein Sprunggelenk und drehe dein Knie nach links außen. Presse nun deine linke Fußsohle an deinen rechten Oberschenkel (Vorsicht, nicht am Knie, lieber den Fuß am Unterschenkel ablegen).
- Fixiere den Blick an einem Punkt vor dir und hebe langsam die Arme, um einen Baum darzustellen.
- Bleibe drei Atemzüge in dieser kraftvollen Position.
- Senke dann langsam die Arme, hole das Knie wieder nach vorne und stelle den Fuß ab. Wenn du die *Asanas* 2 bis 3 Minuten korrekt durchführst, erhöhen sich die positiven Empfindungen und Resultate: Du fühlst dich geerdet, stark und unabhängig. Der Geist beruhigt sich und der Schlaf wird verbessert.

Ardha Setubandhasana – die halbe Brücke

In der *Ardha Setubandhasana* aktivieren wir alle bereits erwähnten wichtigen *Marmas: Manibandhas*, *Gulphas*, *Katikakaruna*, *Kukunadara* und *Talharidaya*. Die Effekte, die hier erzielt werden, reduzieren alle Vata-Störungen im Körper. Sie ist daher eine wunderbare Übung für den Abend, aber auch bei Menstruations- und Wechseljahresbeschwerden sowie Schlafstörungen.

Dynamische Variante Übe zunächst die dynamische Variante der halben Brücke:

- Komme zum Sitzen, die Füße sind hüftgelenksbreit und parallel aufgestellt. Die Hände etwa 20 Zentimeter hinter deinem Gesäß aufsetzen, die Finger zeigen in Richtung Füße, die Schultern gleiten nach außen. ⑨
- Mit der Einatmung aktiviere den Beckenboden, indem du die Füße in den Boden schiebst. Hebe Oberschenkel und Rumpf an, der Blick ist nach vorne auf die Knie gerichtet.
- Ausatmend senkst du das Gesäß wieder zum Boden, schwingst es kurz nach hinten zwischen deine Hände oder setzt es kurz ab. Wiederhole diesen Ablauf dreimal.

Statische Variante Dann übe *Ardha Setubandhasana* statisch: ⑩

- Du bleibst in der halben Brücke für

drei bis fünf Atemzüge. Wenn deine Nackenmuskulatur kräftig ist und du keine Probleme im Schulternackenbereich hast, lass den Kopf nach hinten absinken. Ansonsten richte den Blick nach vorne zu den Knien. Spüre die Kraft in deinen Händen, Armen, Beinen und in deiner Körpermitte.

Wird die Übung korrekt ausgeführt, haben wir die Knie-, Hüft-, Schulter- und Kopfmarmas aktiviert. Dieses *Asana* hat darüber hinaus auch viele positive Effekte auf die Sehnen- und Muskelmarmas. Durch die Last mit Gewicht und Zug wird die Verarbeitung der Messdaten von Spannung und Entspannung im Nervensystem verbessert und so Muskeltonus und damit die gesamte Aktivität der Extremitäten optimiert.

9

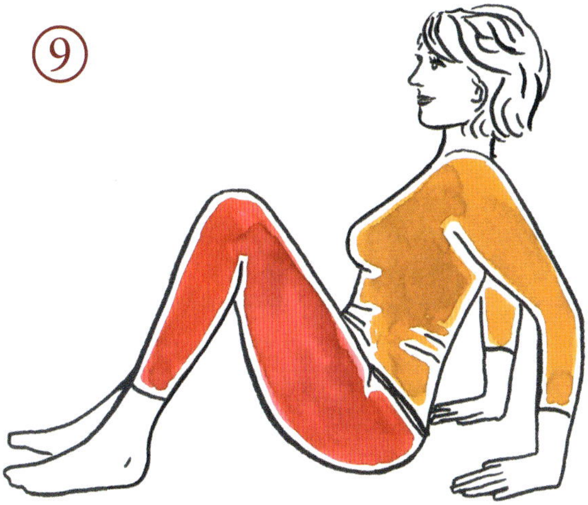

10

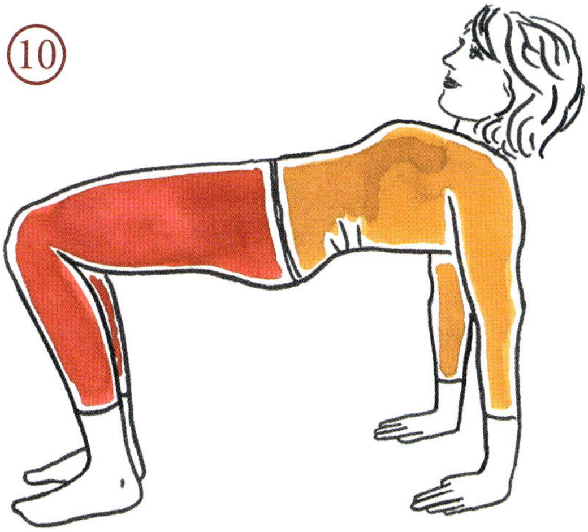

Kraft und Stabilität

Intensiv bewegte Muskeln verbrauchen viele Kalorien. Ein großer Teil der Gewichtsprobleme in den Wechseljahren ist bedingt durch das Nachlassen der Muskelkraft aus Bewegungsmangel. Im Yoga bauen wir Muskelkraft auf, wir verlieren sie in diesem Alter aber leider auch sehr schnell. Deswegen ist die tägliche Praxis sehr wichtig.

15-Minuten-Yoga-Programm Mit der nun kommenden Abfolge von *Asanas* kannst du deinem Körper in 15 Minuten viel Gutes tun. Die Übungen sorgen für innere Kraft und Stabilität und eignen sich auch als kleine Pause zwischendurch. Dieser Flow ist besonders gut, wenn du viel sitzen musst: Er lockert Schultern und Halsmuskulatur, öffnet den Brustkorb und schafft Raum für das Herz und die Atmung.

Zubehör Du brauchst dafür eine Matte, eine Decke, einen Yoga-Block oder ein dickes Buch, einen Gurt – wenn vorhanden, ansonsten einen Schal oder eine längere Socke. Die Stehhaltungen kannst du auch am Boden ohne Matte üben.

Ausrichtung im Fels Komm auf deiner Matte an, an deinem Platz, die Füße hüftbreit aufgestellt, das Gewicht auf beide Fußsohlen verteilt. Nimm für einen Moment wahr, wie du gerade im Leben stehst und was dich beschäftigt, lass es dann vorbeiziehen und bewerte es nicht. Komme in die *Tadasana*-Stellung (siehe Seite 71).

Purna Bhujasana – Arme kreisen

Dies ist eine Aufwärmübung. Sie bringt Leichtigkeit in den Brustraum, lockert die Schulter- und Armmuskulatur und bringt Standhaftigkeit. Ausgangsstellung ist der Fels (*Tadasana*).

- Mache dir deine Wurzeln bewusst, sorge für eine gleichmäßige Belastung der Fußsohlen. Bringe einatmend die Hände über vorne nach oben, leicht hinter den Kopf, strecke die Fingerspitzen bewusst mit. ⑪ ⑫
- Bring ausatmend die Arme in einem großen Bogen über die Seite nach unten und komme wieder in Tadasana an. ⑬ Dein Blick ist nach vorne ausgerichtet, lege nicht den Kopf in den Nacken.
- Du kannst auch schrittweise den Bogen der Bewegung vergrößern. Gib deinem Körper die Chance, sich behutsam zu öffnen. Spüre, wie dir die Bewegung immer leichter fällt. Übe diesen Ablauf mindestens fünfmal.

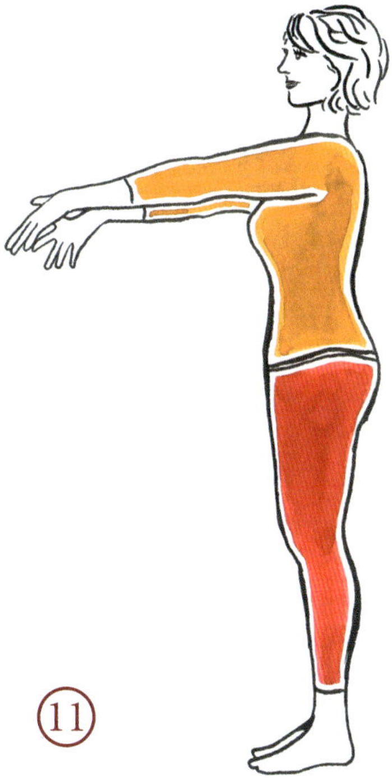

11

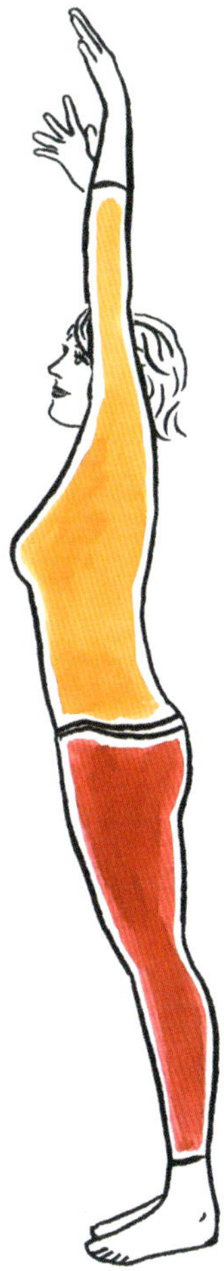

12

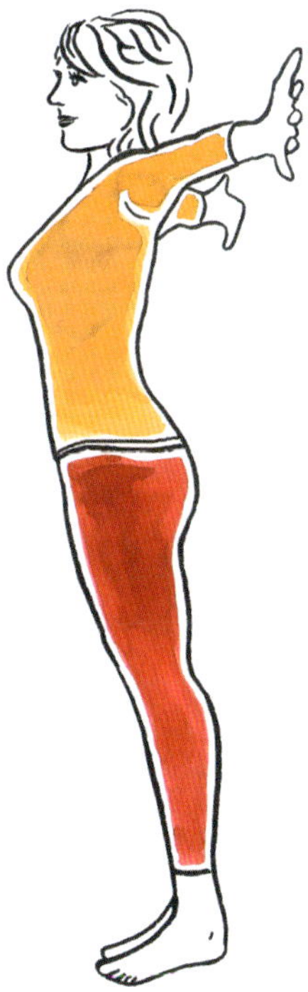

13

Tiryaka Tadasana – Die wiegende Palme Diese Übung ist eine Variation von *Purna Bhujanasa*, die durch die angefügten Seitdehnungen zusätzlich auf Gallenblasen- und Lebermeridian wirkt. In erster Linie dient dies natürlich der Entgiftung auf körperlicher Ebene. Auf feinstofflicher Ebene bringt die Dehnung Leichtigkeit und Freude und unterstützt Entscheidungsprozesse.

- Verschränke deine Hände vor dem Körper und drehe die Handfläche nach außen. Atme ein und bringe deine Arme nach oben, spüre die Dehnung in deinen Handflächen. Strecke dich in die Länge und beuge dich mit der nächsten Ausatmung nach rechts. Dabei drücke deine linke Fußaußenkante aktiv in den Boden. Nimm die Länge der linken Körperseite wahr. (14)
- Atme ein, komme mit den Händen zurück in die Mitte.
- Mit der nächsten Ausatmung dehne dich nach links und drücke gleichzeitig die rechte Fußaußenkante in den Boden. Nimm die Öffnung der rechten Flanke wahr bis hin in die Handflächen. Einatmend komme wieder in die Mitte zurück. Dehne auf diese Weise jede Seite dreimal. (15)

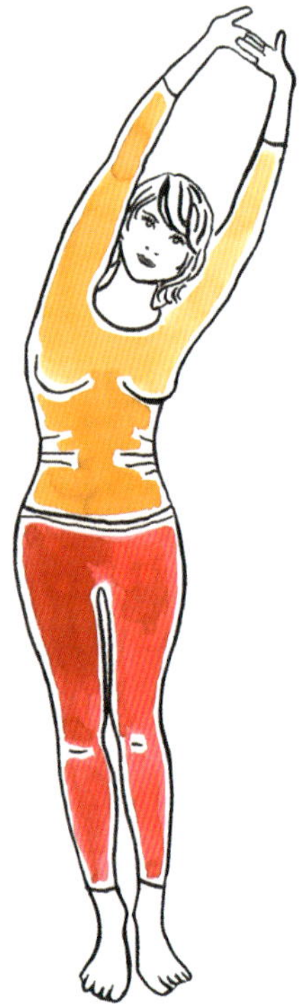

(14)

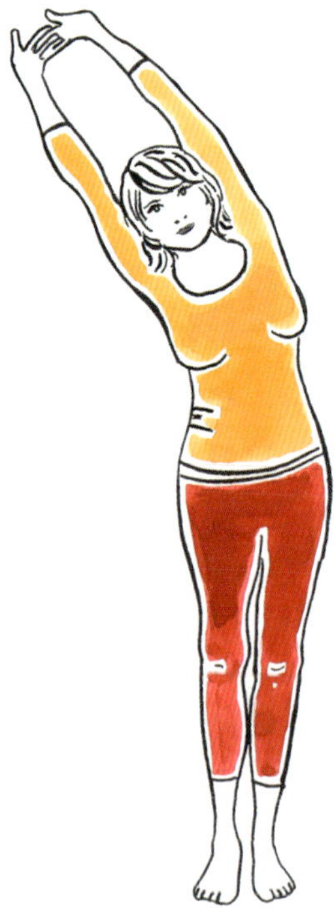

(15)

Dvi Bhuja Uttanasana – die Zehenstreckung

Komme als Anfangsstellung in *Tadasana* (der Fels) auf die Matte.

- Mit der nächsten Einatmung breitest du die Arme über außen nach oben aus, die Handflächen zueinander. Komm gleichzeitig auf die Zehenspitzen, indem du auf deinen Zehenballen stehst. Belaste diese gleichmäßig. ⑯
- Fixiere einen Punkt im Raum, um dich so zu verankern. Halte die Arme gestreckt, lass die Schultern nach außen und unten absinken.
- Halte sieben Atemzüge, dann senke langsam und bewusst Arme und Füße wieder Richtung Boden ab.

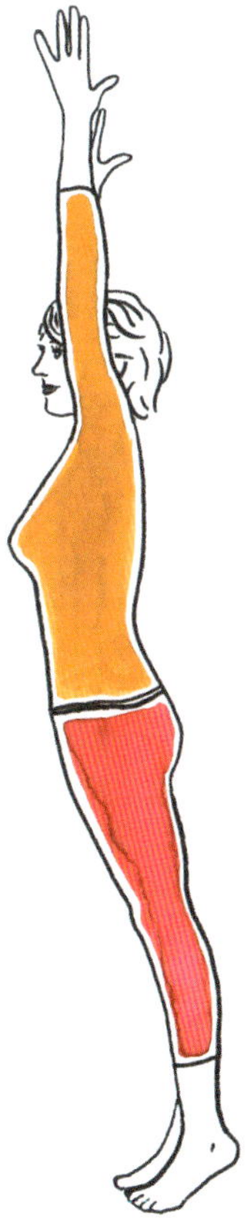

16

Variante zur Zehenstreckung

- Diese Variation zu *Dvi Bhuja Uttanasana* kannst du in einer statischen und in einer dynamischen Form üben oder sie mit Blöcken unterstützen.

Statische Variante Ausgangsstellung ist *Tadasana* (der Fels).

- Verschränke die Hände in *Nataraj Mudra* über dem Kopf und bleibe einige Atemzüge so stehen. Nimm wahr, wie sich Kraft und Energie in deinem Körper ausbreiten.

Dynamische Variante Insbesondere die dynamische Form fördert das Gleichgewichtsgefühl, stärkt die Knochen und die Beinmuskulatur und löst Verspannungen.

- Komme mit der Einatmung auf die Zehenspitzen, senke die Zehen und Arme mit der Ausatmung wieder ab. Nehme je fünfmal die Arme nach oben und nach unten.

Variante mit Blöcken Diese Variation stärkt die kleinen Muskelgruppen in den Beinen, verbessert das Gleichgewichtsgefühl und aktiviert das Hüftmarma. Am besten übst du barfuß, dann besteht weniger Rutschgefahr, und du spürst deine Füße besser.

- Platziere einen Yoga-Block oder ein dickes, stabiles Buch vor deinem rechten Fuß auf den Boden. Stelle deinen rechten Fuß auf den Block, sodass die Zehen leicht über der vorderen Kante liegen. Verlagere das Gewicht auf das rechte Bein und strecke es so, dass dein linker Fuß vom Boden gehoben wird.
- Hebe die linke Hüfte an, damit sie auf der gleichen Höhe wie die rechte Hüfte und gerade ausgerichtet ist.
- Lege die Hände an die Hüften und schwinge im Atemfluss das linke Bein siebenmal vor und zurück: beim Einatmen nach vorn, beim Austamen nach hinten. ⑰ ⑱
- Dann kreise das linke Bein ruhig und seitlich in größer werdenden Kreisen, als wolltest du einen imaginären Punkt vergrößern. Ändere die Richtung. ⑲
- Setze das Bein kurz ab und stelle dich auf den Boden, um den Unterschied zwischen beiden Seiten wahrzunehmen. Wechsle dann die Seite.

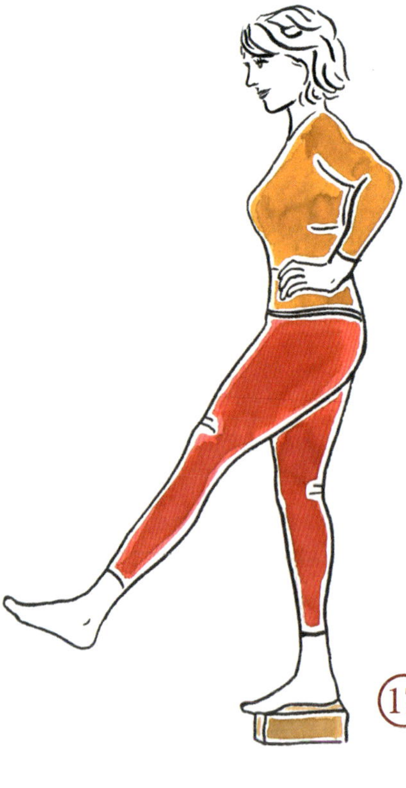

⑰

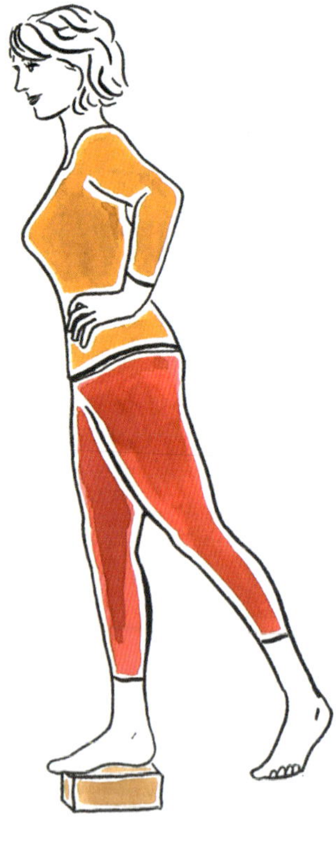

⑱

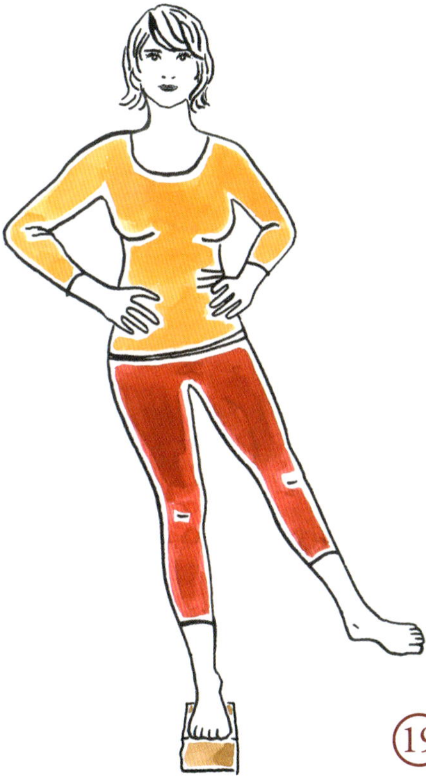

(19)

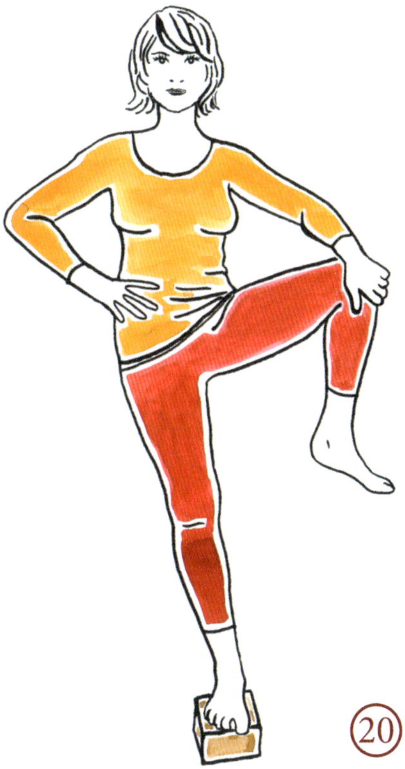

(20)

Variante Knie kreisen

- Danach platziere den rechten Fuß wieder auf dem Block. Richte die Hüften aus, ziehe das linke Knie Richtung Brustkorb, lege die linke Hand vorn auf das Knie. Bewege das Bein langsam nach links und öffne so die Hüfte. Kreise das Knie, unterstützt von der Hand, dreimal rückwärts und dreimal vorwärts. (20)

Natarajasana – die Tänzerhaltung

Schließe mit der Tänzerhaltung die Übungsrunde ab.

- Führe zunächst deinen linken Fuß nach hinten und greife mit der linken Hand gleichzeitig von außen an dein Sprunggelenk. Führe den rechten Arm ausgestreckt nach oben und drücke mit dem linken Fußgelenk gegen deine linke Hand, damit sich die Körpervorderseite öffnet. Stelle dir vor, wie du Brustkorb und Schultergürtel weitest. (21)
- Fixiere einen Punkt an der Wand, damit du das Gleichgewicht halten kannst. Sollte es schwierig sein, dein Sprunggelenk oder die Zehenspitzen zu fassen, versuche den Hosensaum zu greifen. Sollte das nicht möglich sein, nimm einen Gurt oder Schal zur Hilfe, den du um das Fußgelenk schlingst, und greife die Enden. Lass es langsam angehen. (22)
- Bei Gleichgewichtsproblemen übe an der Wand, damit du dich jederzeit an ihr festhalten kannst. Bleibe in *Natarajasana* drei bis fünf Atemzüge.
- Wechsle dann die Seite. Stelle dich anschließend bequem hin und spüre, wie sich Puls und Atmung wieder beruhigen und die Energie freier durch deinen Körper fließt.

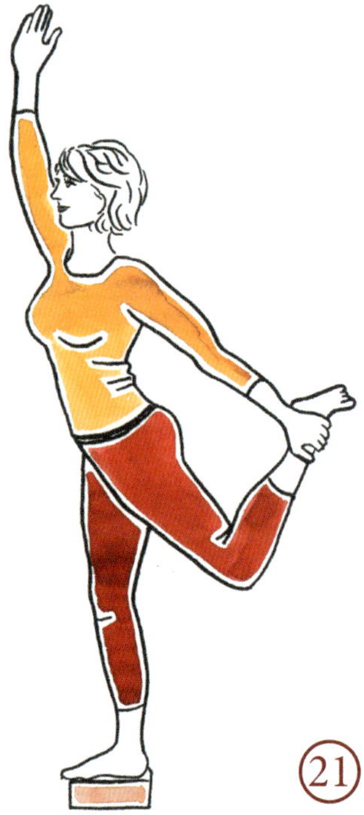

(21)

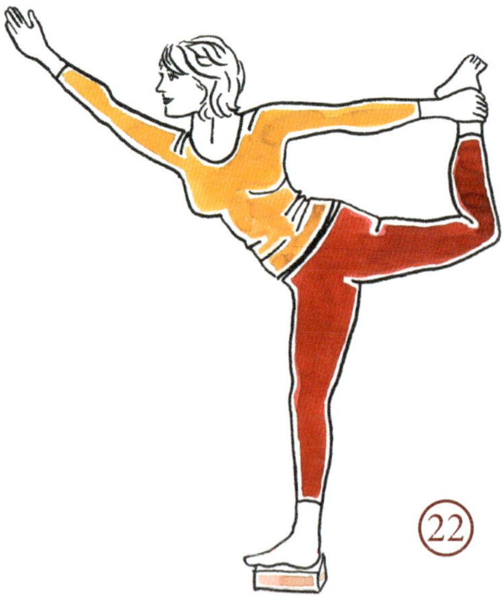

(22)

Utkatasana – Der Stuhl

Die vorhergehenden Übungen haben für deine innere Stabilität gesorgt und sind die ideale Grundlage für *Utkatasana*. Diese sehr kraftvolle Haltung kann zwar etwas anstrengend sein, sie lässt dich aber dafür deine eigene Stärke wahrnehmen.

Stelle dich mit hüftbreit geöffneten Beinen auf deine Matte.

- Mit der nächsten Einatmung hebe die Arme gerade über vorne nach oben, die Oberarme sind auf der Höhe der Ohren, die Handflächen schauen zueinander. (23)
- Setze dich mit der nächsten Ausatmung auf einem imaginären Stuhl ab: die Knie gebeugt, das Gesäß nach hinten geschoben, der Rücken gerade. (24)
- Schaue jetzt nach vorne zu deinen Knien und auf deine Zehen. Wenn möglich, schiebe das Gesäß noch ein wenig nach hinten. Halte diese Stellung für drei Atemzüge.
- Schiebe dann das Gesäß so weit nach vorn, dass du die Zehen nicht mehr sehen kannst. Hier bleibst du für drei weitere Atemzüge, dann richte dich wieder auf.

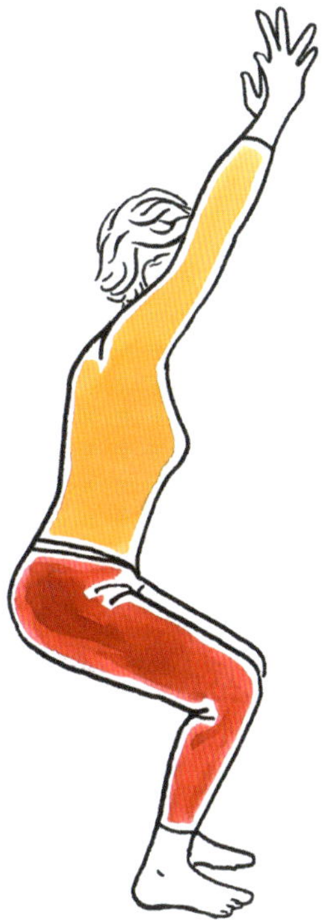

(23)

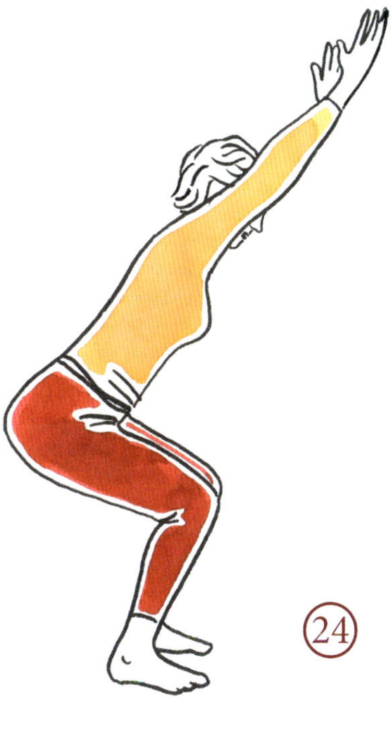

(24)

Hastapadasana – die Vorbeuge

Diese *Asana* unterstützt die Dehnung der hinteren Beinmuskulatur, löst Verspannungen im Rücken, beruhigt die Nerven und fördert die Verdauung.

Achtung Ein kurzer Warnhinweis: Diese Übung bitte nicht bei kürzlich akutem oder gerade operiertem Bandscheibenvorfall ausführen, ebenso bitte bei Bluthochdruck vorsichtig sein.

- Du stehst aufrecht und hüftbreit und hebst einatmend die Arme über die Seite nach oben. Stelle dir vor, deine Wirbelsäule würde von innen nach oben wachsen.
- Mit der nächsten Ausatmung beugst du den Oberkörper nach unten. Lass die Knie gebeugt und den Kopf und die Arme hängen. Das Gewicht des Kopfes zieht automatisch in Richtung Boden, und die Halswirbelsäule wird entlastet. ㉕
- Schwinge sanft nach links und rechts, indem du die Beine abwechselnd beugst und streckst. Die Fußsohlen bleiben immer am Boden. ㉖ ㉗
- Strecke die Knie langsam und Stück für Stück so weit wie möglich durch und bleibe nun drei bis fünf Atemzüge in der Vorbeuge. ㉘
- Beuge nun die Knie und lege den Oberkörper auf den Oberschenkeln auf, atme ein und richte dich langsam und mit geradem Rücken wieder auf. Spüre, wie sich Puls und Atmung beruhigen.

Variation Hastapadasana Lege die Handflächen unter die Füße und genieße die Dehnung der Handgelenke. Oder verschränke die Hände hinter dem Rücken und ziehe sie in der Vorbeuge nach vorn Richtung Kopf.

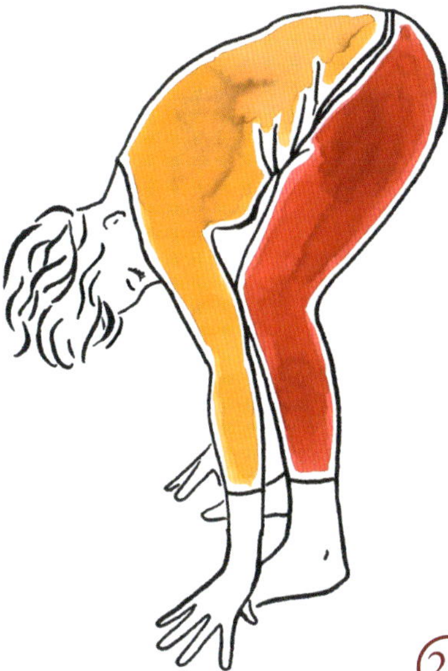

25

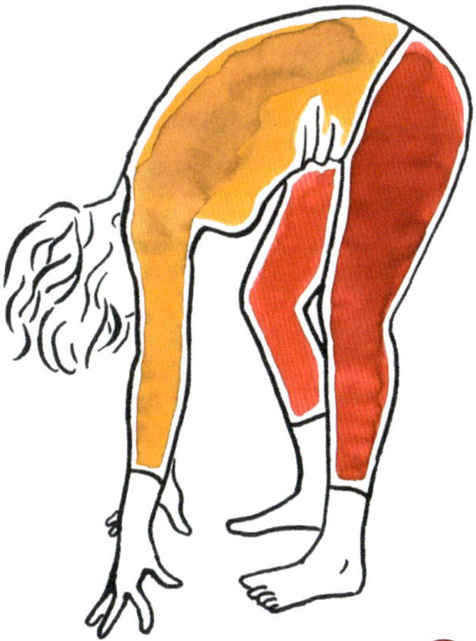

26

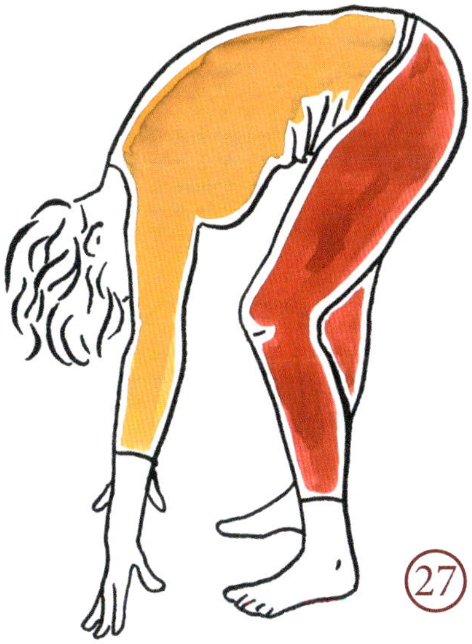

27

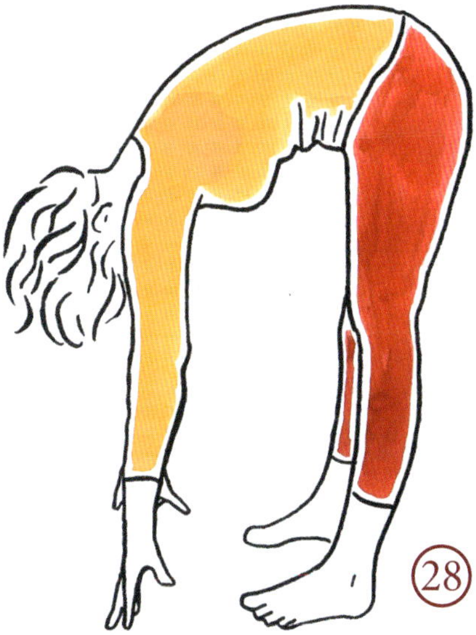

28

Malasana – die tiefe Hocke

Malasana ist ein wunderbarer Hüftöffner und aktiviert die *Marmas* im Bereich der Hüftbeuger.

- Stelle deine Beine mattenbreit auseinander, strecke die Arme über den Kopf und lass die Handflächen dann vor deinem Herzen in *Anjali Mudra*, der *Namaste-* oder Gebetshaltung, zusammenkommen. Halte kurz inne, atme ein und mit der nächsten Ausatmung setze dich in die tiefe Hocke.
- Wenn deine Fersen nicht am Boden ankommen, lege eine Decke oder Handtuch zusammengerollt unter die Fersen oder rolle einfach die Matte etwas ein und setze die Fersen darauf.
- Bring nun die Hände nach vorne auf den Boden, um die Balance zu gewährleisten. Nimm fünf Atemzüge, richte deine Aufmerksamkeit auf die Schwerkraft, die dein Gesäß Richtung Boden zieht. ㉙ Dann lege die Hände wieder in *Anjali Mudra* zusammen und drücke mit den Ellenbogen die Oberschenkel und Knie nach außen. ㉚
- Bleibe fünf Atemzüge hier. Vielleicht musst du die Füße weiter auseinander bewegen, um stabiler und Knie schonender in der Hocke bleiben zu können.
- Anschließend setze die Hände vor dir ab und laufe mit ihnen nach vorn in den Vierfüßler-Stand. Dann lege das Gesäß auf den Fersen ab und komm in *Balasana*, die Kindshaltung.

Balasana – die Kindshaltung

Probiere in der tiefen Hocke aus, welche Position deiner Hände am angenehmsten für deinen Rücken ist: Weit vorne auf den Fingerspitzen, unter der Stirn übereinandergelegt oder die Arme neben dem Körper abgelegt.

- Entspanne sieben Atemzüge hier und atme tief in den Rücken beziehungsweise in die Wirbelsäule. ㉛

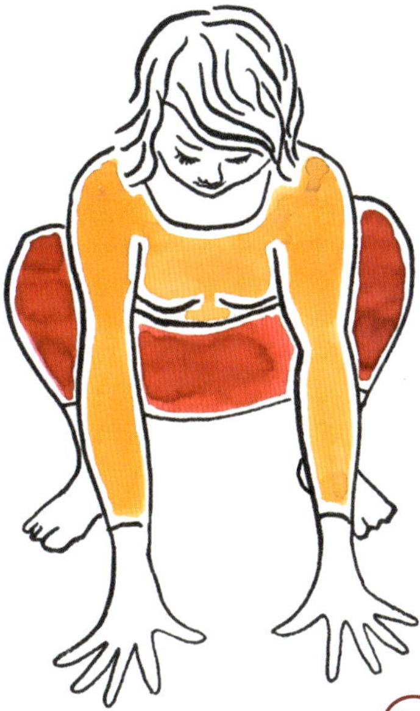

29

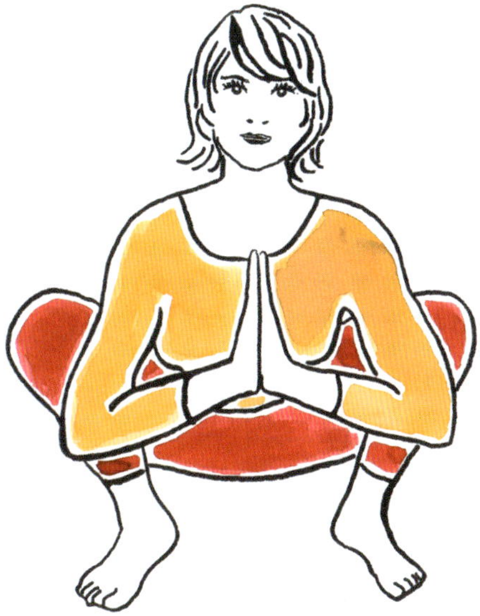

30

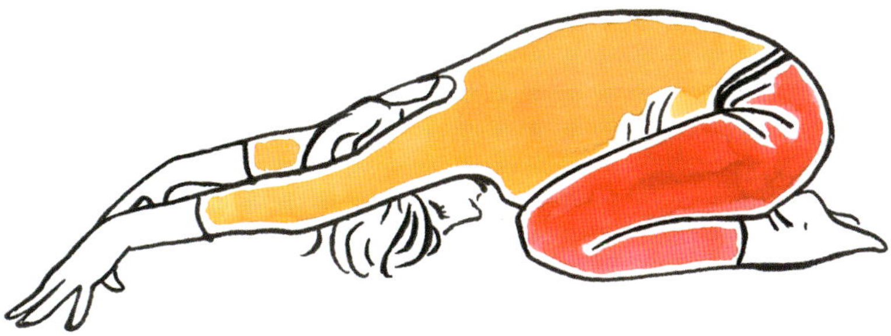

31

Adho Mukha Svanasana – der herabschauende Hund

Der herabschauende Hund ist ein echter Yoga-Klassiker und aktiviert die *Marmas* der Fuß- und Handgelenke, *Gulpha* und *Manibandha*, auf perfekte Weise.

- Wandere aus der Kindshaltung deine Hände so weit an den vorderen Rand deiner Matte, wie es dir möglich ist. Das Gesäß bleibt dabei nah an den Fersen. Die kleinen Finger berühren jeweils die Außenkante deiner Matte, du solltest ausreichend Platz zwischen deinen Armen finden.
- Hebe das Gesäß an, stelle die Zehen auf und schiebe das Gesäß nach oben – du befindest dich nun im nach unten schauenden Hund. Halte die Knie zu Beginn leicht gebeugt und spüre, wie sehr du die Beine heute strecken möchtest. ㉜
- Presse die Hände in die Matte, schiebe die Sitzbeinhöcker nach hinten und oben. Dann versuche, die Knie durchzudrücken. Der Kopf ist in Verlängerung der Halswirbelsäule, nimm die Länge des Rückens und der Wirbelsäule wahr, spüre zu den Handgelenken hin. ㉝
- Wenn deine Fersen den Boden nicht berühren, kein Problem: Der gerade Rücken ist wichtiger als die gestreckten Beine.
- Als Variation kannst du den Kopf hängen lassen und ihn sanft schütteln und nicken, um den Nacken zu entspannen.
- Atme fünfmal durch die Nase ein und mit leicht geöffnetem Mund aus. Du kannst die Übung beenden, indem du die Knie auf dem Boden absetzt und in die Kindshaltung oder den Diamantsitz (Fersensitz) gehst (den Oberkörper dafür aufrichten).

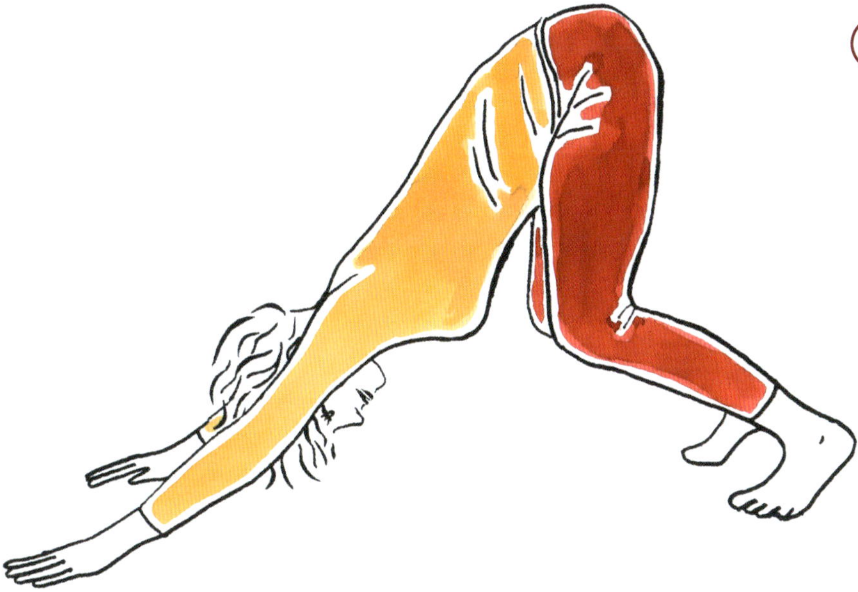

32

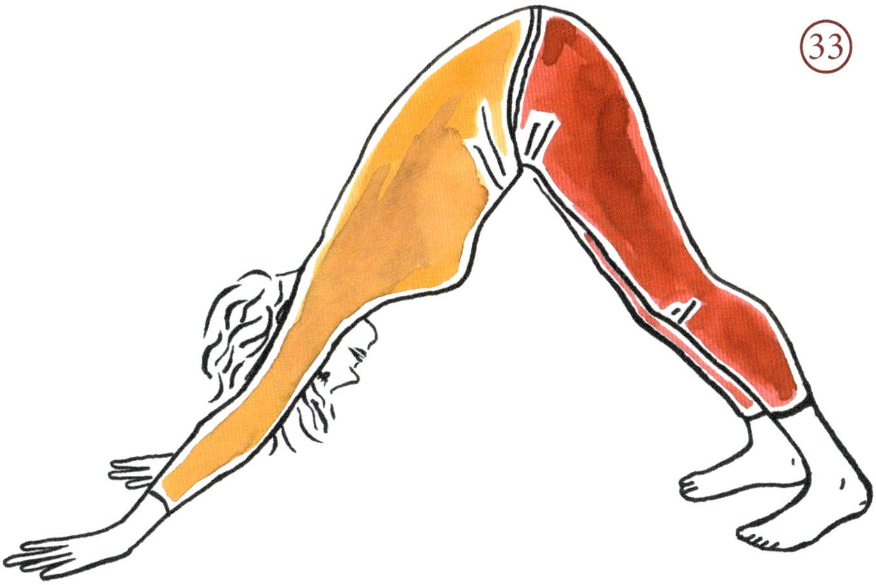

33

Majariasana – die Katze

Diese Übung bringt ganz sanft Energie in das Haupt-*Nadi Shushumna* (siehe Seite 95). Hier wird die Ursprungsenergie von *Shiva Shakti* (siehe Seite 10) aktiviert, und deine Rückenmuskulatur wird besser durchblutet. Diese Übung solltest du mindestens 3 Minuten in deinem Atemfluss durchführen.

- Wenn du empfindliche Knie hast, lege dir eine Decke unter die Knie. Alle Bewegungen in dieser Haltung entstehen zunächst im unteren Rücken, pflanzen sich fort zum Bauch über die Brustwirbelsäule zur Halswirbelsäule, und zuletzt zum Kopf.
- Komme in den Vierfüßlerstand, die Hände knapp unter und vor deinen Schultern, die Knie unter deinen Hüften. Atme ein, das Gesäß ist oben, die Wirbelsäule ist leicht im Hohlrücken, der Kopf liegt im Nacken. ㉞
- Mit der nächsten Ausatmung kippe das Becken nach oben, ziehe das Schambein und den Bauchnabel nach innen, runde den Rücken, indem du die Schulterblätter nach oben drückst und dann langsam das Kinn zur Brust ziehst. Halte den Kopf dort. ㉟
- Kippe einatmend wieder das Becken nach oben, biege den unteren Rücken nach unten, schiebe die Schulterblätter nach hinten, ziehe das Brustbein nach vorne und hebe den Kopf.
- Wiederhole diese beiden Bewegungen und schließe dabei die Augen. Spüre in der Kindshaltung oder im Fersensitz nach, wie sich die Energie in deinem Rücken ausbreitet.

Variation Majariasana – der Seitstütz Aus dem Vierfüßlerstand strecke das linke Bein nach hinten aus, die Innenseite des Fußes auf der Matte aufgestellt. Drehe gleichzeitig das rechte Bein mit dem Knie am Boden nach rechts und lege den Fuß außerhalb der Matte auf dem Boden ab.

- Hebe deinen linken Arm nach oben, sodass er mit deinem rechten Arm eine Linie bildet. Atme ein und strecke deinen linken Arm bis in die Fingerspitzen, spüre, wie das Gewicht auf deiner linken Hand weniger wird. ㊱
- Mit der nächsten Ausatmung führe den Arm gestreckt über deinem Kopf auf Höhe deines rechten Ohres nach vorn. Nimm die Dehnung zwischen linken Fingerspitzen und linker Fußaußenkante wahr. Atme drei- bis fünfmal mal in diesen Seitenstütz, dann hebe den linken Arm wieder senkrecht nach oben, setze die Hand auf der Matte ab und komme wieder zurück in den Vierfüßler.
- Atme einmal ein und aus und übe dann die andere Seite. Wiederhole dreimal. ㊲

34

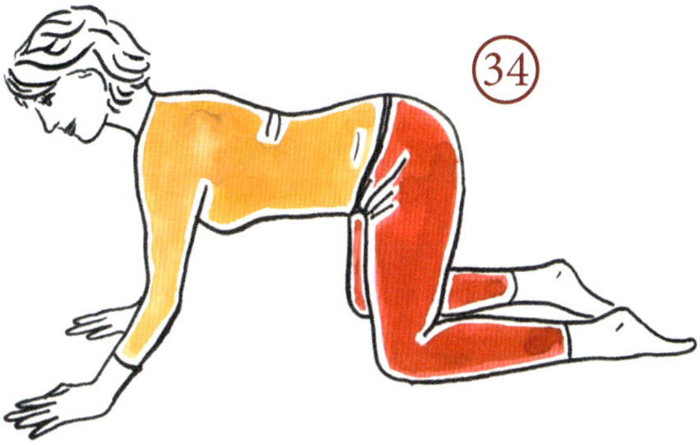

35

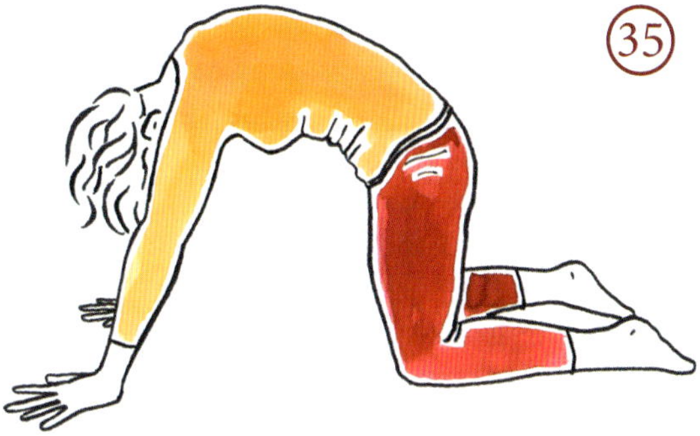

36

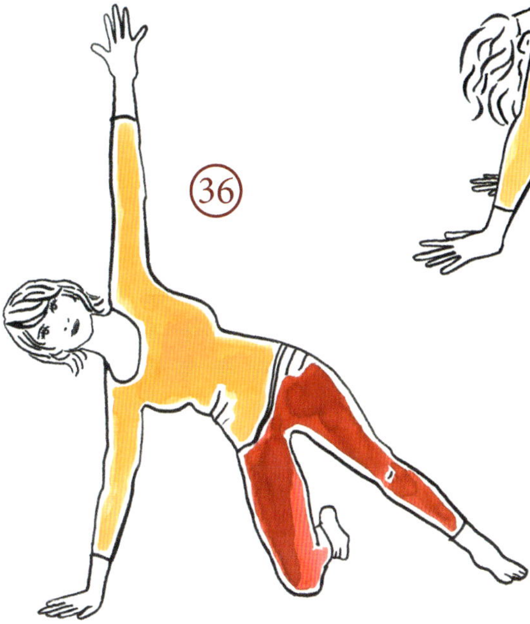

37

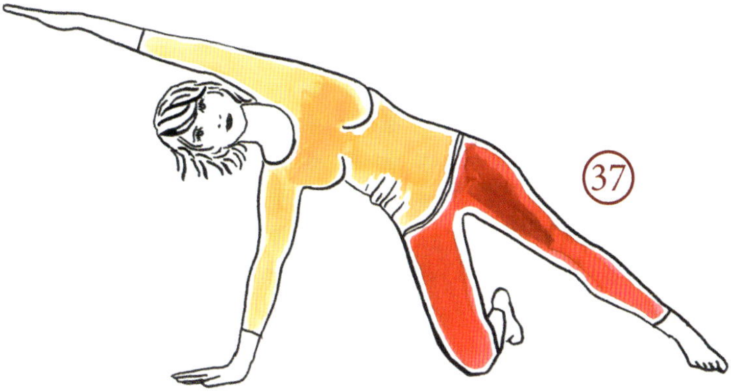

Baddha Konasana – der gebundene Winkel

Mit dieser Übung aktivieren wir *Talharidaya*, den Herzpunkt, und die Hüft-und Kreuzdarmbein-*Marmas*.

- Komme zum Sitzen, lege die Füße mit den Fußsohlen aneinander und lasse die Knie auseinanderfallen.
- Wenn deine Knie sehr weit über den Hüften in der Luft hängen oder du Hüft- oder Knieprobleme hast, kannst du sie mit Blöcken unter den Unterschenkeln unterstützen (siehe Illustration). Die Füße müssen nicht nah am Körper liegen, stelle sicher, dass du aufrecht sitzen kannst. (38)
- Nimm erst einmal wahr, wie viel Anspannung eventuell in deinen Beinen und in deinem Hüftgelenk auftaucht. Fasse deine Füße mit dem Daumen am *Talharidaya*, dem Herzpunkt, und atme drei- bis fünfmal ein und aus.

Variation – Rücken aufrichten Richte dich auf, nimm die Arme nach oben, strecke dich und beuge dich vor. Wandere mit den Fingerspitzen nach rechts, nach links, dann zurück, richte dich auf und strecke die beiden Beine in die Stockhaltung (nachfolgende Übung).

Dandasana – die Stockhaltung

Bei dieser Übung sind die Beine gestreckt und aktiv.

- Ziehe die Zehen zu den Schienbeinen und drücke die Fersen weg.
- Richte den Rücken auf, platziere die Hände links und rechts neben dem Hüftgelenk, die Fingerspitzen schauen zu den Füßen.
- Drücke einatmend die Hände in den Boden, ausatmend etwas loslassen, den Druck rausnehmen und die Beine immer aktiv halten. Bleibe drei Atemzüge in dieser Stellung.

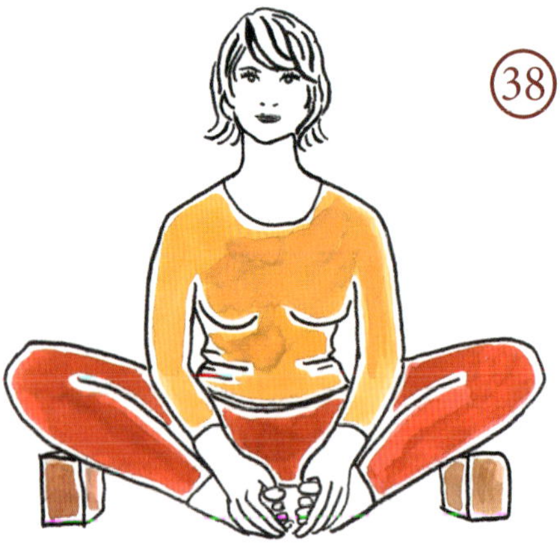

(38)

(39)

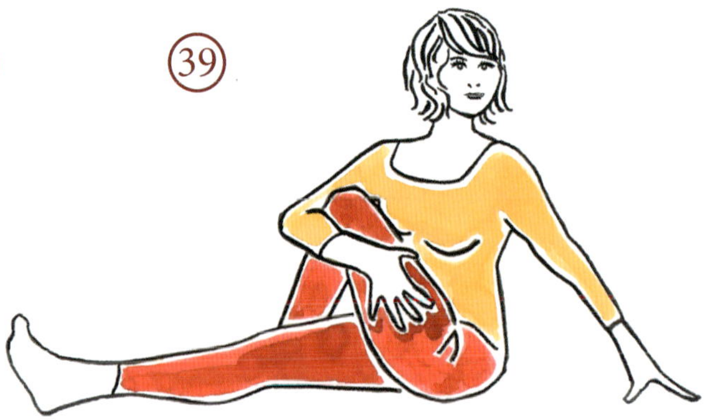

Ardha Matsyendrasana – der Drehsitz

Bei dieser Übung solltest du am besten die Augen schließen, da es dann nicht so leicht zu einer Blockade im Nacken kommen kann: Die Augen sind neuronal mit dem Nacken verbunden. Mit geschlossenen, also inaktiven Augen können wir die Drehungen effizienter und rücksichtsvoller durchführen. Im Drehsitz wird die Wirbelsäule entlastet und die Unterbauchorgane sanft massiert.

- Du sitzt aufrecht im Langsitz. Winkle das rechte Bein an und setze den Fuß auf die Außenseite des linken Beines neben dem Knie ab.
- Umarme das rechte Knie, löse den linken Arm, strecke ihn nach oben aus und setze ihn hinter dem Körper links ab. (39)
- Bringe den rechten Arm an die Vorderseite des linken Oberschenkels und komme mit der Ausatmung weiter in die Drehung: erst Bauchnabel, dann Brustkorb, Schulter und zuletzt den Kopf.
- Bleib in der Drehung für drei bis fünf Atemzüge, richte dich beim Einatmen millimeterweise weiter auf, drehe dich beim Ausatmen behutsam weiter.
- Löse mit der Ausatmung den rechten Arm, drehe zurück, hole den linken Arm nach, setze den Fuß zurück, strecke die Beine aus und halte kurz inne. Wiederhole den Ablauf spiegelverkehrt mit der anderen Seite.

Die Uhr

Bei dieser Reinigungsübung lenken wir die Aufmerksamkeit zu unserem Bauch, dem Ursprung der Schöpfung. Die Muskulatur und die Durchblutung werden verbessert. Die Verbindung mit dem Atem erhöht die Konzentration und den Fokus.

- Lege dich auf den Rücken, die Beine sind aufgestellt. Atme so, dass der Bauch sich in der Einatmung nach vorn wölbt und du am Ende der Ausatmung den Bauchnabel sanft nach innen ziehst – und auch den Beckenboden, wenn möglich. Wenn du die Hände auf den Bauch legst, kannst du dies besser spüren und lenken. Nimm hier fünf Atemzüge.
- Stelle dir nun eine liegende analoge Uhr vor: Das Schambein ist 12 Uhr, die rechte Darmbeinschaufel (Hüftknochen) ist 15 Uhr, das Brustbein 6 Uhr, die linke Darmbeinschaufel 9 Uhr. (40)
- Atme tief in den Bauch ein und lasse die Ausatmung in folgender Reihenfolge los: Beginne bei 12 Uhr, dann 15 Uhr, dann 6 Uhr und ziehe abschließend bei 9 Uhr aktiv den Bauchnabel Richtung Wirbelsäule.
- Lass den Bauch wieder los, atme ein, drei Runden in die oben beschriebene Richtung, dann umkehren: 12 Uhr, 9 Uhr, 6 Uhr, 15 Uhr usw.

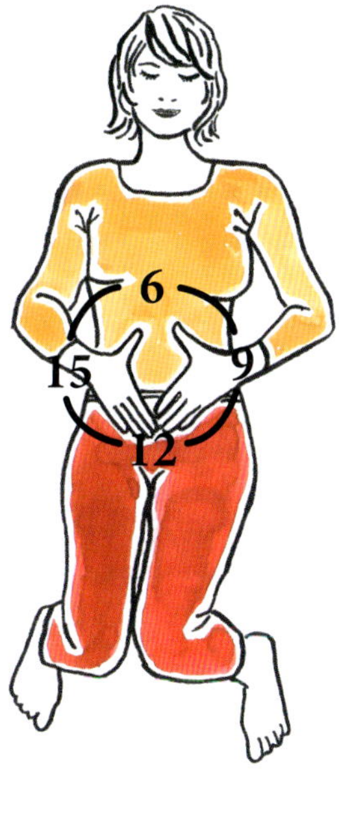

(40)

Shavasana – die Totenstellung

Diese *Asana* gibt dir eine gute Möglichkeit, dich dem *Prathyahara*, dem Rückzug der Sinne, zu widmen, um ein großes Maß an Entspannung und Hingabe zu erfahren.

- Lege deine Hände an deinen Hinterkopf und ziehe den Kopf sanft in Richtung Brustbein, dann drehe ihn mit deiner Unterstützung jeweils nach links und rechts. Lege den Kopf in einer Position ab, die sich gut anfühlt, deine Arme liegen neben deinem Körper aber so, dass Luft in den Achselhöhlen zirkulieren kann. Die Beine liegen 10 bis 20 Zentimeter auseinander. Lass die Füße nach außen fallen. (41)
- Schicke nun je einen Atemzug in das rechte Bein, das linke Bein, deinen Unterkörper, Oberkörper, rechten Arm, linken Arm, Hals und Kopf und einen in den ganzen Körper – so, dass du acht Atemzüge für die Endentspannung hast und du deinem Körper Zeit zum Abspeichern dieser wunderbaren Erfahrung ermöglichst. Der Körper wird sich somit immer wieder an Yoga und Entspannung erinnern.

Die Atmung

Die Atmungsfunktion wird ayurvedisch dem Vata-*Dosha* zugeordnet. Atmung passiert – ganz ohne unser Zutun. Allerdings wird sie durch unseren körperlichen und geistigen Zustand stark beeinflusst. So spüren wir deutlich, wenn der Atem unter Stress schwerer wird, nicht frei fließt oder uns beim Sprechen die Luft ausgeht. Unser Atem gibt uns Rückmeldung über unsere Verfassung, wenn wir auf ihn hören. Im Yoga zum Beispiel ist es ein deutliches Indiz, wenn du während der *Asanas* nicht frei atmen kannst – dann ist es besser, mit weniger Ehrgeiz an die Übungen heranzugehen. Bleibe statt fünf Atemzüge dann eben nur drei Atemzüge in einer Haltung.

Pranayama – die kleine Atempause zwischendurch

Ein wichtiger Bestandteil des Yoga ist *Pranayama* – die Atemkontrolle oder das bewusste Steuern bzw. Beobachten des Atems. Die Atembeobachtung ist eine großartige Übung, um das Nervensystem zu beruhigen. Sich den Atem zunächst bewusst zu machen, kann langweilig bis irritierend sein, stellt aber die beste Mög-

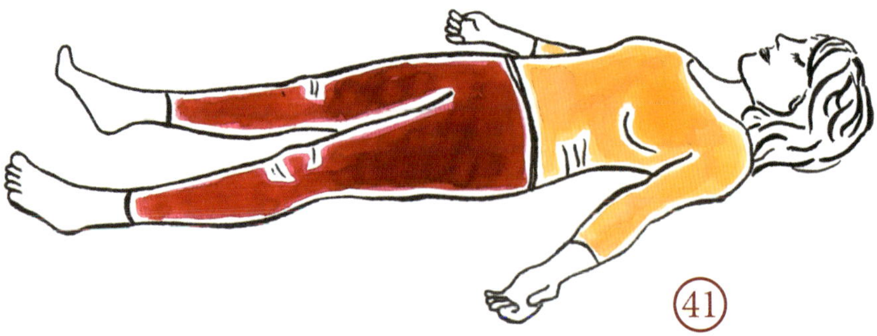

(41)

lichkeit dar, zu dir selbst zu kommen. Mit der Zeit wirst du darauf nicht mehr verzichten wollen: Es ist faszinierend, in der Beobachtung zu erleben, wie der Atem Gedanken und Nervensystem beeinflussen kann! Die Achtsamkeit für den Atem ist zudem die perfekte Vorbereitung und ein wichtiger Bestandteil der Meditation.

Anleitung Für die Atemwahrnehmung:

- Setze dich bequem hin – dies kann auch ein Stuhl sein –, oder lehn dich an eine warme Wand. Du solltest in dieser Haltung ohne Mühe 5 Minuten frei atmen können.
- Beobachte nun deinen Atem, ohne ihn zu beeinflussen. Du musst weder besonders langsam oder tief atmen, einfach nur dir selbst beim Atmen zusehen. Sei absichtslos und bewerte nichts. Beobachte den Atemprozess: Einatmung *(Puraka)* – Atempause *(Kumbhaka)* – Ausatmung *(Rechaka)* – Atempause *(Kumbhaka)*.

Yogische Vollatmung

Mit dieser Atmung erforschst du alle Atemräume deines Körpers: den Bauch, die Flanken und die Lungenspitzen.

Einatmung Die Abfolge beginnt mit der Einatmung:

- Atme zunächst tief in den Bauch, sodass sich die Bauchdecke vorwölbt. Das Zwerchfell senkt sich dadurch nach unten und verdrängt die inneren Organe. Dadurch scheint sich der Bauch mit Luft zu füllen – aber dies sind die Organe, wie der Darm, die nach vorn geschoben werden. So wird der untere Bereich der Lunge gut beatmet.
- Im nächsten Atemschritt ziehst du die Luft in die Flanken, den Bereich unter den unteren Rippen an der Seite des Körpers und am Rücken, sodass der mittlere Bereich der Lunge gut gefüllt ist.
- Schließlich versuchst du, die Atemluft bis ganz nach oben an die Schlüsselbeine zu ziehen – so werden die Lungenspitzen beatmet. Jetzt ist die Lunge vollständig gefüllt.

Ausatmung Bei der Ausatmung gehst du umgekehrt vor:

- Lasse zuerst die Luft im Lungenspitzenbereich los, dann im Brustkorb und zum Schluss im Bauch. Versuche, diese Phasen der Ausatmung nur so weit voneinander abzugrenzen, dass keine Anspannung entsteht. Sollte dich diese Form der Ausatmung zu Beginn stressen, dann lass einfach die Luft langsam entweichen ohne bestimmte Reihenfolge. Beobachte stattdessen, wie die Abfolge der Ausatmung passiert.

Es gibt kein Richtig oder Falsch, versuche, nicht zu bewerten, nimm nur wahr. Mit etwas Übung wird dir die Vollatmung immer leichter fallen, sei geduldig und bleib dran.

Nadi Shodana – die Wechselatmung

Die Wechselatmung reinigt die *Nadis*, also die Energiebahnen. Die Praxis reduziert Stress, klärt den Geist und hilft bei Schlafstörungen.

- Komme zum Sitzen im Fersensitz oder im Lotus (Schneidersitz) und richte dich im Sitz ein. Klappe Zeigefinger und Mittelfinger der rechten Hand ein, sodass Daumen und Ringfinger die Nasenlöcher schließen können.

- Atme entspannt einmal ein und einmal aus, dann verschließe mit dem rechten Daumen das rechte Nasenloch. Atme links ein und verschließe mit dem Ringfinger auch das linke Nasenloch. Mache eine kurze Atempause, dann öffne das rechte Nasenloch und atme aus.
- Du atmest ebenso über das rechte Nasenloch wieder ein, schließt es, hältst wieder die kurze Atempause, öffnest links und atmest wieder aus. Wieder links einatmen und von vorn. *Nadi Shodana* endet auf einer Ausatmung aus dem linken Nasenloch.

Um einen Rhythmus zu entwickeln, kann es helfen, im Geiste zu zählen: Bei der Ein- und Ausatmung bis drei oder fünf zählen. Aber bedenke, dass es dann wieder ein Ziel gibt, dein Ehrgeiz entfacht werden könnte, und *Rajas* (Begehrlichkeiten) verursacht werden. Besser ist es, ein Gefühl für den Atemfluss zu entwickeln, Ein- und Ausatmung zu Beginn gleich lang zu gestalten und später die Ausatmung zu verlängern. Die Atempause kann kurz sein, nur 1 bis 2 Sekunden. Auch hier gilt: üben, üben, üben.

Tratak-Meditation – das Fixieren des Blicks

Tratak ist eine Reinigungsübung, ein »Kriya« aus dem Yoga. Im Wesentlichen geht es um das Fixieren des Blicks auf einen Punkt: Dies kann ein Bild, eine Kerze oder auch ein imaginärer Punkt sein. Diese Meditationsübung hat viele wunderbare Effekte, von der Steigerung der Konzentration über die Reinigung des Geistes bis hin zur Entspannung und Gesundheit der Augen.

Ausführung Setze dich auf ein Kissen oder einen Meditationshocker. Du kannst dich auch beim Sitzen an eine Wand lehnen. Sorge jedoch dafür, dass dein Rücken nicht auskühlt, zum Beispiel mit einer Decke, denn das würde Vata erhöhen. Bereite dir für die Zeit nach der Meditation genügend Decken und Kissen vor, sodass du dich gleich hinlegen kannst.

- Stelle im Abstand von 60 bis 70 Zentimetern eine Kerze vor dir auf.
- Schließe die Augen und atme fünfmal durch die Nase ein und durch den leicht geöffneten Mund aus. Öffne die Augen und blicke in die Flamme, atme dabei durch die Nase ein und aus. Schließe nach einer Minute die Augen und verinnerliche das Bild. Öffne wieder die Augen und schaue für die nächsten 10 Minuten in die Flamme.
- Starre nicht, schau einfach hin. Halte die Augenlider möglichst offen, ohne zu zwinkern. Es können Tränen fließen, der Speichelfluss wird vielleicht angeregt, die Nase kann laufen.
- Wenn du die Augen nicht so lang offen halten kannst, pausiere zwischendurch und visualisiere noch einmal das Bild der Flamme.
- Nach den 10 Minuten lege dich entspannt für 5 bis 10 Minuten hin oder bleibe still sitzen.

Ida und Pingala – Mond und Sonne

Bei Nadi Shodana werden die Nadis Ida und Pingala aktiviert. Diese Energiekanäle sind zwei der drei wichtigsten Nadis (der dritte ist Shushumna, der Hauptast, der an der Wirbelsäule entlangläuft). Ida wird dem weiblichen Prinzip und dem Mond zugeordnet und mit kühlenden und beruhigenden Qualitäten assoziiert. Pingala wird dem männlichen Prinzip und der Sonne zugeordnet und mit erhitzenden und anregenden Qualitäten verbunden.
Ida entspringt an der rechten Seite des Beckenbodens und schlängelt sich dann links der Wirbelsäule nach oben bis zum linken Nasenloch. Wenn wir bei Nadi Shodana durch das linke Nasenloch einatmen, wird Ida aktiviert und damit kühlende und beruhigende Eigenschaften unseres Systems. Pingala entspringt auf der linken Seite des Beckenbodens und verläuft entsprechend rechts der Wirbelsäule entlang bis zum rechten Nasenloch. Die Einatmung durch das rechte Nasenloch bewirkt demnach die Aktivierung von Pingala und der erhitzenden und anregenden Qualitäten.

Shitali

Shitali wirkt kühlend und Pitta reduzierend: Du atmest durch die eingerollte Zunge ein und über die Nase wieder aus. Wie bei einem hechelnden Hund wird dabei die Zunge befeuchtet und die einströmende Luft abgekühlt.

Ausführung Komme in einen bequemen Sitz am Boden oder auf einem Stuhl. Leg die Hände auf den Oberschenkeln ab und entspanne die Schultern. Halte den Kopf gerade und schiebe den Hinterkopf etwas nach hinten.

- Schließe die Augen und atme dreimal bewusst durch die Nase ein und durch den leicht geöffneten Mund wieder aus. Vor der nächsten Einatmung forme die Lippen zu einem O und rolle deinen Zungenrand seitlich auf, sodass ein Röhrchen entsteht.
- Atme nun durch deine Zunge und lass sie zum Gaumen gleiten, schließe den Mund. Atme ruhig und entspannt durch die Nase wieder aus.
- Forme wieder mit den Lippen ein O und beginne von vorn.
- Mache diese Übung zu Beginn achtmal (acht für Ojas, die Lebensessenz). Erhöhe dann die Frequenz auf 10, 12 usw.

Tipp Wenn du deine Zunge nicht einrollen kannst, öffne leicht die Lippen und lege die Zungenspitze auf der unteren Zahnreihe ab.

Mehr Zeit für Lust und Sinnlichkeit

Der Liebesakt im Alter

»Die Essenz dieser beseelten Welt bildet eine mit sämtlichen weiblichen Qualitäten ausgestattete Frau.
Jede Frau erscheint wunderschön, wenn in Liebe vereint mit einem Mann.
Erfüllte Sexualität verleiht ihr übernatürliche Kräfte.«

Vagbhatas Ashtanga Samgraha: Uttara Sthana, Kaptiel 50, Verse 4-6

Mit den Wechseljahren wandelt sich auch die Sexualität. Dabei ist es aber nicht so, dass Frauen ab der Mitte des Lebens keine Lust mehr haben. Aber die spürbaren Veränderungen in ihrem Körper und die offensichtlichen Veränderungen an der Silhouette lassen Frauen nicht sehr entspannt mit den neuen Parametern umgehen. Hinzu kommt die Tabuisierung der Sexualität in den Wechseljahren und im Alter durch die Gesellschaft.

Im Einklang mit der eigenen Sexualität

In einer langen Partnerschaft lässt zwangsläufig das feurige Interesse nach, und die Bedürfnisse müssten neu artikuliert werden. Das fällt oft schwer. Wenn sich die Lebensumstände, der Körper und das Verhalten altersbedingt ändern, kann das die vermeintliche Sicherheit der Beziehung ins Wanken bringen.
Zu sagen, dass Frau ein bestimmtes Vorspiel, eine Stellung, die 20 Jahre praktikabel erschien, nicht mehr will, kann am Ego des Mannes kratzen. Mann/Frau möchte niemanden verletzen und schweigt lieber. Das bedeutet aber eine Verleugnung der körperlichen und seelischen Bedürfnisse. So redet Frau sich ein: »Ich brauche das nicht mehr.«
Aber das ist ein fataler Trugschluss: Der sexuelle Austausch, die Auflösung der Polaritäten zwischen Mann und Frau sind extrem wichtig, um gesund und zufrieden zu sein. Der Körper lügt nicht! Wenn wir mit unserem Partner eine erfüllte selbstbestimmte Sexualität leben, wenn wir wissen, was uns guttut und wie wunderbar sich die Vereinigung anfühlt, dann sollten wir das ausleben, auch, wenn wir nicht mehr 35 Jahre alt sind. Dies ist sogar wichtig für die mentale und geistige Gesundheit.
Die drei Säulen des Lebens Die ayurvedische Gesundheitslehre besagt, dass die drei Säulen des gesunden Lebens eine gesunde Ernährung, ausreichender Schlaf und eine erfüllte Sexualität sind. Stimmt das Gleichgewicht zwischen ihnen nicht, entwickeln sich Beschwerden.

Das eigene »Ich« zulassen

Das Ausdrücken unserer Bedürfnisse und die Sehnsucht nach Verschmelzung, oder einfach auch die Lust zu entdecken, die in dir steckt, setzt ehrliche Selbstbeobachtung voraus: Wie fühlt sich deine Haut an, was fühlt sich für dich gut an, was würdest du dir wünschen? Du musst niemandem gefallen, nur dir selbst. Es ist nicht wichtig, ob dein Gewebe etwas lockerer geworden ist, weil du einen weiblichen Körper hast, der nun mal ganz anders konzipiert ist als der männliche. Weichheit, die sich ausdehnen kann, kann Samen und Frucht empfangen. Die Weiblichkeit schützt auch das Nervengewebe, sie umhüllt dich wie eine Wolke und schenkt Freude. Denn die Nerven liegen im Fettgewebe der Haut. Die weibliche Stärke ist sanft: Nicht mit Härte reagieren, sondern mit Sanftmut und Sanftheit auf allen Ebenen. Liebevoll auf dich schauen, liebevoll ohne Gram genießen, dankbar sein, dass du hier bist, im Jetzt – dass du am Leben bist. Nicht nur nach der äußeren, perfekten Hülle streben. Bei dir bleiben, und nicht in den von Leistungsdruck und mentalem Stress *(Rajas)* getriebenen Kampf eintreten: Immer besser, höher, weiter, schneller, schöner, fester, perfekter sein zu wollen. Du sein. Bei dir sein. Herausfinden, was DU willst. Weg von gewohnten Bahnen mit dem Mut, deine ganz ureigenen Bedürfnisse zu erkennen und dich darin finden. Das ist ein Prozess und geht nicht über Nacht, es werden viele alte Glaubenssätze über den Haufen geworfen werden. Du darfst dich jetzt abnabeln. Du musst nicht das Gleiche durchleben wie deine Mutter und Generationen vor ihr. Du darfst neue, einzigartige Wege beschreiten. Pionierin in deinem Leben sein, vielleicht auch Vorbild für Freundinnen, Töchter, Frauen dieser Welt.

Die körperliche Veränderung akzeptieren

Sich selbst zu akzeptieren wie Frau ist, soll uns erfüllen. Trotz aller Einschränkungen, die sich zeigen. Trotz weniger Kollagen, dafür mit starker Schwerkraft. Das erfordert Mut und viel Zuneigung und Fürsorge für sich selbst. Das Bedürfnis nach Liebe, Gesehen-werden, die gewünschte Anerkennung wird nicht von außen gespeist. Das lässt sich nicht so einfach ersetzen. Aber: Ich darf mich mit mir anfreunden, mir meinen Körper zum Freund/zur Freundin machen. Ihn liebevoll betrachten und versorgen. Mein Körper, mein Instrument, mein Seismograf. Er ist nicht beeinflussbar und spricht die Wahrheit.

Der Körper wird in der Vata-Pitta-getriebenen Welt und Wahrnehmung oftmals vernachlässigt. Dem Geist und Intellekt können wir analytisch begegnen und unseren Körper fragen wir lieber nicht, denn der Körper lügt nicht. Seine Reaktionen sind unmittelbar und ehrlich. Auch in Zeiten, in denen wir uns und dem Körper lieber nicht zuhören möchten. Lieber nehmen wir Kapseln oder Kräuter ein und hoffen, dass sich alle An-und Verspannungen dadurch auflösen. Vielleicht zeigt sich auch, dass die Partnerschaft eine Veränderung braucht, der Körper, die Seele nicht mehr in Interaktion mit dem langjährigen Weggefährten gehen möchte. Das ruft viele Ängste hervor und benötigt Mut. Mut sich dem zu stellen, was in dieser Lebensphase nicht mehr passt. Das muss nicht bedeuten, dass man sich von seinem Partner abwendet. Man benötigt vielleicht nur eine andere Art der Körper-Kommunikation. Etwas Neugierde, vielleicht für einen anderen, neuen Impuls. Es ist doch auch schön, wenn das Leben spannend bleibt …

Partnermassage – Berührung und Verführung

Die Partnermassage bietet eine wunderbare Möglichkeit, wieder in Kontakt mit sich, dem Partner und der Liebe zueinander zu kommen. Eine Art der nonverbalen Kommunikation, die es auch erleichtern kann, Hürden und Ängste abzubauen, die oftmals unausgesprochen sind.
Viele Frauen wünschen sich, dass Männer ihre Bedürfnisse nonverbal verstehen und erfüllen. Doch dies funktioniert meist nicht. Die maskuline Natur des Mannes ist von Pitta und *Rajas* geprägt. Das sind produktionsorientierte Auftragserfüller, die gerne effizient zum Ziel kommen. Intuition und Einfühlungsvermögen sind hingegen meist weniger ausgeprägt. Gelingt es der Frau aber, ihre Wünsche und Vorlieben dem Partner klar zu vermitteln – manchmal sind Taten mehr als Worte – so kann er diese auch befriedigen. Das macht beide glücklich! Denn auch für den Mann ist es ein wunderbares Gefühl, wenn die Frau an seiner Seite glücklich, sinnlich aufgeladen und sexuell erfüllt das Zusammensein genießen kann.

Die einzelnen Schritte

In der Partnermassage übernehmen wir Frauen die emotionale Führung in unserer Beziehung und begleiten den Mann in die sinnliche Welt der sanften Berührung und bedingungslosen Zärtlichkeit. Wir wählen ein schönes Öl, das beide gerne riechen und auf der Haut spüren möchten, wärmen das Öl im Wasserbad vor und schaffen eine schöne Atmosphäre im Schlafzimmer. Zur Anregung der Libido können wir noch die ätherischen Öle der Idaho-Blaufichte und des Muskatellersalbeis als Aphrodisiakum zufügen.
Die Person, die als Erstes verwöhnt wird, legt sich am besten auf den Bauch. Dies macht es erfahrungsgemäß leichter, da die vordere Herzensseite erst einmal geschützt ist und wir uns dann zu einem späteren Zeitpunkt umdrehen können. Das ist für beide Seiten angenehm, gerade noch ungeübt eine Möglichkeit, sich langsam anzunähern und auszuprobieren:

- Lege ein Polster/Kissen unter den Oberkörper, sodass der Hals frei und schön entspannt und der Kopf nicht seitlich liegen muss. Dann nehme eine Position ein, die dir ermöglicht, deinen/deine Partner/Partnerin gut einölen zu können. Ob du am Rücken beginnst, an den Füßen oder an den Schultern, ist unerheblich.
- Lass dich führen, mache das, von dem du glaubst, dass es sich gut anfühlt. Probiere es einfach aus. Alleine ein warmes Öl auf der Haut zu spüren ist ein sinnlicher Genuss, für beide Seiten. Auch hier ist deine innere Haltung ganz wesentlich: Liebe, was du tust. Sieh es nicht als Pflicht, habe

keine Erwartungen, sei absichtslos und offen für alles. Nimm über deinen Tastsinn die Haut des anderen wahr, genieße das Geben ebenso wie das Nehmen.
- Wenn die ganze Rückseite massiert wurde, dreht sich dein Partner/deine Partnerin um. Nun sind die Hemmungen verflogen, du kannst in den Augenkontakt eintauchen und dich inspirieren lassen. Was immer passiert, darf passieren, was nicht passiert, muss auch nicht sein. Sei achtsam und in Hingabe an den anderen. Respektiere Grenzen und folge deinem Instinkt und deiner Intuition. Es gibt nur dein Gefühl, die Zärtlichkeit, den anderen und dich.
- Dann wechselt die Positionen/Rollen und genießt, was kommt.

Neue Form der Kommunikation

Regelmäßige Partnermassagen können ein erster Schritt in eine neue Qualität der Beziehung sein. Nicht nur die Frau erlebt in der Mitte ihres Lebens die Menopause. Auch ein Mann kommt in die Andropause, die er zu bewältigen hat. Anstatt schnelle Autos und junge Frauen zur Kompensation zu nutzen, können wir ihn ermutigen, die Welt der Gefühle und Sinnlichkeit neu zu entdecken. In diesem Sinne ist eine Partnermassage auch ein erster Schritt für eine neue Form der Kommunikation. Ein Meilenstein für einen neuen Lebensabschnitt in vielleicht auch gemeinsamer Vereinigung mit mehr Sinnlichkeit und mehr Leidenschaft.

Konstitution und Sexualität

Entsprechend unserer individuellen Konstitution verfügen wir auch über typgerechte Ausprägungen und Vorlieben in der Sexualität. Unabhängig von Erziehung, Kultur oder Religion hängt die sexuelle Performance auch von der genetischen Prägung ab. Je nachdem ob wir von Natur aus über mehr Vata-, Pitta- oder Kapha-Anteile verfügen, sind wir auf unterschiedliche Weise zu erregen und zu befriedigen. So liebt Vata beispielsweise das fantasievolle Liebesspiel mit stetiger Abwechslung, Kapha hingegen hat es gerne gemütlich und komfortabel. Pitta-Frauen und -Männer hingegen begehren heiß, leidenschaftlich und ungeduldig.

Das Wissen um die sexuellen Wünsche und Bedürfnisse entsprechend den individuellen Konstitutionstypen hilft uns auch besser zu verstehen, warum wir in manchen Dingen vielleicht ganz anders ticken als unser Partner oder Freundinnen, mit denen wir uns austauschen. Sex ist kein Leistungssport, und es gibt hier kein Gut oder Schlecht. Jede Frau und jeder Mann darf aus ayurvedischer Sicht so lieben, wie es ihr und ihm gefällt. Voraussetzung für eine erfüllte Sexualität ist ein guter *Ojas*-Haushalt, der die Libido aktiv hält und für Einfühlungsvermögen, Gelassenheit und Liebe sorgt, mit denen wir die eigenen Wünsche und die Wünsche des Sexualpartners oder der -partnerin auf erfüllende Weise verbinden können.

Dass Lust und Leidenschaft mit der Menopause vorbei sind, ist ein Mythos. Im Gegenteil, viele Frauen erleben die Sexualität in ihrer zweiten Lebenshälfte weitaus intensiver und genussvoller als zu der Zeit, als sie mit Familien- und Verhütungsstress noch voll eingespannt waren (siehe Kasten auf Seite 103).

Dosha-Ausprägungen der Sexualität

Sex im Alter macht nicht nur Spaß, sondern ist auch gesund für das Herz-Kreislauf-System, die Schleimhäute und zur Stärkung des Immunsystems. Guter Sex bildet Glückshormone und wirkt sich verjüngend und straffend auf die Haut aus. Für die Kapha- und Gewichtsreduktion ist heißer Sex eine bewährte Therapieempfehlung, auf die bereits in den alten Ayurveda-Schriften hingewiesen wird.

Sexualität der Vata dominierten Frau
Die Sache mit der Lust ist bei einer Vata-Frau veränderlich und selten gleich stark ausgeprägt. Vor dem Klimakterium ist sie empfindsam im Fluss mit dem Zyklus und dann weiterhin mit ansteigendem Vata konfrontiert, das macht es nicht leichter. Das Gefühl von Durchlässigkeit und Sensibilität ruft ein großes Bedürfnis nach Nähe und Zuwendung hervor. Das Gefühl von Sicherheit und Stabilität kann durch Berührungen über die Haut übertragen werden. Da diese Frau grundsätzlich offen für Neues ist, wird die Lust bei einer Partnermassage stets zu entfachen sein. Aber nicht überfordern, denn die Kräfte sind schnell erschöpft. Die Vata-Frau hat mit Ängsten und Selbstzweifeln zu kämpfen und benötigt viel Zärtlichkeit und Nähe – und vor allem das Gefühl der uneingeschränkten Liebe. Hier ist es unter Umständen ratsam, dem Partner zu vermitteln, dass in dieser sensiblen Phase das Bedürfnis nach verbalem Ausdruck der Liebe noch wichtiger erscheint, als schon in jüngeren Jahren. Sicherheit auf allen Ebenen mit allen Sinnen, schöne Musik und das Einflüstern von zärtlichen Worten kann Wunder wirken. Zugehörige Sinnesorgane für Vata sind Ohr und Haut.

Sexualität der Pitta dominierten Frau
Pitta, vom Feuer angetrieben, kennt Lust wie Hunger und Durst. Die Lust entfacht schnell, die Befriedigung darf auch mal schneller gehen. Sie ergreift gern die Initiative und der körperliche Austausch gehört dazu. Mit dem Klimakterium, den Hormonen unterworfen, werden diese Lustzünder manchmal eher im Laufe des Tages im Umgang mit anderen völlig unkontrolliert abgegeben. Die Frauen explodieren, beschreiben sich selbst als tickende Zeitbombe, Feuer und das Luftelement Vata ergeben manchmal einen Flächenbrand. Da die Umstellung viel Kraft kostet und Pitta gewohnt ist, zu funktionieren und das zu mindestens 130 Prozent, bleibt am Abend kaum Energie übrig. Hier hilft es, den Fokus zu verändern, weg vom Funktionieren, hin zu einer neuen, etwas feineren Lustvariante, von lauten zu leisen Tönen, von Hektik und schneller Nummer hin zu einem ausgiebigen Vorspiel und langsameren Genuss und Austausch. Vielleicht auch mal ohne großes Finale, ohne Orgasmus, der ja wieder *Ojas*, die Lebensenergie, nimmt. Tantrische neue Wege ausprobieren kann wunderbar sein, das Licht dimmen und ein schönes Ambiente schaffen, denn Pitta liebt es, wenn es fürs Auge schön ist. Zugehöriges Sinnesorgan für Pitta ist das Auge.

Sexualität der Kapha dominierten Frau Die Kapha-Frau, von ihren Bioenergien mit Erde und Wasser ausgestattet, zündet ihre Lust langsam, aber dafür wird der Partner mit enormer Ausdauer belohnt. Begehrt wegen ihrer weiblichen Formen, ihrem ausgeglichenen Wesen ist sie die ideale Partnerin für Vata- und Pitta-Partner. Hier ist die Tageszeit entscheidend für die Sexualität, denn da, wo Kapha in der Kapha-Zeit aktiviert werden sollte, fällt es schwer, in Bewegung zu kommen. Sex am frühen Morgen macht wach, am Nachmittag stärkt er die Kreativität. Hier hilft das ansteigende Vata-Element, das Bedürfnis nach Berührung zu verstärken, vielleicht auch etwas Neues auszuprobieren, ein wenig Leichtigkeit zu entwickeln, denn jetzt kommt mehr Luft in das leicht rigide System. Vielleicht ist die Ganzkörpermassage mit Öl nicht angesagt, aber Teile des Körpers wie Füße und Rücken mit einer Körperlotion zu verwöhnen, Berührungen mit einer Feder, weichen Pinseln, Seidentüchern – der Kreativität sind keine Grenzen gesetzt. Duftlampen und hochwertige Essenzen schaffen eine sinnliche Atmosphäre. Zugehörige Sinnesorgane für Kapha sind die Nase und der Geschmackssinn.

Typgerechte Beziehungsanalyse

Eine konstitutionsbezogene Partnerschaftsvermittlung oder -beratung wäre für viele Menschen eine wertvolle Bereicherung für ein zufriedenes Liebesleben. Denn oft wollen wir Dinge haben, die es zusammen nicht gibt: Den erfolgreichen Pitta-Karrieretypen, der zu Hause die Kinder hütet, uns die Wünsche von den Augen abliest. Den kreativen und einfühlsamen Vata-Typ, der auch für finanzielle Sicherheit und emotionale Stabilität sorgt. Oder im umgekehrten Falle die fürsorgliche, anschmiegsame Kapha-Frau mit großem Busen, die gleichzeitig rank und schlank ist, heißen Sex initiiert und sich durch Ehrgeiz im Beruf und Sportlichkeit in der Freizeit auszeichnet. Jeder *Dosha*-Typ hat seine Vor- und Nachteile. Da heißt es, Prioritäten setzen und auch Abstriche machen können. Auch auf sexueller Ebene ist nicht immer alles zu haben und zu schaffen. Es ist Teil der Natur, dass bei Vata die sexuelle Kraft im Alter schneller nachlässt, Kapha nur langsam in Fahrt kommt und Pitta dazu neigt, sich selbst und andere zu überfordern.

Je vielschichtiger sich die körperlichen und mentalen Persönlichkeitsanteile von Vata, Pitta und Kapha in der Mischkonstitution verteilen, umso flexibler können wir Einfluss nehmen auf Aussehen und Verhalten. Doch die Grundnatur lässt sich nicht ändern, so sehr wir uns auch anstrengen. Das bedeutet für die Partnerschaft, dass wir bestimmte Charakterzüge einfach akzeptieren müssen, auch in den sexuellen Vorlieben, solange diese im gesunden Bereich (nicht gewalttätig oder pervers) liegen.

Unabhängig von der individuellen Konstitution können alle Partnerschaften gut gelingen, wenn beide in Respekt, Wertschätzung, Toleranz und Humor miteinander umgehen. Hier hilft das ayurvedische Verständnis um die Besonderheiten der verschiedenen Konstitutionstypen enorm. Was Beziehungen allerdings zum Scheitern verurteilt, ist das Auseinanderdriften der Wertvorstellungen. Auf der mentalen Ebene gilt ganz klar der Grundsatz: Gleiches und Gleiches zieht sich an. Wir müssen uns immer wieder um gemeinsame Ziele, Wünsche und Interessen bemühen, um die Liebe jung und lebendig zu erhalten. Wurde die Beziehung in der Pitta-Phase des Lebens noch von den Gemeinsamkeiten durch Familienplanung, Kinder und Existenzgründung bestimmt, so beginnt mit der Vata-Phase in den Wechseljahren eine ganz neue Orientierung zur Lebensgestaltung. Die Frau beginnt sich selbst neu zu entdecken und nutzt die gewonnene Freiheit zur Selbstverwirklichung. Neue Themen, wie Yoga, Ayurveda oder Spiritualität, sowie veränderte Wertvorstellungen in der beruflichen und privaten Ausrichtung können zu Konflikten in der Partnerschaft führen. Hier lohnt es sich, für einander zu kämpfen!

Erfahrungsbericht

Jutta aus Bremen erzählt von sich: »Ich habe die Jahre des Wandels nie als ein Thema oder problematisch empfunden. Lange bevor der Östrogenspiegel nach unten ging, verabschiedeten sich meine Blutungen vorzeitig sang- und klanglos. Dies irritierte mich nicht, da ich immer wechselnde Zyklen und nur kurze Blutungsphasen hatte. Die Libido entfaltete sich in dieser Zeit viel stärker als zuvor, und ich erlebte meine Sexualität während der Wechseljahre viel erfüllter als jemals zuvor. In Hingabe und ›Geschehen lassen‹ lagen die Geschenke. Die weibliche Macht der Shakti (die weibliche Urkraft) liegt in der Hingabe; es ist eine wunderbare sanfte Macht.«

Schönheit – von innen und außen

Die Lebensessenz in ihrer ganzen Pracht

Schönheit ist im Ayurveda der harmonische Ausdruck einer in sich ruhenden Persönlichkeit. Sind wir erfüllt von innerer Wertschätzung und Zuneigung für das eigene Wesen, erstrahlen wir in Schönheit. Dabei liegt Schönheit im Auge des Betrachters, so wussten es bereits der griechische Historiker Thukydides (455-396 v.Chr.) und viele andere namhafte Literaten. Auch Ayurveda lehrt, dass jede Frau entsprechend der individuellen Konstitution ihren ganz eigenen Zauber innehat: Während die Vata-Frau mit einem schlanken, zarten und feingliedrigen Körperbau ausgestattet ist, welcher genau dem heutigen Schönheitsideal entspricht, verführt die eher füllige Kapha-Frau mit sanftem Blick, strahlendem Lächeln und natürlichem Charme. Pitta-Frauen hingegen faszinieren und fesseln wie ein Vulkan: heiß, leidenschaftlich und charismatisch. Der sportliche Körper strotzt vor vitaler Spannung, und im Gespräch beeindruckt Pitta mit eloquenter Intelligenz, ist redegewandt, humorvoll und sexy.

Viele Frauen, die sich selbst im Spiegel betrachten, gehen eher kritisch mit sich um, vergleichen sich unter Umständen mit Bildern von jüngeren, in ihren Augen schöneren Frauen. Das jugendliche Aussehen ist heutzutage ein gängiges Schönheitsideal, das kaum noch hinterfragt wird. Die 50-jährigen Frauen gleichen der Optik der 35- bis 40-jährigen Frauen von heute. Wir empfinden dies auch als Kompliment. Das schafft eine Diskrepanz von zehn Jahren und mehr, die es gilt, auf allen Ebenen zu halten und auszugleichen. Sich damit abzufinden, dass die Elastizität der Haut nachlässt und wir auf Fotos entdecken müssen, dass da und dort etwas unvorteilhaft herabhängt, ist keine leichte Kost. Mit jedem Jahr wird es mehr und schneller sichtbar. Zwischen 30 und 40 sind wir in unserer Wahrnehmung alterslos, und ein Unterschied ist kaum erkennbar, aber dann nimmt die Geschwindigkeit zu. Sich mit diesem neuen Bild anzufreunden, es zu begrüßen, fällt nicht immer leicht. Daher gut, wenn wir zumindest von innen heraus strahlen können, weil wir mit uns im Reinen sind. Wahre Schönheit kommt bekanntlich von innen – im Ayurveda kennen wir das Geheimrezept dazu: *Ojas*.

Ojas

Ojas ist die substanzielle Lebens- und Immunkraft, die aus einem vitalen Gewebestoffwechsel entsteht. Wörtlich als »Strahlen« übersetzt, hat die durch *Ojas* gewonnene Schönheit und Ausstrahlung nichts mit dem physischen Alter zu tun.

Unter *Ojas* wird die Lebensessenz verstanden. Die Essenz, die übrig bleibt, wenn alle Körpergewebe *(Dhatus)* gut genährt sind. Die ayurvedische Heilkunde beschreibt *Ojas* als Nebengewebe *(Upadhatu)*, welches von *Shukra*, dem Fortpflanzungsgewebe, gebildet wird. Ein gutes *Shukra* bedeutet auch ein gutes *Ojas*. Eine erfüllte Sexualität und Aphrodisiaka helfen uns dabei. Informatives zu den Haupt- und Nebengeweben (*Dhatus* und *Upadhatus*) siehe Seite 152ff.

Arten von Ojas

Die ayurvedische Literatur beschreibt zwei Arten von *Ojas*, welche für Gesundheit und ein langes Leben verantwortlich sind.

Para Ojas Das *Ojas* par exellence ist *Para Ojas*, das aus acht Tropfen besteht und zu Beginn des Embryos in dessen Herz einzieht. Die acht Tropfen *Para Ojas* stehen für die Unendlichkeit und sind ein Schatz für ein starkes Immunsystem und ein langes Leben.

Apara Ojas Das andere, generelle *Ojas* steht für *Apara Ojas*. Dieses wird mit der Verstoffwechselung der täglich zugeführten Vitalstoffe immer wieder neu gebildet und mündet von den *Dhatus* über zehn Gefäße ins Herz. Von dort aus verteilt es sich über die *Srotas* (Transportkanäle) im ganzen Körper und sorgt damit für Vitalität, Widerstandsfähigkeit und ein Lebensgefühl von Leichtigkeit und Begeisterung.

Ojas in der Schwangerschaft

Auch die Schwangerschaft ist von *Ojas* geprägt. Die Schwangere verfügt aufgrund der veränderten Hormon- und Stoffwechselaktivitäten über ein gesteigertes Maß an *Ojas*, welches sie innerlich und äußerlich zum Strahlen bringt. Sie versorgt den in ihr heranwachsenden Fötus und gibt 50 Prozent ihrer *Ojas*-Energie an das Ungeborene weiter. Ab dem achten Schwangerschaftsmonat ist der Stoffwechsel des Babys in der Lage, aus eigener Kraft *Ojas* aufzubauen. Aus diesem Grunde ist es für die Immunität und Entwicklung des Kindes nicht unerheblich, ob es zu früh geboren oder zehn Mondmonate vollständig ausgetragen wurde.

Ojas im täglichen Leben

Ojas entsteht immer dann, wenn wir uns gut nähren und der Stoffwechsel *(Agni)* in allen seinen Funktionen vollständig arbeitet. *Rasayana*-Nahrungsmittel und Kräuter wie Ghee, Milch oder *Amla* helfen uns, *Ojas* aufzubauen. Stress reduziert *Ojas* und lässt uns frühzeitig altern. *Ojas* wird gerne auch als eine Stufe von *Prana* im Yoga bezeichnet. Eine aufmerksame, achtsame Meditation und *Pranayama*-Praxis bringt uns *Ojas*.

Ojas entscheidet darüber, ob wir alt oder strahlend aussehen. Es ist die charismatische Kraft, die aus dem Innen kommt. Diese positive Erscheinung wird schnell zum Abbild der eigenen Psyche.

Wenn wir allerdings ständig unter Zeitdruck stehen, uns überwiegend von Fastfood ernähren, das wir hektisch und unachtsam verschlingen, können wir kein *Ojas* aufbauen. Denn *Ojas* steht in einem unmittelbaren Zusammenhang mit *Agni*. Wenn *Agni* nicht gut funktioniert, kann *Ojas* nicht gespeist werden. Es ist also immer eine Frage der Dinge, die wir auf allen Ebenen verdauen können: körperlich, emotional und sinnlich.

Rasayana-Shake

Für Frauen mit erhöhtem Ojas-Bedarf empfiehlt die Ayurveda-Frauenheilkunde das folgende Getränk:

Grundrezept

Pro Portion je 100 Milliliter Bio-Milch und Naturjoghurt mit ½ Teelöffel Ghee und je 1 Teelöffel Zucker und Honig mit 50 Milliliter Wasser in einen Mixer geben und miteinander verquirlen. **Alternativ** Mandeldrink, Sojajoghurt und Kokosfett mit dem Zucker, Honig und Wasser aufschlagen.

Zum Dosha-Ausgleich

Je nach Konstitution, Geschmack und Bedarf können noch weitere Zutaten zugefügt werden:
Zum Vata-Ausgleich: 2 Datteln, 6 Mandelkerne, 3 Safranfäden und 1 Messerspitze Ingwerpulver
Zum Pitta-Ausgleich: 2 getrocknete Aprikosen, 2 Walnusskerne, 1 Teelöffel Rosinen, 1 Messerspitze Kurkuma
Zum Kapha-Ausgleich: 1 Teelöffel Berberitzen, 1 Messerspitze Ingwerpulver, 1 Messerspitze Pippali

Faktoren, die Ojas vermindern Immer dann, wenn wir mehr Energie verlieren, als wir durch einen ausgewogenen Lebensstil zurückgewinnen, zahlen wir das ungedeckte Energiedefizit mit *Ojas* aus unserem Depot. Belastend sind:

- Stress und Überarbeitung
- unglückliche Partnerschaft
- nicht gelebte Gefühle, unterdrückter Ärger, Sorgen, Grübeln, Depression
- Mangelernährung, Essstörungen
- übermäßiger Alkoholkonsum
- Rauchen
- exzessive sexuelle Aktivität
- exzessiver Sport, auszehrende Aktivitäten und übermäßiges Reisen
- Schlafmangel
- schlechte Verdauung und schwaches *Agni*

Faktoren, die Ojas aufbauen Alle regenerativen *Rasayana*-Nahrungsmittel und Kräuter fördern *Ojas*. Weitere Maßnahmen, um *Ojas* aufzubauen sind:

- ausreichend Schlaf zur Regeneration, bestenfalls 6 bis 8 Stunden von 22 Uhr bis ca. 6 Uhr
- viel Liebe, Zuneigung und Fürsorge für sich und andere
- zärtliche Berührung und Ölmassage
- Lachen
- genussvolles, mit Liebe zubereitetes und eingenommenes Essen
- mit Kreativität all die Dinge tun, die uns erfüllen und die wir lieben
- sich Zeit nehmen, nicht nur hektisch ableisten
- in der Natur sein, besonders bei Sonnenaufgang und -untergang

- Yoga, Meditation und Achtsamkeitsübungen
- bewusste Atemübungen wie *Nadi Shodana*, die Wechselatmung, oder einfach bewusstes Atmen
- *Ojas*-aufbauende Kräuter wie *Amla, Shatavari, Brahmi*

Nahrungseiweiß zum Aufbau Die traditionelle Ayurveda-Heilkunde empfiehlt vor allem tierische Eiweiße als Substitution zum Ausgleich von *Ojas*-Mangel. Für Vegetarierinnen ist dies kein Problem, da vor allem Milch, Ghee und Honig empfohlen werden. Wer einen veganen Lebensstil bevorzugt, der sollte genau darauf achten, ob er ohne diese Substanzen keine Mangelerscheinungen während des erhöhten Bedarfs in den Wechseljahren hat und auf die Zufuhr von genügend Nüssen, Samen und hochwertigen Ölen achtet. Ein traditionelles Rezept ist das Getränk »Rasayana-Shake« (siehe Seite 107).

Ayurvedische Haut- und Haarpflege

Für die praktische Anwendung der ayurvedischen Verjüngungs- und Schönheitstherapie ist es wichtig, die alten Rezepturen des Ayurveda auf die Bedürfnisse der modernen Frau im Verströmen zu übertragen. Denn nicht nur unser Lebensstil hat sich seit dem Entstehen der traditionellen Lehrbücher verändert. Auch Umweltbelastungen, Klimawandel und die natürlichen Unterschiede von Haut und Haar zwischen Asiatinnen und Europäerinnen haben großen Einfluss auf Einsatz und Wirksamkeit natürlicher Schönheitsmittel.

Interview Das folgende Interview mit der international bekannten Ayurveda-Schönheits-Expertin Jutta Krebs hilft uns, bewusst darauf zu achten, unseren Körper auf natürliche Weise zu schützen und zu pflegen.

Die Schönheit der reifen Frau

Interview mit Jutta Krebs

Ayurveda-Therapeutin und Naturkosmetikerin, Vata-Pitta-Frau im reifen Alter

Frage Wenn du an Frauen in der Wandlungsphase denkst, was fällt dir spontan dazu ein?

Antwort Als Frauen hören wir den Ruf der weisen Alten in uns. In der keltischen Kultur wurde die ältere Frau mit dem Samen verglichen. Der Samen der Weisheit! Ich mag dieses Symbol. Der Samen enthält alles Wissen, das gesamte Potenzial der Pflanze und aller einzelnen Teile. Wir Frauen ahnen, was für uns Weisheit bedeutet und wie sie sich anfühlt.

Die weise Frau folgt ihrer Intuition und inneren Stimme. Die weise Frau hat eine erfahrene Haut, eine wahre Haut, die Falten zeigt und ihre eigene Ästhetik verkörpert. Die weise Frau sagt bedingungslos und tief JA zu sich selbst. In der inneren Ruhe ihres Seins erlaubt sie den Dingen sich zu entfalten, lässt sie ihre Schönheit nach außen strahlen. Es ist wie ein Von-außen-nach-innen-Gehen von den gelebten Identitäten im Außen zurück zum eigenen inneren Halt, zur nährenden Quelle.

Habe ich mich in jungen Jahren um Bestätigung bemüht, habe ich gekämpft, um zu beweisen, vor allem mir selbst, dass ich meine Ziele immer wieder erreiche, so blicke ich heute zurück auf eine schöpferische und schaffende Lebensphase und stelle fest, alles ist in mir. Alte Glaubenssätze mit denen ich aufgewachsen bin und die mich bestimmt haben, die mich angetrieben haben, sind durch bewusste Erlebens- und Erfahrungswege transformiert.

Frage Was ist für dich Schönheit?

Antwort Schönheit ist bereits da; in jedem Menschen. Es ist ein natürliches Bedürfnis, schön zu sein. Wir können sie in uns selbst entdecken. Der erste und wichtigste Schritt auf dem Weg dahin lautet, Frieden mit dem eigenen Aussehen zu schließen. Der zweite Schritt ist die Bereitschaft, innezuhalten, um sich zu spüren. Es ist der fühlbare oder auch symbolische innere Raum, mal im Herzbereich, mal im Bauchraum. Dort kann jede Frau sich finden und spüren. Dort ist die Blüte, vielleicht noch als Knospe, die darauf wartet, sich endlich zu öffnen, um sich in ihrer einzigartigen Farbe und ihrem individuellen Duft zu verströmen.

Es braucht immer wieder das ehrliche, zutiefst aufrichtige JA zu uns selbst, uns in einem Moment genauso anzunehmen, wie wir sind. Dann äußert sich Schönheit in bejahender und strahlender Lebensfreude, im sich Verströmen der einzigartigen Wesenhaftigkeit und im sanften inneren Frieden mit sich selbst.

Frage Warum halten wir noch immer an Körperidealen fest? Warum lassen wir uns von anderen vorschreiben, was Schönheit zu bedeuten hat?

Antwort Das kann nur unglücklich machen. Die Bezeichnung Anti-Aging fördert die Entfremdung von sich selbst, die auch durch Better-Aging nicht aufgehoben wird. Wir sind doch viel mehr als unsere äußere Hülle.

Frage Wie erklärst du anderen Frauen ayurvedisch betrachtet die Haut?

Antwort Die Haut, unsere Hülle, vermag Bände zu sprechen; hier treffen Innen- und Außenwelt aufeinander. Über die Doshas Vata, Pitta, Kapha in ihren grundlegenden Eigenschaften finden wir Zugang und Verstehen unserer einzigartigen Persönlichkeit und unserer Haut. Hinzu kommen Lebensumstände, Ernährungsgewohnheiten, Stoffwechsel und unsere Gefühlswelt, die sich in der Haut widerspiegeln. Wobei die Hautprobleme oftmals nicht Probleme der Haut sind, sondern Signale für bestimmte Ungleichgewichte in den Tiefen. Insbesondere Pitta, das mit Rakta Dhatu assoziiert ist, reagiert vordergründig über die Haut.

Frage Und welche Tipps hast du diesbezüglich?

Antwort Im Einklang mit unserer Haut zu sein und sie zu pflegen ist ein natürliches Bedürfnis unserer Weiblichkeit. Doch häufig gilt zunächst, aufzuräumen. Erst im Bewusstsein, dann am Ort der Produkte, die der täglichen Hautpflege dienen. Das Zuviel des Guten, das der Haut schadet – schminken, abschminken, Gesichtsmaske auftragen und trocken abreiben, waschen, eincremen, wieder schminken – all das strapaziert die Haut. Über die täglichen Pflegeprodukte wird der Haut meist viel Säure zugemutet, die sie eigentlich ausscheiden sollte. So geben die kaum lesbaren Inhaltsstoffe Aufschluss: Mineralöle, Paraffine, Formaldehydabspalter, Sodium Laureth Sulfate, Methylisothiazolinon, Parabene, PEG-Derivate/Polyethylenglycole, Silikone, Aluminiumsalze – mit all dem kleistern wir uns täglich zu, trotz fraglicher Nebenwirkungen. Das wirklich Bedeutende daran ist: Die natürliche Schutzbarriere der Haut, der Hydrolipidfilm, wird immer wieder zerstört. Diese Schicht hat die Funktion, die Haut wie eine Barriere gegen das Eindringen von Bakterien zu schützen. Eine basische Hautpflege unterstützt die Haut im Säure-Ausscheidungsprozess und hilft im Haut-Regenerationsprozess.

Frage Und was heißt das jetzt konkret für die tägliche Hautpflege?

Antwort Meine Pflegetipps richten sich stets an eine individuelle Frau mit ihrer wahren Haut, doch hier gerne für jede Frau auf ihrem weisen Weg des sich Selber-Spürens und die die Natur als vertraute Begleiterin schätzen mag. Seit über 40 Jahren beschäftige ich mich nun intensiv mit natürlicher Kosmetik und Schönheitspflege und bin fasziniert von der Wirksamkeit hochwertiger Samenöle. Denn im Samen einer jeden Pflanze steckt ihr gesamtes Potenzial, das wir als Schönheitsmittel schätzen.

Frage Jutta, du selbst hast wunderschönes Haar und dabei ja auch schon unter Haarausfall gelitten. Welche Ratschläge hast du?

Antwort Akzeptanz, dass Haarausfall und dünneres Haar im Alter dem niedrigen Östrogenspiegel zuzuschreiben sind. Eine reine Pflege mit ausschließlich natürlichen Mitteln, die einfach anzuwenden sind, kann die Haarfollikel stärken. Und auch hier gilt wie bei der Haut: Schädigende Pflege wie häufiges Waschen, Rubbeln, Föhnen und Färben meiden. Außerdem die schon zuvor erwähnten Inhaltsstoffe sowie Silikone und Wasserstoffperoxid vermeiden. Gute Ayurveda-Pflanzen und Öle für Haare und Kopfhaut sind Amla, Brahmi, Bringharaj und Olivenöl.

Schönheitstipps für die Haut

Typgerechte Haut- und Haarpflege mit natürlicher Reinigung, Masken und Packungen sind das A und O für ein jugendliches Erscheinungsbild bis ins hohe Alter. Jede Frau sollte sich täglich 10 bis 15 Minuten Zeit für ihre Körperpflege nehmen und dies zu einem Ritual des Selbstverwöhnens machen.

Sanfte Reinigung Mit der Reinigung befreien wir die Haut von allen Schadstoffen und bringen auch die *Doshas* wieder in das Gleichgewicht. Als Basisreinigung für die reifere Haut eignen sich Rosenwasser, Rosenblütentee oder andere reine Pflanzenhydrolate sowie mit etwas Kokos-, Mandel- oder Jojobaöl vermischter Tee. Wird die Haut immer sensibler, so empfiehlt Ayurveda etwas Milch auf ein Wattepad zu geben und die Haut damit vorsichtig abzutupfen. Bei großporiger Haut, vermehrter Talgproduktion sowie bei Überverhornung oder bei von Mitessern geplagter Haut hilft ein Peeling mit grüner Tonerde.

Typgerechte Masken Selbst gerührte Masken sind beliebt in der Ayurveda-Kosmetik. Sie können nach individuellen Bedürfnissen zusammengerührt werden.

- Für die erfahrene Haut verwenden wir fein pulverisierte Pflanzenteile von Süßholz, *Amalaki, Shatavari* und *Ashwaganda*, die mit ihren Phytohormonen den Stoffwechsel der Strukturproteine der Haut anregen und wie ein Booster wirken. Darüber hinaus kommen auch *Mandukarpani*, Moringa, Algen und Leinsamen entsprechend ihren besonderen Wirkeigenschaften zum Einsatz.
- Für eine Maske aus frischen Zutaten bereiten wir eine Basis aus Avocado, Sahne und Quark zu, die ergänzt werden kann. Nährend und verjüngend wirken die Samenöle von Nachtkerzen, Granatäpfeln, Hagebuttenkern, Amaranth und Weizenkeimen.
- Soll die Maske etwas leichter werden, nutzen wir beim Anrühren Kräutertees aus Malve, Rose, Lindenblüte, Stiefmütterchen, Zaubernuss und Ringelblume und profitieren so von deren Wirkstoffen.

Feuchtigkeitspflege Erfahrene und trockene Haut ist dankbar für eine Unterstützung ihrer Feuchtigkeitsregulierung, um sich vor Umwelteinflüssen schützen zu können. Deshalb sollte zur regenerativen täglichen Gesichts- und Dekolleté-Pflege weniger gewaschen und mehr geölt werden. Die Fette der Samen ähneln den Lipiden unserer Haut und vermögen zu nähren, zu lindern und zu regenerieren. Sie kurbeln den Zellstoffwechsel der Haut an, stärken den eigenen Feuchtigkeitsspeicher und regulieren die Talgproduktion. Mit ihren sekundären Pflanzenstoffen, Vitaminen und Spurenelementen können die Samenöle freie Radikale binden und der Haut natürliche Weichheit und Ausstrahlung schenken.

Öle Absolute Favoriten der Ayurveda-Schönheitspflege sind Avocado-, Granatapfelsamen-, Nachtkerzen-, Moringa- und Sanddornfleischöl. Ein Wirkstoff-Serum lässt sich einfach aus ein bis drei erwählten kalt gepressten Pflanzenölen herstellen. Am besten eignen sich diese als Nachtpflege, denn der Hautstoffwechsel schläft nicht, doch die Talgproduktion sinkt, sodass die Pflegesubstanzen besonders gut aufgenommen werden können. Für den Hausgebrauch ist es empfehlenswert, nur eine kleine Ölmischung herzustellen und sie in eine 10 Milliliter Dunkelglas-Pipetten-Flasche zu füllen.

Schönheitstipps für die Haare

Regelmäßige Kopfmassagen mit Öl von *Bhringaraj*, *Amalaki* und Oliven helfen laut Ayurveda die Durchblutung der Kopfhaut anzuregen, die Haarwurzeln zu kräftigen und das Haarwachstum zu fördern.

Haarwäsche Die Ayurveda-Kosmetik setzt auf den Einsatz natürlicher Substanzen. Dies ist in der Anwendung zwar weniger praktisch, zeigt aber bei sprödem, dünnem Haar und Haarausfall sehr gute Resultate. Für die Haarwäsche eignet sich Lavaerde zur Regeneration der Kopfhaut. Bei trockenem Haar kann etwas Olivenöl hinzugefügt werden. Anschließend sollte eine Spülung aus Brennnesselblätter-, Lavendel- oder Ackerschachtelhalm-Tee angewendet werden.

Kosmetikrezepte für zu Hause

Reinigung für das Gesicht

Die beste Pflege ist einfach: Hände waschen, feucht lassen, ein Tröpfchen Mandel- oder Jojobaöl darin verreiben und damit das Gesicht streicheln. Bei Bedarf einen Tropfen Öl nachgeben.

Booster-Maske für die Haut

Diese Maske zeigt sofort Wirkung: 2 Teelöffel Süßholzpulver, 1 Teelöffel Shatavari und 1 Teelöffel Ashwaganda mit 1 bis 2 Esslöffel Sahne cremig rühren, tropfenweise etwas Weizenkeimöl dazugeben. Die Mischung auf die Haut auftragen und mindestens 5 Minuten einwirken lassen. Als vegane Alternative bietet sich Mandeldrink statt Sahne an.

Avocado-Maske für Gesicht und Hals

Diese frische Maske etwas länger einwirken lassen: Das Fruchtfleisch von ½ Avocado mit 3 bis 5 Esslöffel Sahne verquirlen. 1 Teelöffel Weizenkeimöl und/oder Nachtkerzenöl untermischen und gut verrühren. Die Mischung auf Gesicht und Hals auftragen, 15 Minuten einwirken lassen und dann mit warmen Tüchern abnehmen.

Schöner Glanz Um das Haar üppig und glänzend aussehen zu lassen, hat sich eine Tinktur aus Brennnesselwurzel oder -blättern in Apfelessig und Wasser bewährt, der ätherisches Eukalyptus- und Rosmarinöl zugefügt wird, bevor man sie in die Kopfhaut einmassiert.

Haarpackung Ab und zu eine Haarpackung sollten sich all diejenigen gönnen, die ihr Haar mit viel Sonne, Wind sowie chemischen Substanzen und Farbmitteln belasten. Dazu einfach *Amalaki-*, *Triphala-* und Hennapulver mit Brennnesseltee und Naturjoghurt anrühren. Sehr gut ist auch Bockshornkleesamen-Pulver. Dieses enthält haarfollikelstärkende Phytohormone und erzielt bei regelmäßiger Anwendung – mit Brennnesselwurzeltee und *Bhringaraj-* oder Olivenöl angerührt – einen spür- und sichtbaren Erfolg.

Tipps Weitere Empfehlungen für die tägliche Haarpflege sind das Bürsten mit einer guten Wildschweinborstenbürste und die Einnahme von 1 Teelöffel *Chyavanprash*, dem bekannten *Amla-*Mus aus der Ayurveda-*Rasayana-*Hausapotheke.

Ghee – das Fett der heiligen Kuh

Neben Wasser, Milch und Honig ist Ghee als eines der wichtigsten *Rasayanas* anzusehen. Ghee ist das reine Fett der Butter ohne Eiweißanteile. Es wird in der indischen Küche zum Kochen verwendet und im Ayurveda genutzt, um die Wirkung der Kräuter zu optimieren. Mit seiner eher kühlenden Eigenschaft wird Ghee auch mit Kräutern wie *Triphala* verkocht und für Augenbäder (*Akshirtarpana*) eingesetzt. Auch in der Fußmassage wird *Gritam*, auf Ghee basierendes Fett, eingesetzt, weil es im Sommer für kühle Füße sorgt.

Zutaten Um Ghee selbst herzustellen, benötigt man 1 Kilogramm Sauerrahmbutter in Bio-Qualität – Sauerrahmbutter wirkt wegen der enthaltenen Milchsäurebakterien am besten, es kann aber auch Süßrahmbutter verwendet werden.

Zubereitung Die Butter in einen großen Topf mit dickem Boden geben und eine kleine Kochplatte wählen. Die Butter bei schwacher Hitze langsam erwärmen, bis sie schmilzt, dabei nach Bedarf ab und zu umrühren. Bei maximal 90 bis 100 °C (zur Sicherheit ein Thermometer verwenden) etwas köcheln lassen. Die Temperatur herunterschalten und das Geschehen beobachten, denn Fett potenziert die Wärme. Zuerst schäumt das Fett sehr stark. Den Schaum kann man abschöpfen, muss man aber nicht. Danach nicht mehr umrühren! Das Eiweiß setzt sich auf dem Topfboden ab, und die Flüssigkeit sieht zunächst milchig aus. Wasser perlt so lange vom Grund hoch, bis keines mehr verdunsten kann. Dann sieht das Fett goldgelb wie Bier aus und zischt etwas. Das Ghee ist fertig, wenn man einen Teller über den Topf hält und dieser nicht mehr beschlägt – also kein Wasser mehr vorhanden ist.

Dauer Das Auslassen der Butter dauert 1 bis 1½ Stunden. Bei weniger Butter verkürzt sich die Zeit.

Abfüllen Den Topf vom Herd nehmen und das Fett ca. 15 Minuten abkühlen lassen. Ein Haarsieb mit einem Tuch aus Baumwolle (z. B. ein Mulltuch) oder einem Stück Küchenkrepppapier auskleiden. 4 saubere Schraubgläser à 200 Milli-

liter (z. B. Marmeladengläser) bereitstellen und einen passenden Trichter in ein Glas hängen. Das flüssige Fett vorsichtig durch das ausgekleidete Sieb nacheinander in die Gläser füllen. Das Fett erkalten lassen und anschließend die Gläser verschließen.
Haltbarkeit Ghee hält sich bis zu 6 Monate lang in einer Speisekammer, die dunkel und kühl ist. Ghee nicht im Kühlschrank aufbewahren.

Dhanvantari-Gebet
Shankam cakran jalaukam dathamruta ghatam caru dhorabhihi ca caturbihihi Sukshma svaca ati hridayamsuka parivilasam maulimam bhojanetram Kalambbhodo jvalangam katitat vilasa carupitambharadhyam Vande Dhanvantarim tam nikhila gadavan prauda davagni lilam

»Der, welcher in seinen vier anmutigen Händen Muschelhorn, Wurfstern, Blutegel und ein Gefäß mit Ambrosia hält, dessen leuchtender, feiner und reiner Schal ihn besonders attraktiv erscheinen lässt und dessen Augen wie Lotusblumen anmuten,
dessen körperliche Ausstrahlung der Farbe einer frischen Regenwolke gleicht und dessen reizvolle Hüften in ein goldgelbes Tuch gehüllt sind,
vor diesem Dhanvantari beuge ich mich mit Respekt,
denn ER verbrennt Krankheit wie ein unbändiger Waldbrand.«

H. H. Rhyner: Das neue Ayurveda Praxishandbuch, Königsfurt-Urania

Die Rolle des Öls im Ayurveda

Man könnte meinen, alles im Ayurveda schwimmt in Öl oder zumindest in öliger Substanz. Die ersten Bilder, die uns im Westen erreichten, waren die Abbildungen von *Shirodhara*, dem Ölguss auf den Kopf, bzw. über die Stirn. In der Tat genießt Öl im Ayurveda größte Aufmerksamkeit, denn es ist der wichtigste Trägerstoff für alle Substanzen, je nach Verabreichungsform. Öl berührt alle Sinne. Ausgewählte Öle sind in der Lage, die Eigenschaften von Heilkräutern zu übernehmen. In der *Pancakarma*-Kur (Maßnahmen, um Schadstoffe auszuleiten) wird von äußerer und innerer Ölung gesprochen. Diese ermöglicht eine hohe Durchlässigkeit, eine gute Aufnahmefähigkeit und eine effiziente Abgabe der Heilkräuterinhaltsstoffe in die Gewebe.

Ayurvedische Öle

Die in Europa am häufigsten angewendeten ayurvedischen Öle sind die *Tailams*. *Taila* bedeutet Sesamsamen, deren Öl die Basis vieler Rezepturen ist.
Sesam als Basis Traditionell werden Sesamölrezepturen in den nördlichen Regionen Indiens verwendet, die der hiesigen Klimazone ähnlicher sind. Sesam selbst hat eine wärmende Wirkung. Wir kennen Sesam auch aus dem Märchen »Ali Baba und die vierzig Räuber«, in dem es so passend heißt (und es ist tatsächlich die Pflanze gemeint): »Sesam öffne dich«. Und das tut Sesam: Sesam öffnet sich für die Kräuter und lässt ihre Inhaltsstoffe schnell ins Gewebe passieren.

Kokos als Basis In Südindien übliche Öle werden auf Kokosölbasis hergestellt. Diese *Kerams* zeichnen sich durch eine kühlende Wirkung aus, was im heißen Sommer oder bei Hitzewallungen durchaus angebracht sein kann.

Öle gegen Trockenheit

Leiden wir unter Vata-Problematiken, die mit einem Übermaß an Trockenheit einhergehen, ist es generell von Vorteil auf die ölige Anwendungs- oder Verabreichungsform zurückzugreifen, um dem Körper die Feuchtigkeit zuzuführen, die ihm jetzt fehlt.

Dhanwantharam Tailam Eines der wichtigsten Öle ist das *Dhanwantharam Tailam*, nach dem Gott des Ayurveda *Dhanvantari* benannt. *Dhanvantari* wird mit zwei, auch oft mit vier Händen dargestellt. Er hält ein Gefäß von *Amrita*, dem Nektar der Untersterblichkeit, ein Muschelhorn, einen Diskus sowie Heilkräuter, manchmal auch Blutegel in der Hand. Der Gott ist der Schutzpatron des Ayurveda, entstanden aus dem gequirlten Milchozean und mit Gott *Vishnu* (der Höchste) verwandt. Das Dhanvantari-Gebet wird gerne von Ayurveda-Ärzten vor Beginn der Therapie rezitiert.

Sorgfältige Herstellung Traditionell werden die Öle über offenem Feuer gekocht und mit Mantras besungen, um die Heilkraft zu verstärken. Wenn ein Öl wie *Dhanwantharam* über 39 Kräuter beinhaltet, wird jedes Kräuterlein einzeln der Prozedur unterzogen und so lange gekocht, bis das Wasser verdampft ist. Dann wird es gesiebt und das nächste Kräuterlein eingekocht. So sind für dieses *Tailam* 39 Kochvorgänge nötig. Dadurch verändert sich natürlich das Öl, es wird feiner und durchlässiger. Wenn wir es auf den Handrücken geben, wird es schnell warm und zieht zügig und vollständig ein. Es bleibt kein öliger Film auf der Hautoberfläche zurück.

Wie bei den meisten *Tailams* gibt es eine Grundrezeptur, welche aber traditionell je nach Ayurveda- Familien und -Herstellern individuell erweitert wird (siehe Adressen im Anhang).

Anwendung Hier nur ein paar besondere Kräuter zur Darstellung der Kraft dieses Öles:

- *Bala* (lat. *Sida cordifolia*), die Sandmalve, wirkt wie ein natürliches Amphetamin, stimuliert.
- Himalaya-Zeder (lat. *Cedrus deodara*), auf Englisch »Heartwood« genannt, senkt Vata und Kapha, reduziert *Ama*, wirkt schmerzstillend, wundheilend, entspannend und angstlösend.
- *Gokshura* (lat. *Tribulus terrestris*), der Erd-Burzeldorn, senkt alle drei *Doshas*, stärkt die Nieren, wirkt aphrodisierend, gegen Rheuma, verhindert Aborte (Schwangerschaftsabbrüche) und wirkt gegen Dysurie, indem es auftretende Schmerzen beim Wasserlassen lindert.
- *Amla* (lat. *Emblica officinalis*) ist für alle drei *Doshas* gut (tridoshara), blutbildend, blutreinigend, verjüngend, kardiotonisch (gut für den Muskeltonus des Herzens).
- *Shatavari* (lat. *Asparagus racemosus*), die Spargelwurzel, senkt Vata und Pitta, wirkt regenerierend, hilft bei Unfruchtbarkeit und gegen Übersäuerung.

- *Ashwaganda* (lat. *Withania somnifera*), die Winterblume, senkt Vata und Kapha, stimuliert das Immunsystem, hilft bei nervösen Störungen.
- *Yastimadhu* (lat. *Glycyrrhiza glabra*), das Süßholz, senkt Vata und Pitta, gut für die Leistung von Hirn, Augen und Nerven.
- *Manjistha* (lat. *Rubia cordifolia*), die Färberwurzel, wirkt blutreinigend, hilft bei Hauterkrankungen, unterstützt Leber und Lymphsystem.
- *Tagara* (lat. *Valeriana wallichii*), der Indische Baldrian, wird gegen Vata-Störungen und Unterleibsschmerzen eingesetzt, wirkt entspannend, verleiht Mut und Zuversicht.

Ölanwendungen zur Selbsthilfe

Im Ayurveda finden sich für nahezu alle möglichen Frühsymptome von Vata-, Pitta- oder Kapha-Disbalancen Möglichkeiten zur Unterstützung, zur Regeneration und zur Selbstfürsorge. Ayurveda, auch als Medizin der armen Leute bekannt, war gedacht, um das Wissen im täglichen Leben ein- und umzusetzen. Die folgenden Anwendungen sind einfach durchzuführen, angenehm und sehr effizient.

Gandusha – Mundspülung mit Öl

Zähne, Zahnfleisch und auch der Kieferknochen verändern sich im Klimakterium. Eine gute Pflege, um noch möglichst lang mit den eigenen Zähnen strahlen zu können, ist unerlässlich. Wiederkehrenden Entzündungen des Zahnfleisches und sogenannten Aphthen im Mund, die auf ein geschwächtes Immunsystem hinweisen, kann so gut vorgebeugt werden.

Gandusha ist auch als »Ölziehen« bekannt. Es nährt die Mundschleimhaut, verbessert den Geschmackssinn und löst Schlacken im Mund-, Zahn- und Kopfbereich.

Indikation Die Mundspülung wird bei folgenden Indikationen empfohlen, dennoch kann man sie auch gut zur Vorsorge im Rahmen einer Morgenroutine anwenden:

- Zahnfleischbluten
- Kopfschmerzen
- Aphthen
- Rhagaden
- Mundgeruch

Auswahl des Öls Es gibt ganz wunderbare Mundöle mit Minz-, Basilikum-, Nelken- und Teebaumöl. Manche sind gewöhnungsbedürftig, und es macht definitv keinen Sinn, ein Öl zu kaufen, das nicht verwendet wird. Im Notfall geht reines Sesamöl, Olivenöl (wird oft bitter und scharf) oder Kokosöl, jedoch fehlen diesen Ölen die wertvollen Kräuter. Bei ernsten Beschwerden wäre die medizinierte Variante effektiver.

Anwendung 1 Teelöffel Öl für 5 bis 10 Minuten im Mund behalten und währenddessen durch die Zähne ziehen, dann ausspucken. Die Zähne normal putzen und zum Abschluss mit einem Esslöffel oder Zungenschaber die Zunge abziehen, einmal in der Mitte, je einmal rechts und links. Bitte nicht öfter, der Belag sollte nach einigen Tagen locker abzuziehen sein. Er kann eine wirklich dunkle, unsauber wirkende Masse sein, die wenig appetitlich aussieht. Es handelt sich dabei um oft unverdauliche oder schwer verdauliche Rückstände.

Alternative Eine Alternative zum Öl sind indische Zahnpulver, die bei viel Kapha zu empfehlen sind, oder auch für Menschen, die das Öl nicht gut vertragen. Hierfür etwas Zahnpulver in die Handmulde geben, Zeigefinger anfeuchten, in das Pulver eintauchen und damit Zähne und Zahnfleisch für 2 bis 4 Minuten massieren. Das Zahnpulver gibt ein frisches Gefühl und reduziert Kapha, speziell am Morgen.

Piccu – die Öltamponade

Piccu, die Öltamponade, ist ein Allround-Talent, das seit Urzeiten von Frauen in Indien praktiziert wird. Sie dient der Geburtsvorbereitung, wird aber auch bei allen Problemen des Alterns im Bereich des Urogenitaltraktes geschätzt. In Indien ist *Piccu* von unschätzbarem Wert, weil es bis zum heutigen Tage nicht überall ein Spital in der Nähe der gebärenden Frauen gibt – viele Frauen verbluten nach der Geburt auf dem manchmal zu weiten Weg zum Krankenhaus.

Zu erzielender Effekt Die *Piccus*, also Tamponaden, machen den äußeren und inneren Geburtskanal weich und dehnbarer, wodurch die Gefahr des Dammrisses während der Geburt verringert wird. Voraussetzung ist Hygiene, weil sonst Infektionen auftreten können. In unseren Breitengraden ist dies aber kein Problem, da die erhältlichen Tampons steril verpackt sind. Diese Anwendung nährt das Gewebe im und rund um den Vaginaltrakt, macht es weich und geschmeidig. Vata ist das Element, das zur Austrocknung der Gewebe beiträgt, und warmes Öl mit entsprechenden Kräutern kann Abhilfe leisten. So eliminieren wir die Ursachen der Vata-Störung dort, wo Vata auch ansässig ist. Durch die *Piccus* wird das Gewebe angeregt, sich zu regenerieren, die enthaltenen Kräuter sorgen für die entsprechende Wirkung. Wenn das Gewebe so genährt wird, gewinnt es an Festigkeit, und die Durchblutung wird verbessert. Dies hat wiederum einen stärkenden Effekt auf Beckenboden, Blase und Harnleiter.

Indikation Die Öltamponade wird bei folgenden Indikationen empfohlen:

- Inkontinenz
- Scheidentrockenheit
- schwacher Beckenboden

Dosierung Einmal täglich für 1 bis maximal 3 Stunden wird ein Öl-Tampon eingeführt, wie im Rahmen einer Kur für insgesamt 4 Wochen. Bitte nur weiche Bio-Baumwoll-Tampons verwenden, alle anderen bleiben manchmal hart und saugen nicht genügend Öl auf.

Anwendung Eine Schüssel oder besser ein kleines Schraubglas (so bleibt das restliche Öl verwendbar) mit ca. 50 Milliliter Öl in ein Wasserbad stellen. Nach ein paar Minuten einen Tampon darin baden und warten, bis er vollgesogen ist. Am besten geht man mit dem Glas auf die Toilette. Dort den öligen Tampon einführen und vorsorglich eine Binde vorlegen. Manche Öle (wie Weizenkeimöl und auch Ayurveda-Öle) färben etwas stärker. Dann entspannen, eine wohlverdiente Pause einlegen, vielleicht kurz schlafen.

Auswahl des Öls Folgende Öle in Bio-Qualität eignen sich:

- Weizenkeimöl mit Vitamin E (färbt gelb) ist für alle Typen gut

- Nachtkerzenöl, das Luxusöl, ist sehr nährend, gut für Vata und Pitta
- Aloe-vera-Öl ist sehr feuchtigkeitsspendend, gut für Vata und Pitta
- Jojobaöl ist für alle drei *Doshas* gut
- Das Ayurvedaöl *Dhanwantharam*-Öl muss aufgrund des Milchgehaltes zunächst einmal über 80 °C erhitzt worden sein. Im abgekühlten Zustand in ein sauberes Glas abfüllen.
- Reines Sesamöl ist nicht empfehlenswert, weil seine grundsätzliche Eigenschaft erhitzend ist – wo Hitze ist, ist Trockenheit nicht weit.

Basti – Öleinläufe

Die ayurvedische Medizin liebt Öleinläufe (*Basti*) zur Behandlung aller Vata-Problematiken. Der Darm wird damit nicht nur auf sehr sanfte Weise gereinigt, sondern auch die Schleimhäute, das Mikrobiom und das Nervensystem können direkt behandelt werden. Die optimale Therapie also, um Vata-Störungen aus dem Körper zu beseitigen und die daraus resultierenden Wechseljahresbeschwerden wie Scheidentrockenheit, Harnwegsinfektionen, Schlafstörungen oder Nervosität zu behandeln.

Anuvasana Basti ist ein kleiner Einlauf und setzt sich hauptsächlich aus 20 bis maximal 100 Milliliter öliger Substanz zusammen. Vorzugsweise wird Sesamöl oder ein ayurvedisches *Tailam* verwendet. Der kleine Nähreinlauf hilft Vata zu beruhigen, das Nervensystem zu stabilisieren und Stress abzubauen. Er wirkt direkt dort, wo Vata ansässig ist, und ist dadurch sehr effektiv. Für einen Öleinlauf wird etwas Öl erwärmt und mit einer Einlaufspritze in den Anus eingeführt. Der Körper behält das Öl inne und scheidet den nicht resorbierten Rest erst am Morgen mit dem Stuhlgang aus.

Einkaufen Um den Einlauf zu tätigen, geeignete Spritzen und Katheter (statt Einlaufschlauch oder Irrigator) in einer Apotheke kaufen: 1 Packung mit 100-Milliliter-Blasenspritzen (diese kann man per Hand oder im Geschirrspüler auswaschen) und 3 Einmalkatheter mit weicher Spitze für Männer (die Einmalkatheter für Frauen sind sehr kurz, und es ist schwieriger den Katheter einzuführen und mit der Blasenspritze zu verbinden).

Ablauf Öl im Wasserbad auf Körpertemperatur um die 40 °C anwärmen (da es dann im Katheter wieder Wärme verliert).

Öleinläufe zum Ausgleich von Wechseljahresbeschwerden

Indikation	Einlauf
Bei allen Vata-Beschwerden	Basti mit Dashamula-Tailam
Zum Aufbau von Rasa Dhatu	Basti mit Shatavari-Tailam
Bei Trockenheit der Schleimhäute, Scheide usw.	Basti mit Bala-Tailam
Osteoporose	Basti mit medizinierter Guduchi-Milch

Ein paar Handtücher am Boden auslegen und eine gute Atmosphäre schaffen. Blasenspritze mit Öl füllen und entlüften. Mit dem Katheter zusammensetzen und entlüften. Auf die linke Seite legen und Spritze ca. 5 Zentimeter tief in den Anus einführen. Spritze zwischen die Beine nach vorne nehmen und langsam das Öl in den Darm einspritzen. 2 bis 5 Minuten liegen bleiben, dann auf den Rücken 2 bis 5 Minuten, dann auf die rechte Seite für 2 bis 5 Minuten, dann auf den Bauch für 2 bis 5 Minuten. Ab ins Bett und entspannt schlafen. Wenn möglich an drei aufeinander folgenden Tagen abends vor dem Zubettgehen durchführen:

- Am ersten Tag mit 40 Milliliter Öl (bei viel Vata auch 60 ml Milliliter)
- Am zweiten mit 60 Milliliter Öl (bei viel Vata auch 80 Milliliter)
- Am dritten mit 80 Milliliter Öl (bei viel Vata auch 100 Milliliter)

Nasya – Nasentropfen mit Öl

Auch die Nase ist eine Körperöffnung, die im Ayurveda für einen Einlauf genutzt werden kann. Dabei werden die Nasenlöcher als Pforte des Schädels betrachtet. Die Einführung von Kräutern und Ölen durch die Nasenlöcher *(Nasya)* sind eine effektive Therapie bei allen neurologischen Beschwerden. Auch Steifigkeit in Kopf und Nacken, chronische Erkältung, Erkrankungen der Augen, Kopfschmerzen, Heuschnupfen und chronische Sinusitis werden in der traditionellen Ayurveda-Heilkunde mit *Nasya* behandelt. In den Wechseljahren wird *Nasya* vor allem bei Vata-Störungen wie mentaler Instabilität, Stimmungsschwankungen oder Kopfschmerzen empfohlen. Dazu verwenden wir vorzugsweise speziell zubereitete Ghee-Rezepturen »*Gritams*« mit *Brahmi* oder *Shatavari*.

Gritam – medizinierte Ghee Für die Grundrezeptur 1 Teil Kräuter mit 4 Teilen Ghee und 16 Teilen Flüssigkeit (Wasser, Milch, Dekokt = durch Abkochung von Heilkräutern gewonnener Auszug) mischen. In einem Topf mit dickem Boden erhitzen und so lange köcheln lassen, bis die gesamte Flüssigkeit auf die Menge des Ghees reduziert wurde. Durch ein feines Sieb abgießen (siehe Seite 113f.) und in einem dunklen Einweckglas aufbewahren.

Trockene Anwendungen

Wenn das Verdauungsfeuer eher schwach ist und eine latente Kraftlosigkeit vorhanden ist, kann eine Trockenmassage Schwung in den Energiehaushalt bringen. Zudem hilft sie, Schlackenstoffe abzutransportieren und sich beweglicher zu fühlen.

Udvartana – Trockenmassage

Wie schon bei der Selbstmassage beschrieben (siehe Seite 66) ist die einfache Abreibung mit Mehlen oder Pulver eine gute Maßnahme, um überschüssiges Kapha oder auch Öl auf der Haut loszuwerden bzw. zu reduzieren. Es gibt fertige konstitutionsgerechte Mischungen zu kaufen (siehe Anhang).

Wirkung Eine Trockenmassage ist belebend und reinigend. Sie wird auch bei übermäßigem Schwitzen durchgeführt. Sie wirkt, indem sie:

- Kapha reduziert
- Leichtigkeit bringt
- das überschüssige Öl aufnimmt
- die Haut weich und zart macht

Kontraindikation Vorsicht bei:
- offenen Hautstellen oder sehr leicht reizbarer Haut
- hohem Vata-Zustand mit unruhigem Geist

Substanzen Die folgenden Mehle gerne mit etwas Zimt oder Kardamompulver versetzen, dann riecht es gleich besser:
- Kichererbsenmehl (stark ölbindend) sehr fein, klebt schnell > Vorsicht bei alten Wasser- und Rohrleitungen wegen Verstopfung
- Gerstenmehl (kühlend) etwas gröber
- Reis- oder Maismehl

Darüber hinaus sind ayurvedische *Churnams (Pulver)* wie *Neem*, *Shariva* und *Shatavari* hilfreich dabei. *Neem* (lat. *Azadirachta indica*), auch Niembaum oder Nimba genannt, wird auch als Teebaumöl Indiens bezeichnet. Es reinigt, klärt und wirkt antiseptisch. *Shatavari*, die Spargelwurzel, ist gut bei allen Arten von Unverträglichkeitsanzeichen auf der Haut, auch bei allergischen Reaktionen. *Shariva* klärt ebenso das Hautbild und ist gut bei Pitta-Überschuss.

Anwendung Entweder trocken auf der Haut einreiben oder im Sommer und bei hohem Pitta mit Rosenwasser eine Paste machen und damit abrubbeln, Verwendung wie ein Peeling. Danach abduschen. Hinterher nicht eincremen, weil sich die Haut selbst regeneriert.

Garshan – die Seidenhandschuhmassage

Der für die Massage benötigte Handschuh wird aus Rohseide gewebt und genäht. Es ist ein sehr feines Material – für Kapha-Gewebe kann es auch etwas gröber gewebt sein. Die Anwendung ist

Becher-Peeling – reinigt und schenkt weiche Haut

Ein einfaches, schnelles Peeling für alle Doshas mit großer Wirkung: Heißes Wasser, feines Salz und Sahne oder Milch zu gleichen Teilen in einer Schüssel mischen. Etwa 1 Becher Wasser, 1 Becher Salz und 1 Becher Sahne. Wer mag, ersetzt die Sahne durch Mandel- oder Reis-Drink.

Die Mischung in den ganzen Körper einmassieren und dabei am besten schon in der trockenen Duschkabine oder in der Badewanne stehen. Dann abduschen oder Badewasser einlassen und genießen.

denkbar einfach und leicht in den Alltag zu integrieren.

Wirkung Durch die sanften oder festeren Ausstreichungen wird der Körper angeregt, auszuleiten. Die Massage wirkt indem sie

- *Dhatu Agni* (Gewebestoffwechsel) verbessert
- die oberen abgestorbenen Hautschuppen reduziert
- das Gewebe gut für eine Ölung oder Selbstmassage vorbereitet

Kontraindikation *Garshan* soll nicht angewendet werden bei:

- zu hohem Vata
- offenen, nässenden Hautstellen
- *Ama* (Schwere in den Beinen, Schmerzen und Steifigkeit in den Gelenken, Antriebslosigkeit)

Anwendung Vor dem Duschen oder der Selbstmassage, möglichst am Vormittag, da es *Agni*, also den Stoffwechsel, anregt. Dafür am Bauch (hier »wohnt« *Agni*) mit kreisenden Bewegungen beginnen und dann die Kreise größer werden lassen – am Bauch kann man auch etwas zupfen und das Gewebe gegeneinander bewegen. Dann um die Gelenke kreisen. Von der Hüfte an lange Ausstreichungen entlang der Röhrenknochen, Oberschenkel ohne Druck in Richtung Zehen und mit leichtem Druck zwischen den Händen retour. Über die Unterschenkel zu den Füßen und zurück. Den Oberkörper in gleicher Form zum Herzen hin massieren. Dies wirkt aktivierend (*Pratiloma*) und bringt frische Energie in den Körper.

Tipps Alles ist erlaubt, und mit etwas Musik macht es sogar noch mehr Spaß. Fühl dich frei, die Hüften zu kreisen, dich in Schwung zu bringen, um den Tag zu beginnen. Diese Anwendung lässt sich auch durchführen während man das Ölziehen (siehe Seite 116) praktiziert: »two in one« sozusagen. Danach duschen, wenn man möchte.

Jambira Pinda Sveda – Schwitzkur mit Zitruspaste

Wirkung Die Schwitzkur

- verbessert den Gewebestoffwechsel
- verbessert den Lymphfluss
- hilft gegen Cellulitis
- hilft bei Übersäuerung
- unterstützt den Abtransport von Schlackenstoffen

Kontraindikation Die Schwitzkur soll nicht angewendet werden bei:

- Entzündungen und Hauterkrankungen

Zutaten Dafür benötigt man:

- 4 Bio-Zitronen (Schale unbehandelt)
- 200 g Kokosraspel
- etwas Kokos oder Sesamöl
- Eladi-Keram-Öl (Öl mit Kardamom auf Kokosbasis) für die Anwendung
- 2 dünne Baumwolltücher, wie z. B. alte Geschirrtücher quadratisch ca. 50 Zentimeter schneiden, aus dem Rand dünne Bänder gestalten
- 1 Pfanne mit dickem Boden
- Nach Bedarf Churnam, wie Zimt, und ayurvedische Kräuter wie Neem, Sariva, Amla.

Anwendung Die Zitronen in Stücke schneiden und die Kerne entfernen, denn sie könnten die Haut verletzen. In einer Pfanne etwas Sesam- oder Kokosöl erhitzen und die Zitronenstücke darin ein paar Minuten köcheln lassen. Nach Bedarf Churnam dazugeben. Die Zitronenstücke von der Kochstelle nehmen. Zwei Gazesäckchen/Kräuterbolis mit den Stücken füllen und zubinden. Die Pfanne auswischen und bei schwacher Hitze etwas Eladi-Öl hineingeben. Die beiden Säckchen zum Warmhalten einlegen und dabei auf die Temperatur achten, es darf nichts anbrennen! Sobald sie warm sind, mit beiden Säckchen die rechte und linke Körperhälfte, immer vom Herzen weg, mit anfänglich klopfenden Bewegungen massieren. Überall dort, wo man herankommt, massieren und dann mit einer freien Hand darüber streichen, gerne auch synchron mit beiden Säckchen gleichzeitig arbeiten. Die Säckchen immer wieder in der Pfanne erwärmen. Es riecht himmlisch nach Kokos und Zitrone. Die Haut fühlt sich nach der abschließenden Dusche wunderbar erfrischt an.

Rituale geben Struktur

Unter »Ritual« verstehen wir einen Brauch, eine Gewohnheit. Meist eher förmlicher Natur wie Taufe oder Hochzeit. Aus dem lateinischen »Ritus« als eine vorgegebene Regel zu verstehen. Rituale entwickeln sich in jeder Gesellschaft, in jeder Familie. So wie in den Urvölkern vieler Nationen Menschen Tempel und Kirchen besuchen oder Familienfeste zu besonderen Anlässen gefeiert werden, seit Jahrtausenden von Jahren. Schöpferkraft ist somit auch Frauensache. Frauen haben sich getroffen, sich unterstützt, sich auf allen Ebenen genährt mit Freundschaft, Wissen, Mitgefühl, Liebe und Verbundenheit. Frauen, die sich nahestehen oder zusammenleben, menstruieren zum gleichen Zeitpunkt.

Halt in hektischen Zeiten

Uns fehlen diese Rituale, wir haben kaum Zeit. Wir waschen unsere Wäsche nicht mehr am Fluss, wir singen nicht mehr in der Kirche. Wir treffen uns zielorientiert und zu selten nur im Verband von Frauen, eher als Paar und Familie. Und doch haben wir eine tiefe Sehnsucht, unter uns zu sein, miteinander ein Gefühl von Gemeinsamkeit zu bekommen. Etwas dem Gefühl entgegensetzen zu können, das vermittelt: »Ich bin allein, ich leide auch allein.« Dazu die Müdigkeit, alles allein bewältigen zu müssen und auf kein überliefertes Wissen der Ahnen zurückgreifen zu können, weil sich die Welt und auch das Frauenbild so rasant verändert haben. In einer wahrhaftigen Selbstverständlichkeit füreinander dazusein, ist in Krisenzeiten unglaublich hilfreich. Es inspiriert, gibt uns ein Gefühl von Geborgenheit. Natürlich spüren wir Frauen unsere Weiblichkeit in Gegenwart eines Mannes oder männlich gearteter Energien umso deutlicher. Unterstützung, Verständnis und Humor multipliziert sich aber im Bund mit anderen Frauen. Um neue Rituale zu implementieren ist es schön, sie Freundinnen mitzuteilen. Nachfolgend ein paar Ideen dazu:

Tagesritual – die Stille Die Pause führt ein klägliches Dasein. Die Kaffeepause ist zu einem einzelnen Getränk mutiert, das neben der Arbeit am Laptop, beim Telefonieren oder Schminken vor dem Spiegel konsumiert wird. Zehn Minuten offline, kein Telefon, einfach nur mal atmen und schauen, was passiert, wäre Erholung pur! Am besten am Nachmittag, wenn Vata hoch ist und die Energie abfällt. Schaffe dir einen imaginären Kraftort, eine echte Kaffee- oder Teepause, um Vata zu beruhigen, dich zu erfrischen, Raum für Neues zu schaffen.

Wochenritual – Bewusstwerden Sich ein paar Stunden an einem fixen Tag pro Woche Zeit nehmen, für Dinge, die du bewusst und gern tust: Spazieren gehen, dir ein Bad einlassen, eine Selbstmassage (siehe Seite 62ff.) und/oder Yoga (siehe Seite 68ff.) machen, dich mit Freundinnen treffen, Spaß beim Sport haben oder essen gehen. Verabrede dich einmal pro Woche mit dir selbst.

Monatsritual – Gesundheit pflegen Nachdem die Menstruation – oder besser in diesem Kontext: die Regel –, das Ritual, fast oder ganz ausbleibt, ist es gut, sich einen Tag im Monat zu suchen und fix im Kalender einzutragen, der ein Ritus wird. Beispielsweise zur Unterstützung der Ausleitung eine ayurvedische *Abhyanga* – eine Ganzkörpermassage – buchen. Das sorgt für die Entlastung von Pitta-*Ama*. Oder einen Besuch in der Sauna mit Freundinnen planen. Eine andere Idee ist, einfach einen Suppentag mit vielen guten Detox-Kräutern einzulegen.

Jahresritual – Rasayana-Kur *Rasayana* bedeutet Verjüngung und ist eine spürbare Veränderung, die sich im Strahlen durch *Ojas* zeigt. Die Kur wird oft das »Botox des Ayurveda« genannt und doch unterschätzt. *Rasayana* ist eine sanfte Reinigung des Körpers – ohne komplett wie in der *Pancakarma* (siehe Seite 163) mit Einlauf und therapeutischem Erbrechen auszuleiten. *Rasayana* durchdringt aber trotzdem alle Gewebe und ist eine Kombination von guter, leichter Ernährung, ayurvedischen Heilkräutern und Massagen, speziellen Anwendungen und Yoga. Einmal im Jahr eine solche *Rasayana*-Kur gibt Kraft für das Folgejahr (siehe Drei-Tage-Kur im Kasten auf Seite 124ff.).

Drei-Tage-Kur zur Stärkung von Ojas

Ein Wochenende Auszeit

Stimme dich mental auf die Zeit mit dir selbst ein, versuche, deine innere Haltung auf Genuss und weg von Leistung zu programmieren. Selbst wenn hier ein festes Programm beschrieben wird, fühle dich frei, nur die Dinge zu praktizieren, die dir leichtfallen. Überlege, was dich erfüllt und dir glückliche Momente schenkt: ein Spaziergang, ein Konzert, Musik machen, tanzen, singen … Vielleicht kannst du an diesem Wochenende etwas davon einfließen lassen.

Vorbereitung

Gehe am Mittwoch einkaufen: Frisches Gemüse, Ghee, Gewürze, Handschuhe für Garshan, Öl für Gandusha und die Selbstmassage, Zitronen für die Schwitzkur – was immer du willst. Ziehe dich am Donnerstag zurück von allem, was aufregt und ablenkt: Smartphone, soziale Netzwerke, E-Mails, Arbeit am Laptop, TV, Krimi, anstrengende Menschen etc.

Mach dir Gedanken zum Kur-Wochenende und schreibe vielleicht Tagebuch. Die Erwartungen an diese Tage in Vorstellungen umzumünzen, offen zu sein, sich von Gedankenmustern zu lösen, kann schon befreiend sein. Gehe unbedingt vor 23 Uhr ins Bett.

Tag 1 – Freitag

Heute geht es los. Du hast dir im günstigsten Fall Urlaub für heute genommen, um entspannt abzuschalten. Schreibe deine Gedanken auf, visualisiere sie.

Ingwerwasser Lasse morgens 1,5 Liter heißes Wasser für ca. 15 Minuten köcheln. Gib ungeschälten und in dünne Scheiben geschnittenen Bio-Ingwer dazu, das verbessert dein Agni. Alternativ kannst du 4 Kapseln Kardamom statt Ingwer verwenden. Bei Bedarf schmecke den Sud mit dem Saft einer Zitrone und etwas Honig ab. Trinke 2 Tassen und fülle den Rest in eine Thermoskanne, die du über den Tag austrinkst.

Körperpflege Schaue dir als Erstes deine Zunge an und schreibe auf, wie sie aussieht. Dann folgt das Ölziehen mit 1 Teelöffel Gandushaöl für mindestens 5 Minuten. Währenddessen führst du eine Garshanmassage mit einem Seidenhandschuh durch: Starte mit Kreisen und massiere zum Herzen hin, danach am Bauch und überall dort, wo sich »Überschüssiges« angesammelt hat. Massiere dynamisch, um den Kreislauf zu aktivieren. Spucke nun das Öl dann ins Waschbecken und putze dir die Zähne. Danach reinige deine Zunge: Ziehe mit einem Schaber oder einem Esslöffel von der Zungenwurzel bis zur Zungenspitze den Belag ab. Abschließend duschst du dich und beendest das Duschen mit kaltem Wasser – das verbessert den Gewebestoffwechsel.

Ernährung Kein Fleisch, kein Fisch, kein Käse, kein Joghurt, keine Süßigkeiten, kein Alkohol, möglichst frisch gekochtes Essen, mittags einen Salat als Rohkost (alternativ einen Smoothie), keine Softdrinks, kein Eis, kein eiskaltes und altes Essen. Versuche, nur drei Mahlzeiten am Tag zu essen, wenn einen Snack, dann Früchte, Trockenfrüchte oder Nüsse. Trinke viel (ca. 2 Liter) lauwarmes oder heißes Wasser über den Tag verteilt. Zum Mittag- und Abendessen bereitest du dir eine Gemüsesuppe oder einen Khichari zu (siehe Seite 130).

Massage Genieße am Abend eine Selbstmassage (siehe Seite 62ff.) mit einem Ayurveda- oder Nachtkerzen-Öl. Granatapfelkern-Öl ist auch sehr angenehm.

Tag 2 – Samstag

Du hast sicherlich nach der Selbstmassage ganz wunderbar geschlafen. Notiere dir deine Ideen und Gedanken für den Tag und überlege, was du dir Gutes tun wirst.

Start in den Tag Starte wieder mit dem heißen Ingwerwasser in den Tag. Dann folgen das Ölziehen und die Massage mit dem Garshanhandschuh (siehe Freitag).

Bewegung Erweitere die Morgenroutine um das 15-Minuten-Yoga-Programm (siehe Seite 74ff.).

Frühstück Bereite dir ein leckeres Frühstück mit Reis, Hirse oder Mehrkorn-Flocken und gekochtem Obst zu (siehe Seite 127).

Top 3 Vor dem Mittagessen hast du noch Zeit für einen Teil deiner Top 3.

Mittagessen Zum Mittagessen kochst du dir Risotto, Gemüsecurry und Mangochutney (siehe Seite 134).

Bewegung Gehe am Nachmittag in den Wald oder an einen anderen schönen Ort in der Natur. Atme bewusst für ein paar Minuten – in der freien Natur ist solch eine Übung noch effektiver (siehe Atemübungen Seite 92ff.).

Süßes für die Seele Gönne dir etwas Besonderes: Gib 1 Handvoll Rosinen (Rosinen sind auch ein Rasayana für uns Frauen) in ein Glas, fülle es mit heißem Wasser auf und lass die Rosinen einweichen. Genieße das Wasser esslöffelweise mit oder ohne Rosinen.

Abendessen Koche frisch und genieße eine leichte Suppe oder einen Khichari.

Wellness Eine Kopf- und Fußmassage (siehe Seite 66ff.) erdet, reduziert Vata, beruhigt die Nerven und die Gedanken. Für eine strahlende Gesichtshaut genieße eine frische Avocado-Maske (siehe Seite 112). Bei Bedarf verwende Piccus (Tamponaden, siehe Seite 117f.).

Tag 3 – Sonntag

Inzwischen hast du dich schon an die Morgenroutine mit heißem Wasser und Ölziehen gewöhnt – vielleicht spürst du auch, wie gut dir das tut und wie einfach diese effizienten Maßnahmen sind.

Frühstück Starte gemütlich in den Tag und bereite dir Frühstückswaffeln zu (Rezept Seite 128).
Wellness Gönne dir etwa 1 Stunde später ein Becher-Peeling (siehe Seite 120) oder ein reguläres Udvartana (siehe Seite 119f.).
Mittagessen Um die Mittagszeit ist Agni am stärksten und kann alles, was sich im System bewegt, gut verarbeiten. Koche allein oder Freundinnen etwas Vegetarisches, zum Beispiel Dal und Chutney (siehe Seite 134).
Bewegung Plane für den Nachmittag eine längere Yogaeinheit sowie die Wechselatmung Nadi Shodana (siehe Seite 93f.) ein und spüre, wie biegsam dein Körper nachmittags ist – übe alle Asanas siebenmal. Lass es dir dabei gut gehen!
Reflexion Nimm dir vor dem Schlafengehen Zeit zum Reflektieren. Wie ist es dir ergangen? Wie hast du dich gefühlt, was sind deine neuen oder auch alten Erkenntnisse, was wirst du vielleicht in deinen Alltag integrieren? Was fiel dir leicht, was schwerer? Schreibe es auf, es ist immer schön, wenn du die Zeilen vor der nächsten Kur durchlesen kannst.

Zusammenfassung – Drei Tage für dein Ojas

Datum	Start in den Tag	Morgenroutine	Tagsüber	Kochen	Abends	Extras
Tag 1 Freitag	Ingwerwasser kochen und trinken	Mundspülung mit Öl, dynamische Massage mit Seidenhandschuh, Zungenreinigung	30 Minuten ruhen, aber kein Tagesschlaf	Mit frischen Zutaten und Ghee	Selbstmassage	Gedanken aufschreiben
Tag 2 Samstag	Ingwerwasser kochen und trinken, Yoga	Mundspülung mit Öl, dynamische Massage mit Seidenhandschuh, Zungenreinigung	Spazieren gehen, ruhen, aber kein Tagesschlaf	Mit frischen Zutaten und Ghee	Kopf- und Fußmassage, Gesichtsmaske mit Avocado	Piccus bei Bedarf, gut gehen lassen
Tag 3 Sonntag	Ausschlafen, Ingwerwasser kochen und trinken, gemütlich den Tag beginnen	Mundspülung mit Öl, dynamische Massage mit Seidenhandschuh, Zungenreinigung, Becher-Peeling	Ruhen, aber kein Tagesschlaf	Mit frischen Zutaten und Ghee	Yoga längere Sequenz (7x), Wechselatmung	FreundInnen treffen, etwas Schönes unternehmen

Rezepte für die Ayurveda-Kur

Frühstück

Gekochte Hirse mit Apfel und Trockenfrüchten

Zutaten

Für 1–2 Portionen
3 getrocknete Aprikosen
2 getrocknete Feigen
200 ml Wasser
3–4 EL schnellkochende Hirse
1 Zimtstange
½ süßer Apfel
100 ml Mandel-Reis-Drink
¼ TL Zimt
¼ TL Kardamom

Zubereitungszeit: 25 Minuten plus Einweichzeit

Zubereitung

- Die Trockenfrüchte in ein Schälchen geben, mit dem Wasser bedecken und über Nacht einweichen lassen.
- Am nächsten Morgen die Früchte herausnehmen und beiseitelegen. Das Einweichwasser in einen Topf geben, die Hirse einrühren und aufkochen. Die Hitzezufuhr reduzieren, die Zimtstange einlegen und die Hirse in 10 Minuten zu einem Brei köcheln lassen.
- Die eingeweichten Früchte klein schneiden, den Apfel schälen und fein raspeln. Das gesamte Obst in den Hirsebrei geben.
- Den Mandel-Reis-Drink hinzufügen und den Brei nochmals 5 bis 10 Minuten köcheln lassen. Mit Zimt und Kardamom würzen.

Feine Frühstückswaffeln

Zutaten

Für ca. 10 Waffeln
400 g zarte Haferflocken
50 g Dinkelmehl
3 EL Butter
2 EL Vollrohrohrzucker
1 TL Weinsteinbackpulver
1 Messerspitze Salz
1 TL Zimt
1 Messerspitze Ingwerpulver
ca. 500 ml warmes Wasser

Ghee zum Ausbacken

Zubereitungszeit:
30 Minuten

Zubereitung

- Alle Zutaten mischen und mit einem Pürierstab kurz durchmixen. Den Waffelteig ca. 10 Minuten stehen lassen.
- Waffeleisen auf höchster Stufe vorheizen. Beide Waffeleisenseiten mit Ghee einfetten. 2 Esslöffel der Teigmasse in die Mitte geben, schließen und zu einer Waffel ausbacken.
- Für die nächste Waffel das Eisen wieder mit etwas Ghee einfetten und den restlichen Teig portionsweise zu Waffeln ausbacken.

Zu den Waffeln passen gedünstete Früchte (siehe unten).

Gedünstete Früchte aus dem Ofen

Zutaten

Für ca. 1–2 Portionen
ca. 200 g frische Früchte (Äpfel, Birnen, Banane, Trauben)
250 ml Apfelsaft oder heller Traubensaft
1/3 Zimtstange
1 Messerspitze Kurkuma
2–3 Kardamomkapseln

Zubereitungszeit:
20 Minuten

Zubereitung

- Den Backofen auf 185 °C (Umluft 165 °C, Gas Stufe 2–3) vorheizen.
- Die Früchte nach Bedarf waschen und schälen, in mundgerechte Stücke schneiden und in eine Auflaufform legen.
- Die Früchte mit Apfel- oder Traubensaft bedecken. Zimtstange, Kardamomkapseln und Kurkuma untermischen.
- Im Backofen für 15 Minuten schmoren lassen.

Die ideale Beilage zu Frühstücksbrei oder Waffeln.

Mittag- und Abendessen

Ayurvedische Gemüsesuppe

Zutaten

Für 4 Portionen
1 Scheibe Ingwer
1 kleine Zwiebel
500 g Suppengemüse (Möhre, Petersilienwurzel, Fenchel, Knollensellerie)
1 TL Ghee
¼ TL gemahlener Kreuzkümmel
¼ TL gemahlener Bockshornklee (Methi)
¼ TL gemahlene Kurkuma
weitere Gewürze nach Geschmack und Bedarf (siehe Seite 183ff.)
1 TL Steinsalz
2 l Wasser
1 mehligkochende Kartoffel
2 TL Zitronensaft
1 Messerspitze gemahlener Kreuzkümmel
1 Messerspitze edelsüßes Paprikapulver
½ Bund Petersilie

Zubereitungszeit: 50 Minuten

Zubereitung

- Den Ingwer fein hacken. Die Zwiebel abziehen und in Würfel schneiden. Das Gemüse waschen, putzen, nach Bedarf schälen und klein schneiden.
- Das Ghee in einem Topf erhitzen und darin Ingwer, Kreuzkümmel, Bockshornklee, Kurkuma und weitere Gewürze nach Bedarf kurz anrösten.
- Das Suppengemüse zufügen, unter Rühren anbräunen lassen und salzen. Das Wasser angießen und alles aufkochen lassen. Die Hitzezufuhr reduzieren und das Gemüse bei schwacher Hitze ca. 40 Minuten köcheln lassen.
- Die Kartoffel schälen, fein reiben und zur Suppe geben. Einmal aufkochen lassen und die Hitzezufuhr ausschalten. Die Suppe 5 Minuten durchziehen lassen.
- Die Suppe mit Zitronensaft, Kreuzkümmel und Paprikapulver würzen. Petersilie waschen, trockenschütteln, fein hacken und unter die Suppe mischen.

Khichari

Zutaten
Für 2 Portionen
ca. 250 g Gemüse
(siehe Kasten Seite 131)
50 g Reis
50 g grüner Mung-Dal
(Mungobohnen)
1 TL Ghee
½ TL Kreuzkümmelsamen (Cumin)
1 Messerspitze Hing
(Asafoetida)
1 TL Curry-Gewürzmischung
500 ml Wasser
1 Tomate
½ TL Steinsalz

Zubereitungszeit:
30 Minuten

Zubereitung

- Das Gemüse waschen, nach Bedarf schälen, putzen und in kleine Stücke schneiden.
- Den Reis und Mungobohnen in ein Sieb geben, unter fließendem Wasser waschen und abtropfen lassen.
- Reis-Mung-Mischung für 2 Minuten in einem Topf trocken anrösten. Die Masse herausnehmen und auf einem Teller beiseitestellen.
- In dem heißen Topf etwas Ghee erhitzen. Kreuzkümmelsamen und Asafoetida zugeben und unter Rühren anrösten. Dies wird für jeden Khichari gemacht, da diese beiden Gewürze entblähen und damit helfen, die Hülsenfrüchte besser zu verdauen. Dann Currymischung zugeben.
- Das Gemüse in den Gewürzsud geben und kurz anbraten. Die vorgeröstete Reis-Hülsenfrucht-Mischung in den Topf geben, unterrühren, mit heißem Wasser aufgießen und zum Kochen bringen. 20 Minuten kochen lassen.
- Am Ende muss ein Khichari mit dem salzigen und sauren Geschmack abgerundet werden. Es ist wichtig, das Salz erst am Ende zuzugeben, da sonst die Mungobohnen nicht weich werden: Die Tomate (alternativ Zitronensaft oder Tamarinde) in kleine Würfel schneiden und dem Khichari zufügen, dann salzen. Die saure Komponente gleicht die Trockenheit der Hüsenfrüchte aus und verhilft zu einer besseren Verdaulichkeit.
- Den Khichari noch mal aufkochen und 5 Minuten durchziehen lassen. Je nach Geschmack darf auch nachgewürzt werden mit gemahlenem Kreuzkümmel, schwarzem Pfeffer, frischem Koriandergrün oder anderen Gewürzen.
- Ghee, am Schluss hinzugefügt, unterstützt die ausgleichende Wirkung des Khichari auf Vata und die Psyche.

Khichari – typgerechte Zutaten

Khichari, eine Gemüsesuppe mit Reis und Hülsenfrüchten, ist ein Basisrezept der gesunden Ayurveda-Küche. Ein Khichari ist schnell und einfach zubereitet, kann gut auf die individuellen Bedürfnisse abgestimmt werden und enthält alles, was uns Frauen guttut.

Vata

Gemüse Fenchel, Knoblauch, Kürbisse, Möhren, Okras, Pastinaken, Rote Bete, Spargel, Süßkartoffeln, Tomaten, Zucchini, Zwiebeln
Hülsenfrüchte und Reis Mungobohnen/Mungdal, Urad Dal, Basmati-Reis
Gewürze Ajwain, Anis, Hing (Asafoetida), Ingwer, Kreuzkümmel (Cumin), Fenchel, Nelken, Safran, Zimt

Pitta

Gemüse Brokkoli, Gurken, Kartoffeln, Knoblauch, Mangold, Okras, Pastinaken, Sellerie, Spargel, Spinat, Süßkartoffeln, Zucchini, Zwiebeln
Hülsenfrüchte und Reis Mungobohnen/Mungdal, Berglinsen, alle Reissorten, besonders Basmati-Vollkornreis
Gewürze Bockshornklee (Methi), Fenchel, Kardamom, Koriander, Kreuzkümmel, Kurkuma, Safran

Kapha

Gemüse Auberginen, Kohlgemüse, Möhren, Okras, Rettich, Spinat
Hülsenfrüchte und Reis Grüne Mungobohnen, Kichererbsen, Vollkorn-Basmatireis, roter Camargue-Reis
Gewürze Ajwain, Ingwer, Kreuzkümmel (Cumin), Kurkuma, Muskat, Nelken, Bockshornklee (Methi), Piment, Pfeffer

Safranrisotto

Zutaten

Für 2 Portionen

10 Safranfäden
1 rote Zwiebel
½ rote Chilischote
1 Scheibe frischer Ingwer
1 EL Ghee
3 Nelken
½ TL Koriandersamen
1 Tasse Risotto-Reis
2,5 Tassen Wasser
1 TL Gemüsebrühe
½ TL Salz
½ TL Kurkuma
1 EL Frischkäse
frisch gemahlener Pfeffer
frischer Rosmarin und/oder Salbei

Zubereitungszeit: 30 Minuten

Zubereitung

- Die Safranfäden in etwas Wasser einweichen.
- Die Zwiebel abziehen, halbieren und in feine Ringe schneiden. Die Chilischote waschen, nach Bedarf putzen und klein schneiden. Den Ingwer in ganz feine Streifen schneiden.
- Das Ghee in einem Topf erhitzen. Zwiebel, Chili, Ingwer, Nelken und Koriandersamen zufügen und leicht anbräunen.
- Den Reis in den Topf geben und unter ständigem Rühren etwas glasig werden lassen.
- Reis mit Wasser aufgießen und Gemüsebrühe, Salz und Kurkuma dazugeben. Das Risotto einmal aufkochen lassen, die Hitzezufuhr reduzieren, den Topf mit Deckel schließen. Den Reis sanft simmern lassen, bis das Wasser verdunstet ist, dabei gelegentlich umrühren.
- Die eingeweichten Safranfäden und den Frischkäse unterrühren. Mit etwas Pfeffer abschmecken.

Frische Kräuter fein hacken und dazugeben. Sofort servieren.

Geschmortes Gemüse aus dem Ofen

Zutaten

Für 3–4 Portionen

500 g Gemüse nach Geschmack und Saison: Möhren, Pastinaken, Zucchini, Okras, Kürbis
2 EL Walnusskerne
1 EL Rosinen

Für die Marinade:

6 EL Olivenöl
1 EL Ahornsirup
3 EL Sojasauce
1 EL Zitronensaft
2 EL Wasser
½ TL Ingwerpulver
1 Messerspitze Kurkuma
¼ TL Koriandersamen, gemahlen
2 EL Rosmarin, fein gehackt
½ TL Salz

Zubereitungszeit:
50 Minuten

Zubereitung

- Den Backofen auf 180 °C (Umluft 160 °C, Gas Stufe 2–3) vorheizen.
- Das Gemüse waschen, putzen und in mundgerechte Stücke schneiden. In eine Auflaufform legen. Walnüsse und Rosinen untermischen.
- Alle Marinade-Zutaten zu einer Sauce mischen und diese über das Gemüse geben. Gut durchmischen und im Backofen 40 Minuten backen, bis das Gemüse weich und etwas angebräunt ist.

Wir bezeichnen das Gemüse für dieses Rezept auch als »Frauengemüse«, da es Frauen ab 50 Jahren als Superfood guttut (siehe Seite 177).

Klassisches Mangochutney

Zutaten

Für 6–8 Portionen

2 reife Mangos
2 Pimentkörner
¼ TL Bockshornkleesamen (Methi)
1 Chilischote
1 Scheibe frischer Ingwer
1 EL Sesamöl
½ TL Senfsamen
2 Nelken
¼ TL Currypulver
1 Messerspitze Salz
½ TL Honig

Zubereitungszeit:
15 Minuten

Zubereitung

- Die Mangos schälen, das Fruchtfleisch von den Kernen lösen und in Würfel schneiden. Die Pimentkörner und Bockshornkleesamen in einen Mörser geben und fein zerstoßen. Die Chilischote waschen, nach Bedarf putzen und fein hacken. Den Ingwer ebenso fein hacken.
- Das Öl in einem Topf erhitzen und die zerstoßenen Pimentkörner und Bockshornkleesamen, die Senfsamen und die Nelken hinzufügen. Chili und Ingwer in den Topf geben und die Gewürze unter Rühren leicht anbräunen. Das Currypulver zufügen.
- Das Mangofruchtfleisch unterrühren und für 5 Minuten köcheln lassen. Das Chutney vom Herd nehmen und mit Salz und Honig abschmecken.

Gesund durch die Wechseljahre

Ein neuer Lebensabschnitt

Studieren wir die alten Schriften des Ayurveda auf der Suche nach Linderung und Erklärung der Beschwerden der Menopause, finden wir hier keine umfassenden Beschreibungen und Therapieanleitungen. Die in der heutigen Zeit weitverbreiteten und für viele Frauen fast selbstverständlichen Wechseljahresbeschwerden wie Depressionen oder Hitzewallungen waren in der traditionellen Heilkunde nahezu unbekannt.
Tatsächlich finden wir in den Schriften die Auffassung: »Befinden sich Körper und Psyche der Frau in einem gesunden und harmonisch ausbalancierten Zustand, erlebt sie mit circa 50 Jahren das Ausbleiben ihrer Menstruationsblutung ohne weitere Beschwerden. Die natürlichen Veränderungen ihres Hormon- und Stoffwechselhaushalts erlebt die gesunde Frau auf sanfte, symptomfreie Weise. Gelingt es ihr, die tägliche Ernährungs- und Lebensweise auf die neuen Umstände anzupassen, so durchläuft sie einen emotional bereichernden Entwicklungsschritt.« Es könnten uns also rosige Zeiten in den Wechseljahren erwarten!

Natürlicher Umbau im Alter

Ayurveda beschreibt die Wechseljahre der Frau als transformierenden Prozess des Wandels von einer Pitta-dominierten Lebensphase in eine von Vata-dominierte Lebensphase. Dies geht auch mit einem Umbau des Gewebestoffwechsels einher, der mit einem natürlichen Abbau von Muskel-, Knochen- und Fortpflanzungsgewebe den Alterungsprozess einläutet. Ebenso reagieren die neurologischen Funktionen und das Herz-Kreislauf-System sensibler auf innere und äußere Störfaktoren. All dies kann mit einfachen Ernährungsmaßnahmen, Ölen, Massagen und Yoga ausgeglichen werden.

Heute schon an morgen denken

Dass viele Frauen diese Lebensphase heute auf äußerst problematische Weise erleben, zeigt, wie stark unser moderner Lebensstil Körper und Psyche aus dem Gleichgewicht bringt. Nicht die natürliche Reaktion unseres Körpers auf die hormonellen Veränderungen der Menopause macht uns krank, sondern es sind die Reizfaktoren unserer unnatürlichen Lebensweise, die Krankheitsprozesse während des Wechsels auslösen. Erst die übermäßigen Stress- und Mangelfaktoren unseres Alltags lassen die natürlich-hormonellen Veränderungsprozesse zu krankhaften Störungen auswachsen.
Ayurvedisch gesprochen bedeutet dies: Leiden wir bereits – unabhängig von den Wechseljahren – an Vata- oder Pitta-Störungen, wie Nervosität, Schlafstörungen,

Übersäuerung oder häufigen Kopfschmerzen, so können wir damit rechnen, Menopausen-Beschwerden zu entwickeln. Die Schwankungen in unserem Hormonhaushalt führen nämlich zu einer Verstärkung von Vata und Pitta, die sich in den typischen Reaktionen ausdrückt.

Pitta Eine Pitta-Frau, die in ihren Vierzigern bereits zu Hautreizungen, Sodbrennen oder mentaler Reizbarkeit leidet, darf sich nicht wundern, wenn in den Wechseljahren Hitzewallungen und Bluthochdruck hinzukommen.

Vata Vata-Frauen hingegen neigen von Natur aus zu trockener Haut, knackenden Gelenken und innerer Unruhe, was in den Wechseljahren ein erhöhtes Risiko für trockene Schleimhäute, Schlaflosigkeit und Osteoporose bedeutet.

Kapha Ein gesundes Kapha-*Dosha* ist der beste Schutz vor übermäßigen Wechseljahresbeschwerden, da es stabilisierend auf das Immun- und Nervensystem einwirkt. Typische Kapha-Störungen, wie Übergewicht oder Depressionen, können allerdings in den Wechseljahren sehr viel stärker werden. Größter Risikofaktor für Kapha ist der verminderte Muskelstoffwechsel, der zu einem Aufbau von Gewicht und Fettgewebe führt. Die Folge für den Vata-dominierten Gewebestoffwechsel sind noch verheerender: Der gesamte Bewegungsapparat leidet und der verminderte Muskelgewebestoffwechsel *(Mamsa-Dhatvagni)* führt zu einer Verschlechterung des Knochengewebestoffwechsels *(Ashti-Dhatvagni)*. Ein Grund mehr, ab vierzig ein aktives Yoga- oder Sportprogramm in den Alltag zu integrieren.

Prävention Wir sehen also: Häufig leiden Frauen genau unter den Beschwerden, die ihrer individuellen Konstitution entsprechen. In diesem Sinne ist eine typgerechte und *Dosha*-ausgleichende Lebensweise die optimale Prävention, um sich im Klimakterium vor gesundheitlichen Problemen zu schützen. Ergänzend helfen die ayurvedischen Regenerations- und Verjüngungstherapien *(Rasayana)* mit ihren direkt auf den Bedarf der einzelnen Gewebe abgestimmten Kräuterrezepturen.

Gelingt es der Frau, ihre Wechseljahre in einem gesunden und ausgeglichenen Zustand zu durchleben, so erfährt sie hier eine wertvolle, körperlich symptomfreie und emotional transformierende Lebensphase. Sie spürt zwar, wie ihre körperliche und mentale Belastungsfähigkeit bei Stress und Überarbeitung schneller sinkt, gleichzeitig gewinnt sie jedoch an emotionaler Stärke und Selbstbewusstsein.

Ausblick Die neu erwachte innere Stärke sollten wir nutzen, um uns für unsere persönlichen Interessen und Bedürfnisse einzusetzen. Wir können es uns ab der Lebensmitte nicht mehr leisten, Anforderungen von Kindern, Partner oder Beruf zu genügen, ohne die eigenen Reserven aufzufüllen. Bestimmt weiterhin Stress unseren Alltag, manifestieren sich typische Störungen der in dieser Lebensphase anfälligeren *Doshas* und *Dhatus*.

Was uns krank macht

Aus ayurvedischer Sicht sind es vor allem Sinnesüberreizungen, wie zu viel Lärm, Arbeiten am Bildschirm, Kunstlicht, Klimaanlagen oder ungesunde Ernährung mit Geschmacksverstärkern, die das Gleichgewicht der körperlichen und mentalen Kräfte stören. Ein den weiblichen Bedürfnissen entgegengesetzter Ernährungs- und Lebensstil mit zu wenig Bewegung, Entspannung und Zeit schadet uns. Zusammen mit einem Übermaß an säuernden, trockenen und mental belastenden Genuss- und Nahrungsmitteln, wie Kaffee, Alkohol, Fertigprodukten, Brot, Käse und scharfen Gewürzen, ergibt sich ein gesteigertes Gesundheitsrisiko.

Ursachen der Beschwerden

Aus ayurvedischer Sicht lassen sich alle Beschwerden auf drei Faktoren zurückführen:

- *Artha* – übermäßiger, zu geringer oder falscher Gebrauch der Sinne
- *Karma* – falsche und ungesunde Aktivitäten auf körperlicher, mentaler oder verbaler Ebene
- *Kala* – zeitliche Krankheitsfaktoren, ausgelöst durch destabilisierende Einflüsse der Jahreszeiten, der Tageszeiten oder des Lebensalters.

Svastha – Gesundheit und Selbsterfüllung

Streben wir nach ganzheitlicher Gesundheit, so ist das Spüren des eigenen Körpers der erste und wichtigste Schritt. Gesundheit heißt im Ayurveda »*Svastha*«, was so viel bedeutet wie »Im Selbst verweilen«. In diesem Sinne sind alle gesundheitsstärkenden Maßnahmen auch mit Selbsterkenntnis verbunden, die uns wieder zu unserem wahren Selbst (*Prakriti*) führen. Die Wahrnehmung der eigenen *Dosha*-Qualität hilft uns, Verhaltensmuster und Persönlichkeitsstrukturen zu erspüren und Selbstakzeptanz aufzubauen. Durch das Erkennen der Stärken und Schwächen unserer Persönlichkeit ist es leicht, einen Lebensstil zu entwickeln, der dem wahren Selbst entspricht. Dem kommen die neuen Freiräume zugute, die sich in den Wechseljahren öffnen: Frei von familiären Verpflichtungen durch kleine Kinder und entlastet vom Druck der Doppelbelastung von Beruf und Familie, können wir

Krankheitsursachen in der Ayurveda-Heilkunde

Dosha	Dosha-erhöhende Klima- und Wetterbedingungen	Lebensphasen	Erhöhende Belastungsfaktoren
Vata	Wind und Kälte, trockenes Höhenklima und raues Meeresklima	im fortgeschrittenen Alter (ab 60 Jahre)	zu viel Arbeit, Stimmüberlastung, Angst, Trauer, Sorgen
Pitta	Sonne, Hitze, trockenes Wüstenklima	mittlerer Lebensabschnitt (25–45 Jahre)	Zorn, Alkohol
Kapha	nasskalte Witterung, Nebel, feuchtschwüles Klima	erster Lebensabschnitt (Kindheit)	Tagesschlaf, süßes und fettes Essen, Bewegungsmangel

nun auf die feinen Signale unseres Körpers hören und uns von falschen Persönlichkeitsidealen, unterdrückten Emotionen und überholten Verhaltensmustern befreien. Eine tiefe Zufriedenheit und innerer Frieden breiten sich aus und lassen das Leben leicht, authentisch und genussvoll werden.

Die drei Säulen des Lebens

Die ayurvedische Gesundheitslehre *Svastha Vritta* kennt viele alltagstaugliche Empfehlungen zur Gesundheitsstärkung und Prävention. Von typgerechten Ernährungstipps, Yoga und Superfood bis hin zur Morgenroutine mit Zungeschaben und Selbstmassage – all das ist Teil des *Svastha Vritta*.

Wichtigster Aspekt für unsere ganzheitliche Gesundheit, *Svastha*, sind die drei Säulen des Lebens:

- Ernährung
- Schlaf
- Sexualität

Ist eine dieser Säulen durch Mangel oder Überschuss beeinträchtigt, hat dies eine unmittelbare Wirkung auf das körperliche und emotionale Wohlbefinden. Viele Frauen erleben in den Wechseljahren starke Beeinträchtigungen des Schlafs und der Sexualität. Ein- und Durchschlafstörungen, veränderte Libido und das Gefühl der Erschöpfung zeigen an, dass die Säulen nicht mehr gut ausbalanciert sind.

Bei der Stärkung der drei Lebenssäulen helfen die praktischen Empfehlungen des ayurvedischen *Svastha Vritta* für eine gute Körperpflege (siehe Seite 57ff.), Ernährung (siehe Seite 166ff.) sowie einfache Tipps für eine bessere Schlafhygiene (siehe Seite 145ff.). Gelingt es uns, täglich zweimal 10 Minuten Zeit für gesundheitsstärkende Maßnahmen in den Tagesablauf einzubauen, lassen sich damit laut Ayurveda bereits viele Beschwerden reduzieren oder verhindern.

Verdauung und Darmgesundheit

»Gesundheit und Tod liegen im Darm«, lautet ein Sprichwort. Und dies entspricht auch der ayurvedischen Betrachtungsweise, denn besonders wichtig für die erneuernde Kraft unseres Stoffwechsels ist ein ausgewogenes Vata. Vata hat seinen Hauptsitz im Darm und reguliert von dort aus die neurologischen und immunologischen Prozesse, die diesem *Dosha* zugeordnet werden. Stehen wir unter Stress, so gerät Vata aus dem Gleichgewicht und kann seine Funktionen nicht mehr vollständig erfüllen. Der Stoffwechsel ist geschwächt, und der Körper kann die Nahrung nicht mehr richtig aufnehmen, aufspalten und verdauen. Wir werden alt und krank. Dies bestätigt auch die moderne Mikrobiom-Forschung, die ebenfalls die Verbindung von Darm, Gehirn und Verdauungsmilieu als essenziell für die Gesundheit betrachtet.

Ein entspanntes Nervensystem ist ein zentraler Faktor für eine gesunde Verdauung. Anstatt sich den Kopf zu zerbrechen, was wir essen, ist es in vielen Fällen sehr viel wichtiger, darauf zu achten, wie und wo wir essen. Denn immer dann, wenn wir an einem lauten, ungemütlichen Ort, in un-

Mit sich im Einklang

Die Merkmale ganzheitlicher Gesundheit und eines guten Verdauungsfeuers sind:

Sanskrit	Merkmal
Ayur	lange Lebensspanne
Bala	körperliche Kraft
Bhuddhi	gutes Gedächtnis und klarer Geist
Kaanti	leuchtende Augen
Krabhaa	gutes Aussehen
Ojas	starkes Immunsystem
Prana	Lebensenergie
Svastha	guter Gesundheitszustand
Tejas	charismatisches Leuchten und Brillanz
Upachaya	gutes Wachstum
Utsaaha	Begeisterungsfähigkeit und Schaffensfreude
Varana	gesunde Hautfärbung

angenehmer Gesellschaft oder während der Arbeit essen, befindet sich das Nervensystem in einem angespannten Zustand, der die Verdauung behindert. Auch negative Gedanken, Sorgen und Streit stören die Verdauungskompetenz. »Eat and be happy«, sagen die indischen Ayurveda-Ärzte – und Recht haben sie!

Das individuelle Verdauungsmilieu steht in direkter Verbindung mit der Balance der drei *Doshas* Vata, Pitta und Kapha und mit der typgerechten Qualität des Verdauungsfeuers *Agni*. Sind die *Doshas* im Ungleichgewicht, so reagieren auch Verdauung (*Jathagni*) und Gewebestoffwechsel (*Dhatvagni*) unmittelbar mit Störungen. Dies wirkt sich wiederum auf die Schleimhäute aus, die mit dem Mikrobiom und der Darmflora verbunden sind.

Auf den eigenen Körper hören

Viele *Dosha*-Störungen manifestieren sich im Anfangsstadium nicht auf körperliche Weise, vielmehr nehmen wir sie im energetischen und emotionalen Bereich wahr. Das heißt, bevor der Körper es mit konkreten Krankheitssymptomen signalisiert, leiden wir unter den verstärkten Eigenschaften der angesammelten *Doshas*. Gelingt es uns, diese feinen Veränderungen in Körpergefühl und Wohlbefinden wahrzunehmen, lassen sich Störungen bereits im Ansatz mit ausgleichenden Maßnahmen beheben.

Warnsignale von Vata Vata reagiert schnell auf Kälte, Wind, Unruhe und mentale Überlastung. Wir werden dadurch innerlich unruhig, können uns weniger gut konzentrieren und fühlen uns schneller müde und erschöpft. Wir können keinen Gedanken richtig zu Ende führen, und es gelingt uns nur mit großer Mühe, angefangene Tätigkeiten zum Abschluss zu bringen. Körperlich können wir das erhöhte Vata spüren, wenn die Haut trockener wird und spannt, der Bauch sich verkrampft, Blähungen oder Verstopfung auftreten und das Immunsystem schwächer wird. Brüchige Fingernägel, Haarausfall, Ohrgeräusche, häufige Kopfschmerzen und ein unruhiger Schlaf zeigen als Vorboten des Gewebestoffwechsels, dass wir auf dem besten Wege sind, eine Vata-Störung zu entwickeln.

Warnsignale von Pitta Pitta steigt besonders schnell durch ein Übermaß an Hitze und Säure an. Trinken wir zu viel Kaffee oder nehmen wir regelmäßig saure Zitrusfrüchte, Tomaten und fermentierte Speisen zu uns, lässt eine Pitta-Störung nicht lange auf sich warten. Vermehrtes Schwitzen, Hautrötungen, Sod- und Magenbrennen, empfindliche Augen und frühzeitiges Haarergrauen oder Haarausfall können die Folge sein. Auch unsachgemäße Fastenkuren und Hunger-Diäten sowie übermäßiges Schwitzen durch Sauna, ungeschütztes Sonnenbaden oder Sport wirken Pitta-erhöhend. Auf der mentalen Ebene macht uns Pitta aggressiv, ungeduldig und reizbar. Wir können unsere Emotionen nur schlecht kontrollieren und sind streitlustig.

Warnsignale von Kapha Kapha im Übermaß macht uns müde, schwer und antriebslos. Wir werden nicht nur nachlässig, faul und lustlos, sondern verlieren auch das Interesse an der Begegnung und Kommunikation mit anderen. Stattdessen igeln wir uns ein, wollen unsere Ruhe haben und lenken uns ab mit Fernsehen, Süßigkeiten und Fastfood. Der Körper reagiert mit Wassereinlagerungen, vermehrtem Schlafbedürfnis und Gewichtsaufbau. Auch ständige Erkältungserkrankungen, Kurzatmigkeit und eine unreine, ölige Haut sind typische Anzeichen, dass ein zu starkes Kapha den Organismus lahmlegt.

Im Rhythmus der Natur leben

Die Wechseljahre sind die Zeit, dem Leben einen neuen Rhythmus zu geben. Der weibliche Biorhythmus erfährt eine natürliche Umstellung, und so sollten wir auch unser tägliches Verhalten abstimmen. Gelingt es uns, das Tempo unseres Alltags unserer Chronobiologie anzupassen, ist dies eine gute Investition für das ganzheitliche Wohlbefinden.

Ab der zweiten Lebenshälfte steigt der persönliche Vata-Anteil kontinuierlich an, und damit reagiert der Organismus immer sensibler auf zeitliche und saisonale Stressfaktoren (*Kala*). Alle Verhaltensformen, die dem Rhythmus der Natur widersprechen, belasten nun auf verstärkte Weise das Immunsystem.

Tageszeit In diesem Sinne tut es gut, mit dem Sonnenaufgang aufzustehen und mit dem Sonnenuntergang die Aktivitäten des Tages zu beenden. Der beste Schlaf für die Regeneration und Zellerneuerung beginnt vor Mitternacht, also sollte spätestens ab 23 Uhr der Schönheits- und Verjüngungsschlaf beginnen.

Das Verdauungsfeuer brennt am stärksten, wenn die Sonne hoch am Himmel steht. Deshalb sollte das Mittagessen die Hauptmahlzeit sein. Speziell allen, die unter Pitta-Störungen leiden, hilft ein gesundes Mittagessen mit Aufbau- und Vitalstoffen aus vollwertigem Getreide, wertvollen Proteinen, gekochtem Gemüse, Nüssen und einem Anteil Salat und Rohkost.

Die günstigste Zeit für den ganzheitlichen Vata-Ausgleich ist der Nachmittag. Viele empfinden in dieser instabilen Vata-Zeit Müdigkeit, Konzentrationsmangel oder Heißhunger auf Süßes. Den Heißhunger können wir beispielsweise durch den Genuss von süßen, Vata-regulierenden Früchten und Säften ausgleichen. Gleichzeitig ist der späte Nachmittag eine gute Phase zum Stressabbau durch körperliche Bewegung und sportliche Aktivitäten – etwa mit Yoga oder einem Spaziergang an der frischen Luft. Der Übergang vom aktiv-entlastenden Nachmittag zum entspannten Abend erfolgt mit einem leichten, warmen Abendessen mit viel Gemüse und verdauungsstärkenden Gewürzen.

Heißes Wasser mit Gewürzen

Für 1 Person 750 ml Wasser mit 2 Scheiben frischem Ingwer, 5 bis 6 Kardamomkapseln und 2 Nelken in einen Topf geben und zum Kochen bringen. Die Hitzezufuhr reduzieren und das gewürzte Wasser circa 10 Minuten köcheln lassen – die Flüssigkeit reduziert sich dadurch um etwa 100 Milliliter. Den Topf beiseite ziehen und das Gewürzwasser auf eine trinkfähige Temperatur abkühlen lassen, dann durch ein Sieb gießen. 1 bis 2 Tassen sollten am frühen Morgen getrunken werden. Der Rest kann in einem Thermobecher aufbewahrt und am späteren Vormittag getrunken werden.

Extra-Tipps

- Zur Anregung des Fettstoffwechsels dem trinkfähig abgekühlten Gewürzwasser 1 Teelöffel Honig zufügen
- Bei Hitzewallungen dem fertig gekochten Gewürzwasser noch 1 Teelöffel Sariva (Indische Sarsaparilla) zufügen
- Bei Blähungen, Verstopfung oder Unterleibsschmerzen dem trinkfähig abgekühlten Gewürzwasser noch 1 Teelöffel Zitronensaft zufügen

Der optimale Ayurveda-Tag

Die Empfehlungen der ayurvedischen Chronobiologie in den eigenen Tagesablauf einzubauen, ist ganz einfach: Es reicht zunächst aus, mit zwei bis drei der guten Tipps zu beginnen und dann Schritt für Schritt weitere hinzuzunehmen. Einfach ausprobieren und spüren, wie gut es tut!

Mit Kapha am Morgen den Geist stärken

Ein guter Tag nach ayurvedischem Rhythmus beginnt mit den frühen Morgenstunden zum Sonnenaufgang. Jetzt sind die vitalen Kräfte der geistigen Erneuerung besonders stark, und bei einer kleinen Meditation gewinnen wir innere Ruhe, Klarheit und Kraft. Mit dem am Morgen ausgeprägten Kapha-*Dosha* stärken wir unsere mentale Stabilität und Belastungsfähigkeit für den vor uns liegenden Tag.

Gewürzwasser Doch bevor wir den Tag mit einem zentrierenden Achtsamkeits-, Meditations- oder Entspannungsritual beginnen, machen wir uns ein heißes Wasser – pur, mit Ingwer oder Zitrone und Honig – und trinken dieses in kleinen Schlucken, um den Stoffwechsel anzukurbeln. Nicht umsonst vergleicht Ayurveda die Tasse heißes Wasser am Morgen mit einer Dusche von innen.

Morgenroutine Je nach Konstitution, Jahreszeit und Lebensstil können nun die morgendlichen Routine-Empfehlungen variieren. Wer Zeit hat, sollte auf alle Fälle ab und zu die Zunge schaben und den Mund mit Öl ausspülen (*Gandusha*), dies unterstützt die Regulierung der Schleimhäute und die Mikroorganismen im gesamten Verdauungstrakt. Leiden wir unter Vata-Störungen wie trockene Haut, Nervosität, Schlafstörungen, Gelenk- oder Knochenproblemen, verschaffen regelmäßige Selbstmassagen mit warmem Öl (*Abhyanga*) einen guten Ausgleich.

Um das am Morgen dominante Kapha nicht unnötig zu belasten, empfiehlt Ayurveda ein kleines Frühstück aus leichten und gekochten Speisen. Sehr gut eignen sich gekochter Frühstücksbrei oder Porridge mit gedünsteten Früchten für den gesunden Tagesstart. Wer am Morgen keinen Hunger verspürt, darf auch gerne auf die erste Mahlzeit verzichten. Intervallfasten ist auch im Ayurveda eine bewährte Methode zur Kapha-Reduktion und *Agni*-Anregung.

Zur Mittagszeit die Pitta-Kraft nutzen

Je höher die Sonne am Himmel steht, umso stärker bestimmt Pitta die körperlichen und mentalen Qualitäten. Wir gewinnen an Tatkraft, Durchsetzungsfähigkeit und Effizienz. So lautet eine wichtige Ayurveda-Regel für einen erfolgreichen Workflow: »Versuche alle wichtigen Aufgaben und Entscheidungen vor dem Mittagessen erledigt zu haben.«

Allerdings sollte das Mittagessen auch nicht zu spät sein, denn mit dem Pitta-Feuer steigt auch der Appetit, zudem sollte man genügend Zeit einplanen für eine gute Mahlzeit. Im Ayurveda ist das Mittagessen die wichtigste Mahlzeit, und alle schwer verdaulichen Nahrungsmittel, wie Rohkost, Fleisch oder Hülsenfrüchte können nun besser verstoffwechselt werden. Besonders empfehlenswert für die Wechseljahre ist auch der Genuss von hochwertigen Sojaprodukten aus biologischem Anbau, die besonders reich an wertvollen Phytohormonen sind.

Alle heißen und sauren Substanzen, wie Kaffee, Alkohol oder Zitrusfrüchte, wirken hingegen aufgrund ihrer Pitta-erhöhenden Qualität zur Mittagszeit ausgesprochen schädlich.

Kein Vata-Stress am Nachmittag

Spätestens nach 14 Uhr ist die Pitta-Leistungskurve abgesunken, und Vata bestimmt den Energiehaushalt des Nachmittags. Körper und Geist werden unruhiger und erschöpfen sich schneller. Der wechselhafte Vata-Stoffwechsel kann auch zu Heißhunger, Konzentrationsschwäche und Energieeinbrüchen führen. Somit ist der Nachmittag nicht die richtige Zeit, um zur Topform aufzulaufen. Vielmehr sollten wir die bewegliche und kreative Vata-Energie nutzen, um neue Ideen zu entwickeln, zu kommunizieren und den Körper zu bewegen. Warme Getränke wie Kräuter- oder Gewürztees, süße Früchte, Säfte und Nüsse helfen, Vata zu stabilisieren.

Entspannen mit Kapha am Abend

Nach vollbrachtem Tageswerk ist es Zeit auszuruhen. Dies geschieht in der Regel in der Kapha-Zeit nach 20 Uhr. Nun kommt der Körper zur Ruhe, und angenehme Entspannung breitet sich aus. Laut Ayurveda sollte sich jede Frau am Abend mindestens eine halbe Stunde Zeit für sich selbst nehmen, um ihr weibliches Kapha zu pflegen. Zu keiner Lebensphase ist dies wichtiger als zum Ausgleich der hormonellen Veränderungen in den Wechseljahren.

Spätes Abendessen, Schokolade und Chips sollten wir meiden, denn diese führen unmittelbar zu Stoffwechselstörungen und belasten den regenerativen Prozess des Gewebestoffwechsels. Optimale Speisen für das gesunde Abendprogramm sind eine schöne Suppe und viel Gemüse, zubereitet mit stoffwechselanregenden Gewürzen und hochwertigen Fetten. Wer am Abend noch mehr Hunger hat, fügt dem Abendessen noch etwas Getreide oder pflanzliche Eiweiße hinzu.

Der optimale Ausgleich am Abend ist das gemütliche Zusammenkommen mit anderen Frauen. Um die weiblichen Batterien neu aufzuladen, empfiehlt Ayurveda den Frauen, möglichst viel Zeit mit Freundinnen zu verbringen. Das einfühlsame und liebevolle Zusammensein von Frauen nährt die Seele mit positiver Energie aus der erfüllten Weiblichkeit (*Shakti*) und stärkt damit das körperliche und geistige Gleichgewicht. In diesem Sinne sind lange Telefonate mit Freundinnen und gesellige Frauenabende nicht nur eine nette Freizeitgestaltung, sondern auch eine gesundheitsstärkende Maßnahme.

Energie gewinnen zur nächtlichen Pitta-Zeit

Ein großes Problem für viele Frauen in der Menopause sind Schlafstörungen: Entweder schlafen sie nicht gut ein, was ein typisches Problem von zu viel Pitta-Anspannung ist, ebenso wie Hitzewallungen und Schweißausbrüche in der Nacht, oder sie wachen häufig in den frühen Morgenstunden auf, was sich auf ein erhöhtes Vata zurückführen lässt.

Der beste Schlaf beginnt vor Mitternacht – laut Ayurveda sollten wir deshalb versuchen, spätestens gegen 23 Uhr einzuschlafen. Ein Kapha-entspannendes Programm am Abend hilft dabei. Gelingt es uns zwischen 23 und 3 Uhr zu schlafen, haben wir für den Zellstoffwechsel (*Dhatvagni*) optimale Voraussetzungen für den Regenerationsprozess geschaffen.

Verarbeiten und Transportieren zur Vata-Zeit

In der Vata-Zeit von circa 3 Uhr bis zum Sonnenaufgang finden hauptächlich stoffwechselbestimmte Erneuerungs- und Transportprozesse statt. Das *Srota*-System, durch dessen Zirkulationskanäle alle Kreisläufe und Organe Stoffe transportieren, filtern und ausscheiden, arbeitet auf Hochtouren. Auch die Psyche bearbeitet unverdaute Erlebnisse und bringt mit Träumen Unbewusstes an die Oberfläche. Für all dies braucht es Ruhe, Zeit und einen entspannten Atem. Fermentierte Milchprodukte blockieren die Zirkulationsprozesse durch die *Srotas* und sollten aus diesem Grunde am Abend und in der Nacht nicht gegessen werden.

Hormone der Chronobiologie

Gelingt es uns, den Tagesablauf auf den natürlichen Kreislauf der Natur abzustimmen, balancieren wir nicht nur das innere *Dosha*-Gleichgewicht, sondern auch den Hormonhaushalt. Die im Ayurveda beschriebene Bio-Uhr der unterschiedlichen *Dosha*-Phasen deckt sich unmittelbar mit den Hormon- und Stoffwechselzyklen der modernen Chronobiologie. Auch hier wird morgens aufgrund der erhöhten Cortisolausschüttung eine leichte Ernährung zur Stoffwechselaktivierung empfohlen, für den am Nachmittag erhöhten Adrenalinspiegel sportlicher Ausgleich, und die mitternächtliche Tiefschlafphase unterstützt eine gesunde Melatoninausschüttung.

All diese ordnungstherapeutischen Empfehlungen decken sich mit den Regeln der ayurvedischen Gesundheitslehre *Svastha Vritta*. Auch hier orientieren sich die wechselnden *Dosha*-Phasen des Tages und der Nacht an den Rhythmen der Natur – wie Sonnenauf- und untergang – sowie den inneren Steuerungsfunktionen für die Organe und den Gewebestoffwechsel.

Jahreszeit Wichtig ist es auch, die Jahreszeiten zu beachten: Der Beginn und die Länge der *Dosha*-Phasen orientieren sich an der saisonalen Sonnenuhr. So beginnt die Kapha-Phase des Morgens im Sommer bereits zwei Stunden früher als im Winter. Dies bedeutet für die praktische Umsetzung der *Svastha-Vritta*-Regeln, dass wir im Winter gerne eine bis zwei Stunden länger schlafen dürfen. Genauso verlängert sich die abendliche Kapha-Phase mit dem späten Sonnenuntergang an lauen Sommerabenden. Dies wiederum bedeutet, dass ein spätes Abendessen im Sommer sehr viel besser verträglich ist als an einem dunklen Winterabend.

Gerade für Frauen in den Wechseljahren ist es von großer Wichtigkeit, im Rhythmus der Natur zu leben. Unsere Hormone befinden sich im Sturm des Wechsels und vertragen keine weiteren Zusatzbelastungen. Werden Adrenalin, Cortisol und Melatonin durch einen unregelmäßigen und gegen die Natur gerichteten Lebensstil zusätzlich gestört, kann sich dies unmittelbar auf die Gesundheit auswirken. Bluthochdruck, Schlaflosigkeit, mentale Reizbarkeit und Entzündungsprozesse sind die Folge.

Die biologische Ayurveda-Uhr

Dosha-Phasen	Zyklusphasen und -zeiten	Richtwerte der Zeitangaben*	Agni- und Stoffwechsel-funktionen
Vata	frühe Morgenstunden bis Sonnenaufgang sowie Nachmittag	2 bis 6 Uhr 14 bis 18 Uhr	instabiler Stoffwechsel- und Hormonhaushalt, schlechte Stress-Resilienz
Kapha	von Sonnenaufgang bis ca. 10 Uhr direkt nach dem Mittagessen 18 Uhr bis Sonnenuntergang	6 bis 10 Uhr 18 bis 22 Uhr	stabiler Stoffwechsel-Haushalt
Pitta	jeweils 2 Stunden vor und nach Mittagszeit und Mitternacht	10 bis 14 Uhr 22 bis 2 Uhr	gute Verdauungskraft am Mittag (Jathagni) und aktiver Gewebestoffwechsel in der Nacht (Dhatvagni)

*ohne Berücksichtigung der Jahreszeiten und möglicher Zeitverschiebung

Gute Schlafhygiene

Für die körperliche und psychische Energiegewinnung und Erholung betrachtet Ayurveda einen guten Schlaf als die wichtigste Säule, auf der eine stabile Gesundheit beruht. Während des Schlafes regulieren sich die dynamischen Kräfte des Körpers. Die Regeneration durch Stoffwechsel, Zellerneuerung und Hormone läuft auf Hochtouren. Dabei ist es weniger entscheidend, wie lange wir schlafen, sondern vor allem wichtig, wann wir die erste Schlafphase erreichen. Dies sollte optimalerweise gegen 22 Uhr geschehen und keinesfalls später als Mitternacht.

Konstitution Das Maß für eine gesunde Schlafdauer hängt auch von der Konstitution ab: Während Vata- und Pitta-Typen zwischen sieben und acht Stunden Schlaf in der Nacht benötigen, reichen für Kapha-Typen bereits sechs Stunden. Schlafen wir zu wenig, fühlen wir uns nicht nur müde und erschöpft – das gesamte Vata-System wird gestört, und die Belastungsfähigkeit von Nerven und Immunität sinkt rapide. Das spüren auch viele Frauen, die in den Wechseljahren unter Schlafstörungen leiden. Umso wichtiger ist eine gute Schlafhygiene, also ein Verhalten, das einen gesunden Schlaf fördert.

Schlaflosigkeit Dass der Schlaf vieler Frauen mit der Menopause gestört wird, verwundert aus ayurvedischer Sicht wenig: Immer dann, wenn Vata und Pitta ansteigen, wird es auch mit dem guten, erholsamen Schlaf schwieriger. Ein Überschuss an Pitta lässt uns nicht einschlafen. Ist das Vata im Ungleichgewicht, führt dies nicht nur zu sorgenvollen Gedanken, die uns den Schlaf rauben, sondern auch zu Unruhe und häufigem Aufwachen in den frühen Morgenstunden ab 3 Uhr.

Die wichtigste ayurvedische Regel bei Schlaflosigkeit lautet: Immer schön die Ruhe bewahren. Wer nicht schläft, sollte sich trotzdem entspannen und so tun, als ob er schlafe.

Ayurvedische Schlafmilch

150 Milliliter Bio-Kuhmilch (nicht homogenisiert) oder Mandel-Reis-Drink, 1 Esslöffel geschälte Mandeln und 1 Teelöffel weißen Mohn in einem Mixer zu einer sämigen Masse pürieren. In einen kleinen Topf geben, 1 Messerspitze Muskatnusspulver, 1 Teelöffel Vollrohrzucker oder Stevia und ½ Teelöffel Ashwagandapulver untermischen und unter Rühren erhitzen. Auf Trinktemperatur abkühlen lassen und vor dem Schlafengehen genießen.

Besser schlafen Ein ruhiger tiefer Atem und entspannende Yoga-Atemübungen helfen uns, Körper, und Geist zu beruhigen. Mit dem Atem verbinden sich der grob- und feinstoffliche Körper, und Vata zirkuliert durch die energieführenden Atemkanäle (*Pranavaha Srotas*). Dies hat eine ungemein beruhigende Wirkung auf das Nervensystem. Ebenso sollten wir ab dem späten Nachmittag alle Vata-erhöhenden Faktoren wie Stress, kalte Nahrung oder Überreizung der Sinnesorgane möglichst gering halten. Auch das blaue Strahlenlicht von Laptops, Tablets und Handys wirkt erwiesenermaßen sehr anregend auf die Zirbeldrüse und behindert damit die Ausschüttung des Schlafhormons Melatonin. Also: Hände weg von E-Books und Tablets im Bett, lieber zum altbewährten Buch greifen. Schlaffördernd sind auch ein aktives Work-Out-Programm am Nachmittag und entspannende Fußmassagen am Abend. Wer dann immer noch nicht schlafen kann probiert es mit einem kleinen Öleinlauf (siehe Seite 118f.).

Ernährung Die ayurvedische Diätetik kennt wirkungsvolle Rezepturen gegen Schlaflosigkeit, wie eine reife Banane mit etwas gemahlenem Kreuzkümmel am Nachmittag oder eine warme Gewürzmilch vor dem Schlafengehen. Dieser unterstützende Schlaftrunk besteht aus Milch mit Mandeln, Muskat, Mohn und *Ashwaganda*, jener ayurvedischen Nahrungsergänzung, die sinnigerweise auch Schlafbeere genannt wird (siehe Kasten oben).

Der Krankheitsfaktor des Alterns – Vata

Auslöser für die meisten Beschwerden während der Menopause und des Alters ist das Vata-*Dosha*. Als kinetisches Prinzip ist Vata für jede Form von Bewegung im Körper verantwortlich. Dies lässt sich aus dem Begriff Vata ablesen, der im Sanskrit von der Verbalwurzel »va« = »sich bewegen« abgeleitet wird. Damit verbunden sind alle Bewegungsfunktionen im Körper, wie Atmung, Kreisläufe, Ausscheidungen, Sinneswahrnehmung (Übermittlung von Sinnesimpulsen) und Sprachbildung.

Sind wir zu viel Unregelmäßigkeit ausgesetzt, etwa durch ständiges Reisen, Schichtarbeit oder eine generell unruhige, chaotische Lebensweise, sammelt sich ein

Übermaß an Vata an. Dieses manifestiert sich primär an den Hauptsitzen von Vata im Unterleib, Dickdarm sowie in den Sinnesorganen. Typische Reaktionen auf eine Ansammlung von zu viel Vata in diesen Bereichen sind Blähungen, Unterleibs- oder Rückenschmerzen, Ohrgeräusche oder Berührungsempfindlichkeit der Haut.
Treten wir um das fünfzigste Lebensjahr in eine immer stärker von Vata dominierte Lebensphase ein, sind Vata-Beschwerden vorprogrammiert. Das Zusammenspiel von Hormonen, Organen und Nervensystem ist eng mit den verschiedenen Funktionen von Vata verknüpft, und hormonelle Veränderungen spiegeln sich direkt in den Vata-Bereichen wider. Dies zeigt sich – auch unabhängig von den Wechseljahren – durch trockene Haut, Schlafstörungen, Nervosität, Beschwerden im Bewegungsapparat oder des neurologischen Systems.
Für alle Frauen wird spürbar, dass sich die körperliche und mentale Belastungsfähigkeit während des Klimakteriums verschlechtert. Verantwortlich dafür sind die Veränderungen des Hormonsystems und die damit verbundene Übersensibilität auf Stress.
Generell sind alle Veränderungen im Leben von einem Anstieg von Vata begleitet, sei es während der hormonellen Umbruchphasen im Inneren des Körpers oder durch Umzüge, neue Jobs oder den Klimawandel hervorgerufene Stresssituationen im Äußeren des Körpers, also der Lebensumstände generell.
Die Krankheitsanfälligkeit unseres Körpers in diesen Phasen wird durch Vata-Trigger wie Überreizung der Sinnesorgane durch laute Geräuschkulissen oder das Unterdrücken der natürlichen Bedürfnisse noch verstärkt.

Unterarten und Funktionen von Vata

Unterarten von Vata	Sitz	Funktion
Prana	zwischen Kehlkopf und Zwerchfell	steuert die Atmungstätigkeit und den Schluckvorgang, unterhält den Herzschlag
Udana	vom Kehlkopf aufwärts bis zum Mund	steuert die Sinnesorgane und das Gedächtnis, regelt die Ausdruckshandlungen, ermöglicht die Sinneswahrnehmung
Samana	zwischen Herz und Nabel	balanciert die Körperkräfte und die Nahrungsaufnahme, entfacht das Verdauungsfeuer und spaltet die Nahrung auf
Apana	vom Nabel an abwärts	bewirkt alle Ausscheidungsvorgänge wie Luftabgang, Harn- und Stuhlausscheidung, Samenerguss, Menstruation und Geburt
Vyana	über den ganzen Körper verteilt	ermöglicht die Muskeltätigkeit, steuert den Kreislauf und den Blutdruck sowie die Betätigung der Augenlider und das Gähnen

Vata-Störungen auslösende oder verstärkende Sinneseindrücke

Sinnesorgan	Sinneseindruck	Wahrnehmung
Ohr	hören	laute Geräusche, unangenehme Geräusche, Wind
Haut	fühlen	zu enge Kleidung, Berührungsmangel, synthetische Kosmetik und Körperpflegeprodukte, Wind
Augen	sehen	grelles Kunstlicht, Computerarbeit, Fernsehen, unangenehme Farben oder Bilder, unterdrückte Tränen
Zunge	schmecken	Geschmacksverstärker, unnatürliche Nahrungsmittel, übermäßig scharfes, saures, salziges oder süßes Essen
Nase	riechen	künstliche Duftstoffe, Nasenspray, unangenehme Gerüche

Unterdrückte Körperdränge als Krankheitsfaktor

Unterdrückung der Bedürfnisse	Beschwerden, die daraus entstehen können
Luftablassen unterdrücken	Aggressionen, Blähungen, Herzbeschwerden, Kolik, Müdigkeit
Stuhlgang unterdrücken	Aufstoßen, Bauchschwellungen, Erkältung, Kopfschmerzen, Verstopfungen
Urin unterdrücken	Harnsteine, Nervosität, Schmerzen beim Urinieren, Steifheit in der Leistengegend
Niesen unterdrücken	Gesichtslähmung, Migräne
Gähnen unterdrücken	Gefühlslosigkeit, Kieferverspannungen, Konzentrationsschwäche, Muskelzittern
Hunger unterdrücken	Auszehrung, Koliken, Magersucht, Schwindel
Husten unterdrücken	Appetitverlust, Atemnot, Schluckauf
Durst unterdrücken	Müdigkeit, Ohnmacht, Schwäche, Schwere
Schlaf unterdrücken	Gliederschmerzen, Kopfschmerzen, Schwindel, Verdauungsstörungen
Tränen unterdrücken	Bindehautentzündung, Kopfschmerzen, Herzbeschwerden, Schnupfen

Unterdrücken der natürlichen Bedürfnisse

Vielen Menschen ist wahrscheinlich nicht bewusst, was sie ihrer Gesundheit antun, wenn sie ihre natürlichen körperlichen Bedürfnisse unterdrücken Doch immer dann, wenn wir nicht auf die Toilette gehen, wenn wir müssten, oder wenn wir uns ein Niesen verkneifen, belasten wir das Vata und so unser Nerven- und Immunsystem.

Aus ayurvedischer Sicht sind alle natürlichen Körperdränge wie Luftablassen, Niesen, Gähnen und Urinieren eine wichtige Reinigungsmaßnahme eines gesunden Organismus. In der modernen Arbeitswelt ist es vielen Menschen nicht möglich, ihren inneren Bedürfnissen sofort nachzugehen. Jeder Busfahrer und jeder Konzertmusiker weiß, wovon wir sprechen.

Wir haben alle gelernt, die natürlichen Körperdränge zu kontrollieren und zu unterbinden. Der Körper reagiert auf diesen Zwang jedoch sehr empfindlich: Er sammelt Vata an, verbraucht Lebensenergie *(Ojas)* und gerät schnell aus seinem inneren Gleichgewicht. Dies führt zu innerer Unruhe, Stress und Energiemangel. Die Ayurveda-Medizin beschreibt auf differenzierte Weise, wie es sich auswirkt, wenn wir den natürlichen Bedürfnissen nicht nachgehen (siehe Seite 149).

Vata-Signale erkennen

Aber keine Angst: Auch wenn unser moderner Lebensstil stark von Vata geprägt ist und damit die Steilvorlage für eine Vielfalt von Beschwerden liefert, ist nicht vorprogrammiert, dass wir alle krank werden müssen.

Selbstbeobachtung Jede Frau sollte wachsam sein und die Veränderungen ihres Körpers genau beobachten, um die ersten Anzeichen einer Vata-Störung zu erkennen und sofortige Gegenmaßnahmen zu ergreifen. Spätestens wenn sie spürt, dass

- Gelenke, Bänder oder Muskeln immer lockerer werden
- Härte, Rauheit, Trockenheit oder Porosität der Körperorgane zunehmen
- ein herber Geschmack oder Geschmacklosigkeit im Mund auftritt
- Zittern, Zuckungen oder Schwindel spürbar sind
- Ausgezehrtheit, mentale Instabilität und Körperschwäche auftreten
- Verstopfung oder Schlaflosigkeit sich manifestieren

Dosha-typische Beschwerden in den Wechseljahren

Dosha	Beschwerden
Vata	Haarausfall, Nervosität, Schlafstörungen, Sorgen, Grübeln, steife Gelenke, Stimmungsschwankungen, trockene Haut und Schleimhäute, zunehmender Muskel- und Knochenabbau
Pitta	Hautbeschwerden, mentale Reizbarkeit, starke Hitzewallungen
Kapha	Antriebslosigkeit, Neigung zu Gewichtszunahme, nachlassende Libido, Wassereinlagerungen

sollte sie eine deutliche Veränderung im Umgang mit sich und den eigenen Ressourcen in Gang setzen. Es wäre von hier nur noch eine Frage der Zeit, wann sich diese allgemeinen Vata-Symptome zu konkreten Vata-Wechseljahresbeschwerden auswachsen.

Vata-Management Auch für Pitta- oder Kapha-Typen gibt es leider keine Entwarnung. Selbst wenn hier die Reaktionen auf die hormonellen und stoffwechselbedingten Beschwerden nicht so stark oder anders sind, wirkt Vata in jedem Körper wie ein Verstärker für Beschwerden. Das bedeutet, dass die Vata-erhöhenden Faktoren auch die Schweißausbrüche und Reizbarkeit, die für Pitta typisch sind, antriggern und die Gewichtszunahme und depressiven Verstimmungen von Kapha verdeutlichen. Für jede Frau ist also, besonders im Hinblick auf die Zukunft, ein gutes Vata-Management für ihr körperliches und seelisches Wohlbefinden enorm wichtig.

Gesundheitsfürsorge zum Vata-Ausgleich

Mit Öl Als beste Maßnahmen zum Vata-Ausgleich beschreibt Ayurveda neben einer regelmäßigen Ernährung mit warmen und leicht verdaulichen Speisen auch Ölmassagen und Öleinläufe. Mit Ölungen wirken wir über die Haut oder den Darm direkt auf das neurologische Vata-System ein und gleichen die trockenen und kalten Eigenschaften mit wärmenden und befeuchtenden Substanzen aus.

Mit Gewürzen Wichtige Ayurveda-Gewürze gegen Vata-Störungen sind Ingwer, Fenchel, *Ajwain*, (lat. *Trachysermum ammi)*, Safran und Muskat. Zudem kennt Ayurveda viele Nahrungsergänzungen und Heilkräuter, die als *Rasayana* verjüngend und regenerativ auf Vata einwirken und bei vielen Wechseljahresbeschwerden helfen. Dazu zählen unter anderem *Brahmi*, *Ashwaganda* und *Shatavari* (siehe Seite 188ff.).

Fünf Tipps zum Vata-Ausgleich

- Auf drei regelmäßige Mahlzeiten am Tag achten und bevorzugt warme und gekochte Speisen verzehren
- Den Körper mit warmem Sesamöl massieren und entspannende Ölbäder am Abend genießen
- Nachmittags eine Zwischenmahlzeit mit frischen, süßen Früchten essen – besonders Trauben, Mangos, Äpfel und Datteln tun gut
- Das körperliche und mentale Gleichgewicht mit grünen Mungbohnen, Sojaprodukten, Ingwer, Ajwain, Bockshornklee (Methi) und Süßholz stärken
- Sich genügend Zeit für sich selbst und für Spaziergänge in der Natur nehmen

Dhatus, Upadhatus – Gewebe verändert sich

Das Verständnis von Gesundheit und Krankheit in der modernen Medizin basiert auf dem Zustand der Körpergewebe. Konsultieren wir mit unseren Beschwerden einen Mediziner, erhalten wir eine durch verschiedene Untersuchungsmethoden untermauerte Diagnose unserer Blutwerte, Organfunktionen oder von unserem Hormonstatus. Lassen sich krankhafte Abweichungen oder Fehlfunktionen nachweisen, wissen wir meist, woran wir leiden.
Gewebe und Nebengewebe Auch im Ayurveda werden Krankheiten durch die Untersuchung der Körpergewebe, den *Dhatus*, und ihrer Nebengewebe, den *Upadhathus,* definiert. Demnach verlaufen Erkrankungen in sechs Krankheitsstadien, die ab der vierten Stufe in den *Dhatus* sichtbar und im fünften Stadium zu einem klar definierten Krankheitsbild werden (siehe Seite 154f.).

Die sieben Dhatus

Im Ayurveda unterscheiden wir sieben verschiedene Körpergewebe (*Sapta Dhatus*), die in der Heilkunde eine große Rolle spielen, da alle körperlichen Beschwerden wie Hautkrankheiten, Rheuma oder starkes Übergewicht aus einer Störung der Körpergewebe resultieren. Der Ayurveda-Arzt erstellt einen individuell abgestimmten Therapieplan, der mithilfe von medizinischen Ausleitungsverfahren (*Pancakarma*), Massagen, Kräuter-, Ernährungs- und Ordnungstherapien die Krankheitsursachen beseitigt und die Selbstheilungskräfte und Erneuerungsprozesse des Körpers aktiviert.
Die sieben Körpergewebe sind:

- *Rasa* (Blutplasma)
- *Rakta* (rote Blutzellen)
- *Mamsa* (Muskelgewebe)
- *Meda* (Fettgewebe)
- *Asthi* (Knochengewebe)
- *Majja* (Knochenmark und Gehirn)
- *Shukra* (Fortpflanzungsgewebe)

Erneuerungsprozesse der Körpergewebe

Agni, das Verdauungsfeuer, ist mit seinen Funktionen des Gewebestoffwechsels (*Dhatvagni*) direkt für den Aufbau der *Dhatus* verantwortlich. Dabei werden die *Dhatus* (»aufbauendes Element«) durch eine komplexe Zellerneuerung gebildet, indem jedes Gewebe mit einem eigenen Stoffwechselprozess aus dem anderen hervorgeht, beziehungsweise das nächste Gewebe nährt. Jedes *Dhatu* wird durch eine spezielle Umwandlung in drei Teile aufgespalten: einen gröberen, einen feinstofflicheren Anteil (*Sara* = Essenz) und einen Abfallanteil. Der Abfallanteil wird ausgeschieden, der gröbere unterhält das *Dhatu*, aus dem er sich entwickelt hat, und der feinstoffliche Anteil nährt das nächste *Dhatu*, indem sich der Prozess wiederholt. Dieser ständige Erneuerungsprozess ist sehr wichtig für die Gesundheit, Vitalität und Jugendlichkeit des Körpers. Ist die Zellerneuerungskette in einem Gewebe unterbrochen, werden die darauf aufbauenden Gewebe automatisch nicht mehr oder nur in schlechterer Qualität gebildet. Das heißt beispielsweise, wenn wir über ein gestörtes *Rakta Dhatu* (Blut) verfügen, was sich durch leichte Über-

säuerung und Hautunreinheiten bemerkbar macht, können wir davon ausgehen, dass die weiteren fünf Körpergewebe wie Muskeln, Fettgewebe oder Knochen auf Dauer ebenfalls gravierende Störungen entwickeln werden.
Ein wesentlicher Unterschied zum schulmedizinischen Verständnis besteht darin, dass hier der Gewebeaufbau getrennt von anderem Gewebe einen eigenen Stoffwechsel, Umwandlungs- oder Verfeinerungsprozess durchläuft. Im Verständnis des Ayurveda geht ein Gewebe aus dem jeweils Vorgeschaltetem hervor.

Die sieben Upadhatus

Neben den *Dhatus* bilden noch weitere Gewebe die materielle Grundlage des Körpers. Diese sind allerdings nicht in der Lage, sich in andere Gewebe umzuwandeln, daher werden sie Nebengewebe *(Upadhatus)* genannt. Wie die *Dhatus* werden die *Upadhatus* in sieben Arten unterschieden, wovon einige, wie Muttermilch *(Stanya)* und weibliche Fortpflanzungsgewebe *(Artava)*, in der ayurvedischen Frauenheilkunde eine große Rolle spielen, da sie unmittelbar mit den Fortpflanzungsfunktionen verbunden sind.
Die sieben Nebengewebe sind:

- *Stanya* (Muttermilch und deren Produktionsgewebe)
- *Artava* (weibliche Fortpflanzungssubstanzen)
- *Sira* (Blutgefäße)
- *Kandara* (Sehnen)
- *Tvak* (Haut)
- *Vasa* (Muskelfett)
- *Snayu* (Bänder und Nerven)

Veränderung der Dhatus in den Wechseljahren

Laut Ayurveda beginnt der natürliche Alterungsprozess ab dem vierzigsten Lebensjahr, wenn sich der Rhythmus des Zellstoffwechsels *(Dhatvagni)* verändert. Nicht nur die *Doshas* verändern sich im Verlauf der Lebensphasen, sondern auch das Verdauungsfeuer *Agni*.
Die hormonellen Einflüsse auf unsere Stoffwechselprozesse sind im Körper deutlich spürbar: Bereits um das vierzigste Lebensjahr werden die vitalen Erneuerungskräfte des Körpers schwächer, und der Gewebestoffwechsel *(Dhatvagni)* benötigt aktive Unterstützung für seinen Regenerationsprozess. Die Reaktion unseres Stoffwechsels auf Ernährungsfehler, Bewegungsmangel und Stress fällt sehr viel direkter und heftiger aus, als wir es von den Jahren zuvor kannten. Überfordern wir uns im Alltag und ignorieren wir persönliche Bedürfnisse, wird dies schnell über den Zustand der Gewebe sichtbar:

- Schlechte Ernährung und Stress führen zu Störungen im *Rasa Dhatu* (Blutplasma), was körperliche Beschwerden und mentale Erschöpfung zur Folge hat
- Bewegungsmangel führt zu Störungen im *Mamsa Dhatu* (Muskeln), was zum Abbau von Muskelgewebe und Aufbau von Fettgewebe führt
- Körperliche und mentale Überanstrengung, in Kombination mit einer unregelmäßigen Lebensweise sowie einer vital- und nährstoffarmen Ernährung, führt zu Störungen im *Asthi Dhatu* (Knochen) und *Majja Dhatu* (Nerven)
- Die hormonellen Veränderungen führen zu einem Abbau von *Shukra Dhatu*

(Fortpflanzungsgewebe) und damit verbunden auch geschwächter Libido und Lebenslust
- Der generell geschwächte Gewebestoffwechsel hat häufig einen Mangel an *Ojas* (substanzielle Lebensenergie) zur Folge, was zu einer Schwächung der Vitalkraft, Immunität und erhöhter Stressanfälligkeit führt

Wie Krankheiten entstehen

Wie bereits erwähnt, beschreibt Ayurveda den Krankheitsprozess in sechs Stufen. In den ersten drei Stufen befinden wir uns noch im Präventionsstadium, in dem die dynamischen Prozesse der *Doshas* und *Agni* aus dem Gleichgewicht geraten sind. In der vierten Stufe manifestiert sich die Störung in den Körpergeweben und nimmt damit die Form einer echten Erkrankung an. Betroffen sind nun die *Dhatus* und der Stoffwechsel der einzelnen Körpergewebe *(Dhatvagni)*. Mit der verminderten Tätigkeit des Gewebestoffwechsels steigt auch das Risiko für Erkrankungen in den einzelnen Geweben, wie Hautkrankheiten, Migräne, Herz-Kreislauf-Erkrankungen oder Osteoporose. Was anfänglich nur eine funktionale *Dosha*-Störung war, wie ein bisschen Nervosität, Blähungen, Hitzegefühl oder Trägheit, steigert sich im fortgeschrittenen Stadium zu *Dosha*-typischen Erkrankungen:
- Vata-Störungen führen häufig direkt zu Erkrankungen im Bereich von *Asthi* (Knochengewebe) und *Majja* (Nervengewebe)
- Pitta-Störungen zeigen sich in Rakta (Blutgewebe) in Form von Haut- und Herz-Kreislauf-Beschwerden
- Kapha-Störungen führen schnell zu einer Veränderung von *Mamsa* (Muskelgewebe) und *Meda* (Fettgewebe)

Allerdings können pathogene Prozesse der *Doshas* und *Dhatus* nicht isoliert voneinander betrachtet werden, sondern die gestörten *Dosha*-Funktionen sind miteinander kombiniert. Viele Frauen in den Wechseljahren leiden beispielsweise unter einer Verminderung der Knochensubstanz *(Asthi Dhatu)*, was durch zu viel Vata und einen geschwächten Knochenstoffwechsel *(Asthi-Dhatvagni)* hervorgerufen wird. Ursache dafür kann aber auch ein reduzierter Fettstoffwechsel *(Meda-Dhatvagni)* sein, was eine typische Kapha-Störung darstellt. Symptome wie das Vata-typische Gelenkeknacken, Osteoporose oder Arthrose können auch zu Kapha-typischen Wasseransammlungen und Übergewicht führen. Das bedeutet in diesem Fall, dass Frauen, die abnehmen wollen, zuerst ihr gestörtes Vata ausgleichen müssen und nicht Kapha, wie normalerweise angenommen wird.

Regenerative Therapien für die Dhatus

Die ayurvedische Therapiemethode zur regenerativen Behandlung der *Dhatus* heißt *Rasayana*.

Rasayana In diesem Begriff finden wir das erste Körpergewebe »*Rasa*« wieder, und so bedeutet *Rasayana* übersetzt auch so viel wie »Methoden zum Aufbau eines hervorragenden *Rasa Dhatus*«. Immer dann, wenn ein gutes *Rasa* gebildet wird, gilt dies auch

Symptome der Dhatus-Störungen

Dhatu (Gewebe)	Störungen durch eine Zunahme der Dhatus, Störungen durch eine Abnahme der Dhatus
Rasa (Plasma)	Schwere, Energielosigkeit, Verschleimungen, Wasseransammlungen, Kapha-Störungen, Trockenheit, Rauheit, Durst, Ermüdung, Schmerzen in der Brust, Abmagern, Depression, Herzklopfen, Geräuschempfindlichkeit, Kurzatmigkeit bei Anstrengung
Rakta (Blut)	Hautkrankheiten, Hämorrhoiden, Abszesse, Proktitis (Entzündung des Enddarms), periphere vaskuläre Erkrankungen, Blutungen, Vergrößerung von Leber und Milz, Gelbsucht, Ohnmacht, Rötung der Haut, Augen und des Urins, Verlangen nach Kaltem und Saurem, Schlaffheit der Gefäße, Trockenheit der Haut, Blässe
Mamsa (Muskelgewebe)	Tumore, Zysten, Vergrößerung der Lymphknoten, Muskelhypertrophie (Vergrößerung der Muskeln), eingefallene Wangen, Abmagern von Hüften, Brust, Beinen, Bauch, Mattigkeit der Augen und Augenmuskeln, Trockenheit der Augen, Schmerzen in Muskeln und Gelenken, allgemeine Mattigkeit
Meda (Fettgewebe)	Fettleibigkeit, Kurzatmigkeit bei Anstrengung, schlechter Körpergeruch, Trockenheit, Abmagerung des Bauches, Verlagerung der Milz, Gelenkschmerzen oder ein Gefühl der Leere in den Gelenken, Abmagerung des Körpers, Verlangen nach Fettigem
Asthi (Knochengewebe)	Knochentumore, Extrazähne (Mutationen oder Extrazähne in Zysten), Erkrankungen der Zähne, Nägel und Haare, Knochenschmerzen, Porosität der Knochen, Ausfall von Haaren, Zähnen und Nägeln, Lockerheit der Gelenke, Ermüdung
Majja (Knochenmark, Nerven)	Schweregefühl in Augen und Körper, Furunkel und Wunden an Gelenken, Synkopen, Porosität von Knochen und Knochenmark, Gelenkschmerzen, Schwindel, Vata-Erkrankungen, degenerative Veränderungen des Gehirns
Shukra (Fortpflanzungsgewebe)	exzessives und anomales sexuelles Verlangen, Impotenz, Schwäche, Mattigkeit, Sterilität

als beste Voraussetzung für einen aktiven Verjüngungsprozess mit Erneuerung der nachfolgenden *Dhatus*.

Alle *Rasayana*-Nahrungsmittel, Gewürze und Kräuter sind in der Regel *Rasa*- und *Ojas*-aufbauend, was sich durch süße, nährende und befriedigende Eigenschaften erkennbar macht.

Als *Rasayana* werden alle Therapien zu Zellregeneration und Gewebeaufbau eingesetzt. Dazu verwendet Ayurveda Substanzen und Behandlungen mit Anti-Aging-Effekt und hohem Anteil von Antioxidanzien gegen freie Radikale und oxidativen Stress: süße Früchte, basisches Gemüse, Nüsse und hochwertige Fette sowie spezielle *Rasayana*-Heilkräuter. Empfehlenswerte Frauen-*Rasayanas* in der täglichen Ernährung sind beispielsweise rote Trauben, Mango, Mandeln, Safran und Ghee.

Auch viele Heilkräuter haben einen starken *Rasayana*-Effekt. Sie werden als Nahrungsergänzung zur Verbesserung des Gewebestoffwechsels, zum Ausgleich von Erschöpfung, Schlafstörung, Nervosität oder zur Steigerung der Fruchtbarkeit eingesetzt. Wichtige *Rasayana*-Pflanzen für die Wechseljahre sind beispielsweise *Amla, Sariva, Shatavari* und *Guduchi* (siehe Seite 188ff.).

Psychosomatik der Dhatus

Dass Gefühle auch körperlichen Ursprung haben können, beschreibt die ayurvedische Psychosomatik eindrücklich: Mit dem Zustand der einzelnen *Dhatus* sind emotionale Qualitäten verbunden. Je nachdem, ob Gewebe in einer gesunden Qualität und Quantität aufgebaut werden oder ob sich bereits Krankheiten manifestiert haben, all das spiegelt sich auch in unserem Gefühlsleben wider.

Diese Verbindung von Körper und Psyche ist eine entscheidende Betrachtungsebene im ganzheitlichen Therapieansatz des Ayurveda, der Menschen auf neue Weise zu verstehen hilft. Die ayurvedische Perspektive geht beispielsweise davon aus, dass der Abbau von Knochengewebe während der Wechseljahre auch mit einem Verlust von Stressresilienz, also der Fähigkeit, schwierige Lebenssituationen unbeschadet über

Rasayana für körperliches und mentales Wohlbefinden

Dhatus	Empfehlungen zum Aufbau der Körpergewebe
Rasa (Plasma)	Süße Früchte, Milch und Ghee – besonders mit Mandeln und Rosinen
Rakta (Blut)	Gemüse und Kräuter mit bitterem Geschmack in Kombination mit roten Früchten (Granatapfel, Trauben) und Gemüse
Mamsa (Muskelgewebe)	Sportliche Betätigung und proteinreiche Ernährung mit viel Soja, Linsen und ggf. auch hellem Fleisch, Kombination von Hülsenfrüchten und Kohlgemüse verstärkt den gewebeaufbauenden Effekt
Meda (Fettgewebe)	Für den Aufbau des Gewebes Ghee und Butter, zur Reduktion Honig und scharfe Gewürze
Asthi (Knochengewebe)	Soja, Milch und Milchprodukte, insbesondere Hartkäse
Majja (Knochenmark, Nerven)	Hochwertige Öle, Walnüsse, Mandeln, Datteln, Süßholz und gekochter Knoblauch
Shukra (Fortpflanzungsgewebe)	Rosinen, Milch, Ghee, Eier, Urid Dal (Bohnen) und Safran
Ojas (Lebensessenz)	Alle Rasayanas mit süßem und nährendem Geschmack (Madhura rasa) und süßer, bzw. basischer Verstoffwechslung nach der Verdauung (Madhura vipaka) wie Amla, Guduchi oder Shatavari

längere Zeiträume zu überstehen, einhergeht. Oder, dass die Reduktion der Fortpflanzungsgewebe auch mit Traurigkeit, Selbstwertmangel und Depression verbunden sein kann.

Körperliche und emotionale Aspekte der Dhatus

Analysieren wir also den Zustand der Dhatus, so lassen sich daraus nicht nur körperliche, sondern auch psychische Qualitäten ableiten:

Rasa versorgt nicht nur alle Körpersysteme und -organe mit Nährstoffen und vitaler Kraft. Auch auf psychischer Ebene führt es zu mentaler Belastungs- und Handlungsfähigkeit sowie Reaktionsschnelligkeit. Verfügt die Frau über einen gesunden Rasa-Gewebestoffwechsel, so erfreut sie sich gleichzeitig einer empathischen Wahrnehmungs- und Entscheidungsfähigkeit.

Rakta regelt die Oxidation in allen Geweben, erhält die Lebensenergie aufrecht und ist auch für die monatliche Menstruationsblutung verantwortlich. Mental steht die Qualität von Rakta in direktem Verhältnis zur Erinnerungsfähigkeit: Wer ein gutes Rakta Dhatu hat, hat laut Ayurveda auch ein gutes Gedächtnis.

Mamsa sorgt für die Kraft und die Funktionen des aktiven Bewegungsapparats. Psychisch repräsentiert Mamsa innere Stabilität, Selbstkontrolle und eine starke Willenskraft.

Meda stärkt das Stabilitätsprinzip in seinen Kapha-Funktionen und erhält die Gelenke geschmeidig. Auf psychischer Ebene fördert ein gesundes Meda die weichen, einfühlsamen Persönlichkeitsanteile, macht liebevoll, schenkt Zuneigung und möchte sich und anderen Gutes tun.

Asthi sorgt für Halt und Struktur des passiven Bewegungsapparats. Mental steht ein gesunder Knochenstoffwechsel auch für eine gute Stressresilienz. Denn die harte Qualität von Asthi ist im Ayurveda gleichbedeutend mit der harten, starken und belastungsfähigen Qualität des Geistes (Manas).

Majja ist körperlich für die Funktionen des Gehirns, Knochenmark und Nervengewebe verantwortlich. Mental steht Majja in engem Kontakt mit der Intelligenz, Intuition sowie Begeisterungs- und Belastungsfähigkeit des Geistes.

Shukra sorgt für gute Fortpflanzungsgewebe und fördert auch sexuelle Lust. In der Meno- und Andropause findet ein umfassender Wandel im Shukra-Stoffwechsel statt, der bei Frauen zum Verlust der Empfängnisfähigkeit führt und bei Männern die Potenz und Zeugungsfähigkeit vermindert. So wird ein vitaler Shukra-Haushalt auf der psychischen Ebene in Verbindung gebracht mit liebevollen und zugeneigten Emotionen für sich selbst und andere, Begeisterungsfähigkeit und innerer Zufriedenheit.

Ojas ist das subtile Endprodukt eines aktiven und gesunden Dhatu-Aufbaus und wird direkt von Shukra gebildet. Ojas ist verantwortlich für eine starke Immunkraft, positive Ausstrahlung und Lebensfreude. Mit dem Verlust von Ojas steigt die körperliche und mentale Krankheitsanfälligkeit. Speziell Depressionen, Burn-out, Autoimmunerkrankungen und sexuelle Störungen werden im Ayurveda auf einen Mangel an Ojas zurückgeführt.

Srotas – die Zirkulationskanäle

Ein weiteres, wichtiges Prinzip unserer gesunden Körperfunktionen sind die Zirkulationskanäle, die »*Srotas*«. Diese sind mit ihren unzähligen Leitbahnen – vom großen Verdauungskanal (*Annavaha Srotas*) über die Atemwegskanäle (*Pranavaha Srotas*) bis zu den subtilen Kanälen der mentalen Funktionen (*Manovaha Srotas*) für die dynamischen Prozesse im Körper verantwortlich. Auch die *Dhatus* werden durch die alles verbindenden *Srotas* genährt. Denn nur über die *Srotas* können Nährstoffe in die Zelle hinein und Abfallstoffe ausgeleitet werden.

Srota-Blockade Wenn der Zirkulationsfluss gestört oder unterbrochen ist, sprechen wir im Ayurveda von einer *Srota*-Blockade. Viele häufig auftretende Krankheitsbilder wie Asthma, Hauterkrankungen oder Atherosklerose lassen sich darauf zurückführen. Leiden wir unter Unterleibsschmerzen, Krampfadern oder Schweißausbrüchen sind auch die Störungen der *Srota*-Funktionen daran beteiligt. Die ayurvedische Anatomie beschreibt viele verschiedene *Srotas* mit ihren Funktionen.

Arten von Srotas Sieben *Srotas* sind für den Transport der einzelnen Gewebe (*Dhatus*) beziehungsweise ihrer Grundpartikel im Stadium der Umwandlung verantwortlich. Weitere drei *Srotas* bilden die Transporträume für die Formung und Ausscheidung der auszuscheidenden Abfallstoffe (*Malas*) und sorgen für den Transport von *Prana* (Atemgase und Energie), *Anna* (Nahrungsbestandteile) und *Udaka* (Wasser und andere Flüssigkeiten).

Frei oder blockiert In einem gesunden Körper können die Körpersäfte durch die *Srotas* ungehindert fließen und sich gleichmäßig an den gewünschten Stellen verteilen. Sind die *Srotas* blockiert, so können vielfältige Störungen, wie Wasseransammlungen, Lymphstauungen oder Verstopfung, auftreten. Ebenso können Krankheiten durch die Ansammlung in den *Srotas* verstärkt werden. Aus diesem Grunde ist die Befreiung der *Srotas* durch Massage- und Schwitzbehandlungen ein wichtiger Aspekt der Ayurveda-Therapie, welche die Zirkulation der Körpersäfte anregt und die Voraussetzung für tief greifende Erneuerung und Heilungsprozesse schafft.

Es ist ein schönes Gefühl, im Fluss zu sein und die Energie zu spüren, die mit dem Atem und der Bewegung durch die *Pranavaha Srotas* im ganzen Körper kreist. Im Yoga kennen wir viele Atemübungen (*Pranayama*) und Bewegungsabläufe (Flows), die unsere Vitalkräfte durch die Atemwege

Gewürze mit Anulomana-Effekt

Dhatus	Gewürze, die anregen
Vata	Ajwain, Hing (Asafoetida), Kreuzkümmel (Cumin), Bockshornklee (Methi)
Pitta	Kardamom, Koriander, Kreuzkümmel (Cumin)
Kapha	Basilikum, Ingwer, Minze, schwarzer Pfeffer

oder Herz-Kreislauf-Kanäle zirkulieren lassen und Lymphe oder Schweiß zum Fließen bringen.

Die Bewegung durch die *Srotas* wird von Vata bestimmt. Aus diesem Grunde sind die Funktionen von Vata und den *Srotas* auch eng miteinander verknüpft.

Vata-Blockaden führen häufig auch zu *Srota*-Blockaden. Kein Wunder also, dass Vata-Typen oft zu Verstopfung neigen, was auf eine Blockade der *Annavaha Srotas* zurückzuführen ist. Doch auch typische Pitta- und Kapha-Beschwerden treten häufig in Verbindung mit einer *Srota*-Störung, beziehungsweise einer Vata-Störung in den *Srotas* auf. Ein gutes Beispiel dafür ist Sodbrennen: Zu viel Pitta und Säure sammeln sich in Magen und Speiseröhre, da der Vata-Fluss nach oben zum Mund geführt wird, statt nach unten in Magen und Dünndarm. Im Fall von Atemwegserkrankungen liegt eine Kapha-typische Verschleimung und die Vata-blockierte Zirkulation der Lungenkapillare vor, die die *Pranavaha Srotas* miteinander vereint.

Anulomana Um den Vata-Fluss durch die *Srotas* auf die richtige Weise zu stimulieren, nutzt Ayurveda Gewürze, Kräuter und therapeutische Maßnahmen mit *Anulomana*-Qualität. *Anulomana* heißt übersetzt »den Vata-Fluss kanalisieren«. Heilpflanzen mit dieser Qualität *(Karma)* werden klassisch gegen Blähungen, Verstopfung, Unterleibsbeschwerden oder Herz-Kreislauf-Beschwerden eingesetzt. Typische *Anulomana*-Pflanzen sind *Ajwain*, Fenchel oder gekochter Knoblauch. Auch saure Substanzen wie Zitrone oder etwas Wein wirken Vata-Fluss-anregend in den *Srotas*. Manche Ayurveda-Ärzte empfehlen beispielsweise älteren Patienten zur Stärkung des Herzens und des Herz-Kreislauf-Systems täglich ein Glas Wein sowie *Mamsa*-stärkende Nahrungsmittel, gewürzt mit Knoblauch, Steinsalz und Zitrone.

Ama – Unverdautes in Körper und Psyche

Ein weiterer Mosaikstein des komplexen Gebildes aus *Doshas*, *Dhatus* und *Srotas*, die im gestörten Zustand zu Erkrankungen führen können, ist »*Ama*«, im Ayurveda die unverdauten Stoffwechselprodukte des Körpers.Als vierten pathogenen Faktor – neben zu viel Vata, Pitta oder Kapha – benennt Ayurveda die unverdauten Stoffwechselprodukte als Krankheitsursache.

Schwaches Agni Während *Dosha*-Störungen durch falsche Ernährung, ungesunde Verhaltensweisen, saisonale Störfaktoren oder Stress und Reizüberflutung entstehen, ist *Ama* das Produkt eines schlechten Verdauungsfeuers *(Agni)*. Die Eigenschaften, durch die sich *Ama* im Körper manifestiert, beschreibt Ayurveda als kalt, feucht, schwer, trübe, klebrig, übelriechend und unrein.

Hierbei ist *Agni* als zentrale Funktion zu verstehen, die den energetischen und substanziellen Zustand von Körper und Geist bestimmt. Dabei beschränkt sich ein gesunder Stoffwechsel nicht nur auf funktionstüchtige Verdauungsorgane und -prozesse von Mund bis Anus, sondern er steht auch in unmittelbarem Kontakt mit den geistigen und seelischen Kräften des Menschen. Alle Eindrücke, die wir von außen aufnehmen, wollen verdaut werden und nähren auf subtile Weise den grob- und feinstofflichen Körper. Fehlfunktionen und Beschwerden des Verdauungssystems verhindern also nicht nur die energiegewinnende Verwertung der Nahrung, sondern belasten auch das emotionale Wohlbefinden und die Ausstrahlung des Menschen.

Manda-Agni Der ayurvedische Fachausdruck eines zu schwachen *Agni,* welches für die *Ama*-Bildung verantwortlich ist, lautet »*Manda-Agni*«. Dieses wird von einem Überschuss an Kapha hervorgerufen. Ebenso leiden Menschen mit einem wechselhaften Vata-*Agni* (*Vishma-Agni*) phasenweise unter dem zu schwachen *Manda-Agni*. Dessen verminderte Verdauungskraft kann die Nahrung nicht aufspalten und verwerten. Es kommt zu Verdauungsstörungen, einer schlechten Versorgung der *Dhatus* und *Ama*-Ablagerungen in den *Srotas*. Damit verbunden sind *Ama*-bedingte Erkrankungen wie Allergien, Heuschnupfen, Herz-Kreislauf-Erkrankungen, Rheuma oder Asthma.

Ursachen Als Ursache von *Ama* beschreibt Ayurveda neben Bewegungsmangel, Tagesschlaf und unverdauter Nahrung auch Sorgen, Kummer und negative Emotionen beim Essen sowie die Einnahme von zu schweren, schleimbildenden und rohen Speisen. All das schwächt *Agni,* reduziert die Stoffwechselvorgänge und blockiert die *Srotas*. Meist entsteht auch eine Ansammlung von Kapha und eine Vermehrung des Fettgewebes.

Die häufigste Ursache für stoffwechselbedingtes *Ama* ist die Zufuhr von übermäßiger Nahrung ohne Appetit. Wer also gelernt hat, immer brav den Teller leer zu essen oder sich zwischendurch bei Stress oder Langeweile mit Naschereien tröstet, kann dadurch *Ama* entwickeln.

Der Verzehr von ungünstigen Nahrungsmittelkombinationen (*Vriddhu ahaar*) ist ein weiterer Ernährungsfehler, der zur *Ama*-Bildung führen kann. Nach den Gesetzen der Verdauungsphysiologie kann es zu Schwierigkeiten kommen, wenn schwere Nahrungsmittel mit sehr unterschiedlichen Qualitäten und Verdauungswegen zusammen eingenommen werden. Besonders die Kombination von verschiedenen tierischen Proteinen wie Milch, Fisch und Fleisch bildet *Ama*-Probleme. Vegetarier laufen hier weniger Gefahr, durch falsche Kombinationen *Ama*-Beschwerden zu erzeugen.

Beschwerden *Ama* führt zu vielen Beschwerden, die in unmittelbarem Zusammenhang mit der Nahrungsaufnahme und Verdauung stehen:

- Appetitlosigkeit
- Mundgeruch und dicker Zungenbelag
- Blockaden der *Srotas*
- Verdauungsstörungen
- Energieverlust, besonders nach dem Essen
- Schweregefühl, Lethargie und Kraftlosigkeit
- Depression oder Erschöpfung
- Rheuma, Asthma, Reizdarm, Allergien, Heuschnupfen, Atherosklerose

Abhilfe Gegen *Ama* helfen alle Maßnahmen, die *Agni* anregen und *Ama* verbrennen. Der Fachbegriff für die *Ama*-reduzierende Qualität der geeigneten Therapien lautet *Pachana* (*Ama*-verbrennend). Über wirkungsvolles *Pachana* verfügen scharfe Gewürze, bittere Kräuter und kleine Fastenkuren. Zu den besten *Ama-Pachanas* während der Wechseljahre zählen *Pippali* und *Guduchi*.

Emotionales Ama und die Wechseljahre

Die Psyche kann ebenso von *Ama* betroffen sein – so zählen auch Depressionen zu den *Ama*-typischen Beschwerden. Neben der ihr vorausgehenden *Agni*-Schwäche und Ansammlung von Kapha und *Tamas* ist auch mentales *Ama* beteiligt. Hiermit meint die ayurvedische Psychologie unverdaute Erfahrungen, nicht verarbeitete und oftmals unterdrückte Emotionen und traumatische Erlebnisse. Diese nicht verarbeiteten Gefühle und Eindrücke sind auf gleiche Weise als Krankheitsfaktor zu betrachten wie unverdaute Nahrung, mehr noch: Beide Formen des Unverdauten verstärken einander. Das heißt, körperliches *Ama* fördert geistiges *Ama* und umgekehrt. Viele Beschwerden der Wechseljahre lassen sich auf negative und unterdrückte Emotionen zurückführen. Die Veränderung der Hormone bringt Verdrängtes an die Oberfläche und lässt Frauen Rückschau über ihr bisheriges Leben halten. Das heißt im Umkehrschluss: Nehmen wir unerfüllte Wünsche oder unterdrückte Emotionen mit in die Wechseljahre, verstärken sie oft körperliche Reaktionen und Beschwerden.

Unterdrückter Pitta-Ärger Reizbare Erregungszustände wie Wut, Hass und Aggression sind typische Pitta-Reaktionen und fördern Pitta-Erkrankungen, unabhängig davon, ob wir diese Gefühle ausdrücken oder unterdrücken. Leiden Frauen in den Wechseljahren unter starken Pitta-Beschwerden wie Hitzewallungen, Bluthochdruck oder mentaler Reizbarkeit, so liegt die Ursache meist nicht nur in äußeren Faktoren. Unterdrückte Emotionen der Wut und Enttäuschung werden nun durch körperliche Pitta-Reaktionen sichtbar und verschaffen sich auf diese Weise ein Ventil.

Im Sinne des ganzheitlichen Therapieansatzes des Ayurveda ist es wichtig, den Grund für die negativen Gefühle herauszufinden und zu bearbeiten. Dieser ist bei Aggressionen immer mit Empörung gegen Ungerechtigkeit verbunden: Es macht Pitta einfach wütend, wenn sie ungerecht behandelt wird. Anerkennung ist ein Grundbedürfnis für die Pitta-Psyche, und immer dann, wenn sich Pitta-Menschen in ihren Wünschen und Stärken nicht gesehen fühlen oder betrogen wurden, reagieren sie ausgesprochen empfindlich. Selbst wenn diese negativen Erfahrungen weit in der Vergangenheit liegen, verlieren sie nicht an explosiver Sprengkraft für die körperliche und psychische Gesundheit.

So werden körperliche Pitta-Störungen auch unter psychosomatischen Aspekten betrachtet, und ergänzend zur symptomatischen Behandlung können Psychotherapien sinnvoll sein. Gerade eine Aufarbeitung der frühkindlichen Prägungen, wie sie zum Beispiel die innere Kind-Arbeit leistet, wird im Ayurveda als gute Methode zur inneren Heilung geschätzt.

Angesammelter Kapha-Frust Auch Depressionen sind ein Krankheitsbild, das sich direkt auf mentales *Ama* zurückführen lässt. Die klassischen Ayurveda-Schriften beschreiben die psychische Ursache von Depression durch die Konfrontation mit Dingen, die wir nicht mehr aushalten können. Dies kann das unerträgliche Zusammenleben in einer unglücklichen Beziehung sein, ein nicht bewältigter Verlust oder die nicht gelebte Trauer um einen geliebten Menschen. Auch das Leiden unter anhaltenden Schmerzzuständen kann zu Depressionen führen. Körperliche Kapha-Störungen in Form von Übergewicht, trägem Stoffwechsel und *Ama*-Ablagerung in den *Srotas* wirken als Verstärker auf die depressiven Tendenzen der Psyche.

Ungelebte Vata-Wünsche Ängste, Sorgen, Grübeln, Nervosität, Panikattacken, Schlaflosigkeit und das Gefühl der inneren Leere sind typische Vata-Störungen. Zum einen kann deren Ursache in äußeren Faktoren und Stressreaktionen auf eine ungesunde und unregelmäßige Ernährungs- und Lebensweise, Schichtdienst oder Licht- und Bewegungsmangel liegen. Zum anderen sind Vata-Störungen im Psychosomatischen auch immer Ausdruck ungelebter Sehnsüchte und unterdrückter Wünsche nach Veränderung. Dementsprechend sind die Vata-Beschwerden der Wechseljahre auch ein kraftvoller Aufruf, nun endlich der inneren Stimme unseres Herzens zu folgen. Die zweite Lebenshälfte schenkt uns Freiräume, die wir nutzen können, um unsere Träume zu verwirklichen. Viele Frauen verspüren diesen Weckruf und durchbrechen die starren Muster ihres Alltags, indem sie ihrer Berufung folgen, eine neue Partnerschaft eingehen oder sich eine Auszeit nehmen, um beispielsweise Länder zu bereisen, die sie schon immer sehen wollten.

Therapieansätze des Ayurveda

Betrachten wir die vielen verschiedenen Aspekte, die über unsere Gesundheit und Krankheit bestimmen, verstehen wir besser, warum sich das individuelle Ayurveda-Therapiekonzept in der Praxis ausgesprochen komplex darstellt.

Die Kombinationsmöglichkeiten des Zusammenspiels von *Doshas*, *Dhatus*, *Srotas* und *Ama* auf körperlicher und mentaler Ebene sind unglaublich vielfältig. Gleichermaßen mannigfaltig sind auch die Wirkebenen der ayurvedischen Behandlungsansätze: Ölbehandlungen und Massagen, Ernährungsempfehlungen und Verhaltensregeln, Heilkräuter und Gewürze, psychologische Therapien, Yoga, Meditation. Entsprechend der persönlichen Konstitution, des Alters, der Jahreszeit und der Lebensweise reagiert jede von uns anders auf diese Maßnahmen. Da erscheint es mancher einfacher, eine Pille zu schlucken … Allerdings: Setzen wir die ayurvedischen Prinzipien in unserem Alltag um, erleben wir, dass sie in der praktischen Anwendung überhaupt nicht kompliziert sind. Im Gegenteil: Ayurveda macht Spaß, schmeckt gut und ist ein echter Glücklichmacher!

Leitfaden für die ayurvedische Anwendung

Der ayurvedische Therapieansatz beginnt immer an der Wurzel aller Beschwerden, also den Ursachen für die krankheitsauslösenden *Dosha*-Störungen. Dementsprechend ist der erste Schritt die Entwicklung einer ausgleichenden Ernährungs- und Lebensweise, um Vata, Pitta und Kapha in ihrem individuellen, typgerechten Gleichgewicht zu stärken.

Ursachen vermeiden Grundlage der Ursachenvermeidung, die im Ayurveda »*Nidana Pariajana*« und im modernen Kontext

»Prävention« heißt, ist die Harmonisierung von übermäßigen Eigenschaften. Leiden wir unter zu viel Hitze, gleichen wir dies mit kühlenden Substanzen aus. Werden Haut und Schleimhaut zu trocken, verwenden wir Öle. Fühlen wir uns schwer und antriebslos, helfen anregende und leichtmachende Gewürze und Kräuter. Das gesamte Konzept zum *Dosha*-Ausgleich und zur *Agni*-Optimierung basiert auf der Harmonisierung des dynamischen Gleichgewichts mithilfe ausgleichender Therapiemaßnahmen.

Reinigende Maßnahmen Ist die Ursachenvermeidung nicht ausreichend oder kommt sie zu spät, geht die Ayurveda-Therapie in den zweiten Therapieschritt über, zur Reinigung, »*Shodana*«. Hier werden die krankheitsverursachenden Faktoren über ausleitende Maßnahmen aus dem Körper entfernt. Die reinigenden Behandlungsmethoden des *Pancakarma*, aber auch anregende Massage- und Schwitzbehandlungen oder *Ama*-reduzierende Kräuter, zählen zu den *Shodana*-Therapien, die mit schnellem und wirkungsvollem Erfolg bei den unterschiedlichsten Erkrankungen angewandt werden.

Wichtig ist die professionelle Anwendung: Reinigungstherapien gehören in die Hände von Profis, und wir sollten sie stets unter Anleitung eines erfahrenen Ayurveda-Mediziners oder Therapeuten in einem geeigneten Umfeld durchführen. Sonst richten wir statt Gesundheitsförderung unter Umständen Schaden an.

Aufbauen und heilen Nachdem der Körper sich von seinen Altlasten befreit hat, beginnt der dritte Therapieschritt mit besänftigenden Maßnahmen »*Samshamana*«. Hierzu zählen alle aufbauenden und regenerativen Maßnahmen des *Rasayana:* Yoga, Massagen, Ernährungs- und Kräutertherapien. Alles was uns guttut und uns stärkt, ist nun angesagt. Denn nach den auszehrenden Prozessen des *Pancakarma* ist der Organismus zwar gereinigt und entschlackt, aber noch geschwächt und nicht geheilt. Dazu braucht es nun die richtige Nahrung und Heilmittel, die dem Körper und den Organen helfen, sich aus eigener Kraft zu erneuern und zu stabilisieren.

Anleitung für die Selbstbehandlung zu Hause

Wollen wir mit Ayurveda unsere Wechseljahre auf gesundheitsstärkende Weise begleiten, so folgen wir dem ayurvedischen Leitfaden: Bestenfalls beobachten wir bereits in jungen Jahren unseren weiblichen Zyklus und unser hormonelles Reaktionsmuster, um diese mit einer typgerechten Ernährungs- und Lebensweise auszugleichen. Alle Frauenthemen in der Blüte unseres Lebens wie Schwangerschaft, Menstruation und ihre Beschwerden können mit ayurvedischen Maßnahmen harmonisiert und behandelt werden. Leiden wir unter Frauenerkrankungen wie Myome, Endometriose oder unerfüllter Kinderwunsch, suchen wir Hilfe bei einem qualifizierten Ayurveda-Arzt, der uns mit ausleitenden (*Shodhana*) und aufbauenden (Samshamana) Maßnahmen behandelt.

Der liebevolle und achtsame Umgang mit uns selbst ist der beste Schutz vor Störungen in den Wechseljahren. Denn aus ayur-

vedischer Sicht erlebt die gesunde Frau die Menopause störungsfrei.
Zählen wir nicht zu diesen glücklich-ausgeglichenen Frauen und werden wir in den Wechseljahren von typischen, damit verbundenen Beschwerden geplagt, so folgen wir ebenfalls der ayurvedischen Strategie: zuerst ausleiten und dann aufbauen. Dies bedeutet für die praktische Anwendung, dass wir zunächst unsere Probleme analysieren und den krankheitsverursachenden Doshas zuordnen. Darauf aufbauend stellen wir einen Katalog mit ausgleichenden Maßnahmen zusammen, den wir langsam und Schritt für Schritt in den Alltag integrieren.
Vata-Störungen Leiden wir unter Vata-bedingten Störungen, achten wir beispielsweise auf regelmäßige Rituale im Alltag, meiden kalte und trockene Nahrungsmittel und verwöhnen, befeuchten und entspannen den Körper mit Ölmassagen. Therapeutische Unterstützung durch reinigende Ausleitungsverfahren wären Darmeinläufe (*Basti*). Mentale Vata-Beschwerden werden auch mit Nasenölung (*Nasya*) behandelt.
Pitta-Störungen Pitta-Störungen, wie Hitzewallungen oder Reizbarkeit, können mit kühlenden Speisen und Getränken, dem Verzicht auf Kaffee, Alkohol und rotes Fleisch sowie Fußmassagen und Bitterstoffen wie Kurkuma, Koriander oder *Guduchi* ausgeglichen werden. Effektivste Methode, um überschüssiges Pitta aus dem Körper zu entfernen, ist Abführen (*Virecama*) unter therapeutischer Anleitung.
Kapha-Störungen Kapha-Störungen wie Gewichtszunahme oder Depressionen reagieren positiv auf die stimulierenden Ausgleichtherapien von scharfen Gewürzen, Schwitzbehandlungen und Bewegungsübungen. Ergänzend dazu sind therapeutisch angeleitete Fastenkuren und medizinisches Erbrechen (*Vamana*) effektive Reinigungsmethoden zur Behandlung von Kapha-Erkrankungen.
Die vielen guten Tipps und schönen Selbstbehandlungen der besänftigenden und ausgleichenden Ayurveda-Behandlungen sind allesamt geeignet für die Selbstanwendung zu Hause. Berücksichtigen wir die typgerechten Indikationen und folgen wir den Anleitungen, können wir dabei nicht viel falsch machen.

Frauenküche und Kräuterwissen

Gesunde Ernährung im Ayurveda

Es sind oft die kleinen Dinge, die Großes bewirken können. Diese Weisheit trifft auch auf die richtige Ernährung zu. Denn mit dem, was wir essen, wann wir essen und wie wir die Nahrung zubereiten, nehmen wir direkten Einfluss auf unser körperliches und psychisches Befinden. Laut Ayurveda sind 80 Prozent aller Beschwerden auf einen ernährungsbedingten Ursprung zurückzuführen und lassen sich wirkungsvoll mit einer individuell angepassten Diät behandeln.

Es lohnt sich also, die eigene Ernährungsweise kritisch zu hinterfragen und zu überlegen, ob das, was wir uns täglich zuführen, wirklich zu uns passt. Jeder Stoffwechsel reagiert ganz individuell auf den täglichen Speiseplan, und nicht alles, was gerade als gesund im Trend ist, ist die beste Wahl. Häufig verzichten Menschen aus Angst vor Schädlichem auch auf wertvolle Nährstoffe, wenn sie etwa eine strikt glutenfreie, laktosefreie oder vegane Diät einhalten, ohne unter einer konkreten Nahrungsmittelunverträglichkeit zu leiden. Andererseits nehmen wir aber auch oft Produkte zu uns, die die Bezeichnung Lebensmittel nicht verdienen: Fertigprodukte, Süßigkeiten und Fastfood belasten den Organismus.

Die ayurvedische Devise für eine gesunde Ernährung lautet: vielseitig, ausgewogen und leicht verdaulich. Aus insgesamt zwölf Nahrungsmittelgruppen werden vitalstoffreiche Lebensmittel ausgewählt, die dem Körper alle Nährstoffe zuführen, die er für seine Gewebeerneuerung benötigt. Damit der Stoffwechsel in der Lage ist, die tägliche Nahrung auf optimale Weise aufzunehmen, aufzuschlüsseln und umzusetzen, verbessern Gewürze, Kräuter und Regeln zur bekömmlichen Nahrungsmittelaufnahme die Verdauungskraft. Leiden wir unter Beschwerden, unterstützen spezielle Rezepturen den Heilprozess.

Das klingt alles ganz einfach – und das ist es auch, wenn es um die praktische Umsetzung in der Küche geht. Dennoch sind die Wechselwirkungen von Essen und Esser sehr komplex. Deswegen berücksichtigt die ayurvedische Ernährungslehre bei den Empfehlungen zur Auswahl und Zubereitung der Speisen nicht nur die individuelle Konstitution und Verdauungskraft, sondern auch Lebensweise, Alter, Jahreszeit und Beschwerdebilder.

Verdauung stärken

Blähungen, Völlegefühl, Verstopfung oder Übergewicht – all das sind typische Anzeichen für ein schwaches Verdauungsfeuer (*Manda-Agni*). Haben wir jedoch ständig Hunger, schwitzen viel und neigen zu

Das Verdauungsfeuer

Dosha	Agni	Symptome
Vata	Vishma-Agni	Blähungen, Verstopfung, harter oder trockener Stuhl, schmerzhafter Stuhl, wechselhafte Verdauung, Nahrungsmittelunverträglichkeiten
Pitta	Tikshna-Agni	Durchfall, Sodbrennen, häufiger Stuhlgang, weicher oder flüssiger Stuhl, entzündliche Darmerkrankungen
Kapha	Manda-Agni	langsame Verdauung, träger Stoffwechsel, klebriger Stuhl, Übergewicht, Völlegefühl, Appetitverlust

Durchfall, brennt das Verdauungsfeuer zu schnell und stark (*Tikshna-Agni*). Egal, ob die Verdauung zu schnell, zu langsam oder unregelmäßig arbeitet, immer dann, wenn die Stoffwechselvorgänge nicht ausgeglichen sind, wird dies im Ayurveda als schwaches *Agni* bezeichnet.

Spätestens ab dem 50. Lebensjahr spürt die Frau deutlich eine Schwächung ihrer Verdauungskraft. Immer dann, wenn die *Doshas* ins Ungleichgewicht geraten, reagiert auch *Agni*. Die Hormonveränderungen des Alterns spiegeln sich unmittelbar in den Stoffwechselvorgängen wider. Je mehr das Vata ansteigt, umso empfindsamer reagieren Verdauung und Stoffwechsel auf alle Störfaktoren. Ob wir dabei mehr zu Reizdarm oder Gewichtszunahme neigen, hängt auch vom Konstitutionstyp ab. Die vermehrte Gewichtszunahme, über die viele Frauen in den Wechseljahren klagen, kann einzig und allein auf ein geschwächtes *Agni* zurückgeführt werden. Doch während Vata- oder Pitta-Frauen sich den goldenen Gürtel mit ein paar Pfund mehr um die Taille zulegen, kann die von Natur aus mit einem anabolischen Fettstoffwechsel ausgestattete Kapha-Frau ohne Probleme in kurzer Zeit mehrere Kilos zunehmen.

Sechs Regeln für ein gutes Verdauungsfeuer

Viele allgemeine Ernährungsregeln des Ayurveda sind darauf ausgerichtet, die Verdauungskraft zu stärken und die *Doshas* auszugleichen. Diese zielen – unabhängig vom Konstitutionstyp – auf die Optimierung der Verdauungsfunktionen von Magen und Darm ab und helfen uns, frisch, gesund und leistungsfähig zu bleiben.

Maßvoll essen

Wichtigste Regel für eine gesunde Ernährung ist die richtige Menge (*Rashi*), denn auch das Gesunde wird ungesund, wenn wir zu viel davon essen. Doch wie viel ist die richtige Menge? Das hängt von unserer individuellen *Agni*-Qualität ab, aber zwei volle Hände pro Mahlzeit sind eine gute Orientierung.

Warm, gekocht und leicht verdaulich

Wie wir unsere Nahrung zubereiten (*Karana*), ist ebenfalls ein wichtiger Faktor für unseren Stoffwechsel. Um das *Agni* zu stärken, empfiehlt Ayurveda mindestens zwei Drittel der Nahrung in gekochtem und so besser verdaulichem Zustand einzunehmen. Vor allem morgens und abends sollten wir das Gekochte dem Rohen vorziehen. Nur ausgeprägte Pitta-Typen mit starkem *Agni (Tikshna-Agni)* sind die Ausnahme: Sie vertragen rohe Früchte, Salate und kalte Speisen besser.

Regelmäßige Mahlzeiten

Unregelmäßige Mahlzeiten und unkontrolliertes Futtern zwischendurch schwächen die Verdauung, belasten den Darm und stören das gesamte Vata-System. Um die täglichen Speisen gut zu verstoffwechseln hilft es, auf genügend Zeit zwischen den Mahlzeiten zu achten.

Dies bedeutet für die tägliche Speiseplangestaltung: Mindestens fünf, besser sechs Stunden Pause zwischen Mittag- und Abendessen und Frühstück erst, wenn sich echter Hunger einstellt.

Kein Stress beim Essen

Damit das Verdauungsfeuer gut brennt, ist ein entspanntes Nervensystem Voraussetzung – unter Stress kann der Organismus nichts aufnehmen und umsetzen. Keine Kompromisse machen, wenn es um eine entspannte Atmosphäre beim Essen geht! Bei der Nahrungsaufnahme nehmen wir auch die Umgebung mit den Menschen, ihrer Stimmung und der Geräuschkulisse auf. Hier gilt es, Unzuträgliches wie Hektik, Streit oder negative Gedanken zu meiden. Auch die innere Haltung des Kochs während des Kochens können wir spüren und schmecken. Heilsam wird Nahrung, wenn sie mit Liebe gekocht wird, so lehrt die ayurvedische Diätetik.

Nahrungsmittelkombinationen

Milch – schlechte Kombinationen

Milchunfreundlich sind Fisch, Fleisch, Bananen, Granatäpfel, Jackfrucht, saures Obst, Blattgemüse, Rettich, Mung-Dal, Jaggery (Palmzucker), Salz, Senf, Sesamöl und -samen, Wein

Milch – gute Kombinationen

Milchfreundlich hingegen sind Amla, Butter, Gerste, Ghee, Honig, Ingwer, Mango, Pfeffer, Reisflocken, Weintrauben, Zucker

Andere schädliche Kombinationen

- Fisch mit Banane
- Fleisch mit Buttermilch
- Fleisch mit Honig
- Fleisch mit Joghurt
- Fleisch mit Sprossen
- Fleisch mit Zuckerrohrprodukten
- Honig mit Rettich
- Saure Früchte und Gemüse (wie Zitrusfrüchte, Beeren, Tomaten und Rhabarber) mit Joghurt, Quark oder Kefir
- Ghee und Honig zu gleichen Teilen

Zu den Mahlzeiten nicht zu viel trinken
Um das Verdauungsfeuer nicht zu löschen, sollte man eine bis anderthalb Stunden vor und nach dem Essen nichts trinken. Zum Essen hat sich das schluckweise Trinken von einem Glas heißen Wassers allerdings als verdauungsfördernd erwiesen, eine weitere Ausnahmen vor dem Essen bilden auch verdauungsanregende Tees. Für die allgemeine Flüssigkeitsaufnahme sind warmes Leitungs- oder stilles Mineralwasser und Kräutertees am besten geeignet.

Auf richtige Kombinationen achten
Die lange Erfahrung des Ayurveda hat gezeigt, dass gewisse Nahrungsmittel nicht miteinander kombiniert werden sollten. Im Ayurveda werden diese falschen Kombinationen immer wieder als Ursachen verschiedenster Erkrankungen angesehen. Sie behindern die Transportfunktionen (*Srotas*) und bilden Stoffwechselschlacken (*Ama*), was beispielsweise die Hauptursache vieler Hautkrankheiten ist.

Dipana – alles anregen

Die ayurvedischen Therapien zur Anregung des Verdauungsfeuers und damit des Stoffwechsels werden unter dem Begriff »*Dipana*« zusammengefasst. Alles, was *Agni* in seinen verschiedenen Stoffwechselfunktionen stärkt, ist *Dipana*. Mithilfe von Gewürzen und Kräutern, aber auch mit anregenden Massagen, Schwitzbehandlungen und aktiver Bewegung, regen wir die Aufnahme, Aufspaltung und Verwertung der Nahrung an. *Dipana*-Gewürze wie Ingwer, Fenchel oder Kreuzkümmel helfen bei Verdauungsstörungen wie Blähungen oder Verstopfung, da sie die Aufnahme und Ausscheidungsfunktionen des Verdauungsfeuers (*Jathagni*) fördern. Um den Gewebestoffwechsel (*Dhatvagni*) in seiner aktiven Zellerneuerung zu verbessern, benennt Ayurveda spezielle *Dipana*-Kräuter für jedes einzelne *Dhatu*. Diese spezifischen *Agni*-Anheizer gewinnen bereits ab der Prä-Menopause an zunehmender Bedeutung, wenn die ersten Hormonveränderungen zu einer Schwächung des Muskel-, Fett- und Knochenstoffwechsels führen. Nun können wir mit richtig eingesetzten Kräutern wie *Pippali* oder *Ashwaganda* den Aufbau von Muskelgewebe sowie den Abbau von Fettgewebe unterstützen. Wichtig zu wissen für die richtige Anwendung ist jedoch, dass die Kräuter immer zusammen mit einer ausgewählten Trägersubstanz eingenommen werden müssen, um den gewünschten Effekt zu erzielen. Ein typgerechter Speiseplan stellt sicher, dass der durch *Dipana* aktivierte Stoffwechsel die richtige Kombination von Nahrungsmitteln mit den notwendigen Vital- und Nährstoffen erhält, die er zur Gewebeerneuerung benötigt.

Sechs Geschmacksrichtungen, die das Agni entfachen

Die traditionelle Ayurveda-Medizin klassifiziert die Heilwirkung der Nahrung nicht nach Vitaminen oder Enzymen, sondern nach den Prinzipien der Pflanzenheilkunde *Dravyaguna:* Demnach wirkt der Geschmack der Lebensmittel ab dem ersten Kontakt mit der Zunge und den Schleimhäuten auf die Verdauungssäfte des Körpers und auf das Mikrobiom (die Mikroorganismen im Darm) ein.

Traka – die ayurvedische Buttermilch

Ein erfrischendes Joghurt-Getränk zur Agni-Stärkung ist im Ayurveda »Traka«, die ayurvedische Buttermilch. Sie gleicht alle Doshas aus und stärkt die Stoffwechselfunktionen. Traka kann zwischendurch oder als Ergänzung zur Mahlzeit eingenommen werden. Die Herstellung ist denkbar einfach: 50 Gramm Naturjoghurt mit 200 Gramm Quellwasser und 1 Messerspitze Steinsalz, 1 Messerspitze Ingwerpulver sowie ¼ Teelöffel Kreuzkümmel mischen und mit einem Mixer verquirlen.

Die Ernährung nach Ayurveda kennt sechs Geschmacksrichtungen – sie spielen eine zentrale Rolle bei der Verdauung. Durch ihren Geschmack *(Rasa)* und deren Eigenschaften *(Guna)* wirken Früchte, Gemüse, Getreide und Gewürze direkt auf die *Doshas* und das *Agni* ein. Alles was sauer, salzig, scharf und bitter schmeckt, hat eine anregende Wirkung *(Dipana)* auf *Agni*. Süße und herbe Speisen dagegen schwächen die Verdauungskraft. Im Ayurveda gilt eine Mahlzeit als ausgewogen, die alle sechs Geschmacksrichtungen enthält.

Süß in Form von süßen Früchten, Wurzelgemüse, Getreide oder natürlichen Süßmitteln harmonisiert Vata und Pitta, wirkt zellregenerativ und beruhigt die Psyche. Viele Grundnahrungsmittel schmecken süß und bauen Gewebe auf, was für den Bewegungsapparat und das Nervensystem günstig ist, aber vielleicht weniger wünschenswert beim Fettgewebe. Wer auf sein Körpergewicht achtet, sollte süße Speisen mit trockener Qualität und langen Brennwerten essen, wie Kichererbsen, Gerste oder Kohlgemüse. Dies macht lange satt und reduziert so den Grundumsatz.

Sauer nehmen wir mit Zitrusfrüchten, Beeren, Tomaten oder fermentierten Produkten, wie Essig, Wein, Sauerkraut oder Joghurt, zu uns. Saure Speisen entfachen das Verdauungsfeuer, wirken befeuchtend, blutbildend und helfen, schwere und trockene Speisen zu verbrennen. Eine gute Köchin weiß dies und schmeckt aus diesem Grunde Hülsenfrüchte oder Kohlgemüse gerne mit Zitrone oder Essig ab. Gleichzeitig führt ein Zuviel an Saurem auch zu Übersäuerung und Gewichtszunahme. Aus diesem Grund sollten speziell Menschen mit Pitta- oder Kapha-Beschwerden nur wenig sauer essen.

Salzig werden unsere Speisen durch das Zufügen von etwas Steinsalz oder Meersalz. Auch Miso oder Algen sind salzige Geschmacksträger, die den Geschmack intensivieren und das Nervensystem stärken. Zu viel Salz ist ungesund, besonders, wenn wir unter Herz-Kreislauf-Beschwerden, Wasser-

ansammlungen oder Hautbeschwerden leiden. Auch bei Hitzewallungen tut es gut, den Salzkonsum zu reduzieren und Steinsalz zu verwenden, da dieses weniger erhitzend und damit auch weniger Pitta-erhöhend wirkt.
Scharf macht scharf – so empfinden es Frauen wie Männer, wenn die Libido durch Chili, schwarzen Pfeffer oder Knoblauch angeregt wird. Auch das Verdauungsfeuer wird mit scharfen Gewürzen zum Brennen gebracht. Die scharfe Gewürzmischung *Trikatu* aus Ingwer, schwarzem Pfeffer und *Pippali* ist das effektivste *Agni*-Dipana für alle, die unter Müdigkeit, Schweregefühl, Übergewicht oder Depressionen leiden. Als Gewürz ist *Trikatu* eine harmonische Mischung für jeden *Dosha*-Typ, die Speisen auf angenehme Weise etwas anfeuert (siehe auch Seite 174).
Bitter ist ein einzigartiger Geschmack für unser Feuerelement. Die Bitterstoffe von Blattgemüse, Salat und Kräutern stärken das Verdauungsfeuer *Agni* und reduzieren gleichzeitig das aggressive, zerstörerische Feuer von Pitta. Optimal für alle, die unter Übersäuerung, Hautbeschwerden, Hitzewallungen, Bluthochdruck oder mentaler Reizbarkeit leiden. Mit allem was grün ist, wie Spinat, Mangold, Blattsalat, Artischocke und Gartenkräutern, fügen wir unseren Speisen den bitteren Geschmack zu. Essen wir dies zum Ende der Mahlzeit, macht es die Speisen besonders bekömmlich und schenkt mehr Leichtigkeit nach dem Essen. Gut für alle, die sonst nach der Mahlzeit mit Müdigkeit und Schweregefühl zu kämpfen haben.
Zusammenziehend/herb ist der sechste Geschmack der *Rasas*. Er ist eine Steigerung von bitter und lässt sich dadurch erspüren, dass er den Mund austrocknet und Zusammenziehend. Sehr lang gezogener Grüntee, Winterspinat, Endivien oder Grünkohl sind typische Beispiele für den herben Geschmack. Oft tritt herb auch in Kombination mit sauer auf, wie zum Beispiel beim Rhabarber oder der Limette. Dies ist eine gute Kombination, da das Adstringierende die saure Wirkung ausgleicht.

Pippali – der Pfeffer für jeden Typ

Pippali, der Lange Pfeffer (lat. Piper longum), hat eine ganz spezielle Eigenschaft: Er schmeckt zwar scharf, hat aber süße Wirkung nach der Verdauung (Madhura vipaka). Damit ist er für jeden Konstitutionstyp – auch für Pitta – geeignet. Trotz dieser milden Qualität zeichnet sich Pippali durch seine Ama-reduzierende Wirkung (Ama-Pachana) aus. Das macht ihn zu einer wertvollen Medizin speziell bei Vata-Ama-Beschwerden wie Allergien, Heuschnupfen, Rheuma, Arthrose und Asthma. Auf den Geist wirkt Pippali konzentrationsfördernd und, zusammen eingenommen mit Honig, ist er ein bewährter Fettburner. Deshalb nennen wir Pippali auch den »schlank, schlau und immun machenden Pfeffer«.

Obwohl der Übergang von bitter zu herb fließend ist, unterscheiden sich beide stark in ihrer Wirkung auf *Agni:* Während der bittere Geschmack das Verdauungsfeuer anregt und Speisen leichter verdaulich macht, reduziert der herbe Geschmack die Verdauungskraft und macht die Speisen eher schwer verdaulich.

Gewürze für die Wechseljahre

Fast alle Gewürze, die wir täglich zum Kochen verwenden, zeichnen sich durch eine *Agni*-anregende Wirkung *(Dipana)* aus. Einige davon schmecken nicht nur gut, sondern lassen unsere Nahrung auch zu Medizin werden. In den Wechseljahren sollten wir darauf achten, dass die verdauungsstärkenden Gewürze nicht zu heiß sind, denn sonst erhöhen sie nicht nur *Agni*, sondern auch Pitta. Dies ist – speziell für Frauen mit Hitzewallungen, Stimmungsschwankungen oder starken Blutungen – nicht zu empfehlen. Die folgenden Gewürze eignen sich besonders gut für die tägliche Anwendung, da sie alle einen *Agni*-anregenden Effekt haben, ohne Pitta zu erhöhen, und gleichzeitig die *Doshas* ausbalancieren.

Kreuzkümmel – Cumin (lat. *Cuminum cyminum*), regt als sehr gutes *Dipana* die Verdauung an, reguliert die Darmflora und hilft, schwer verdauliche Speisen wie Kohl und Hülsenfrüchte bekömmlicher zu machen. Er wirkt gegen Blähungen, ist gedächtnisstärkend und hilft zusammen mit Joghurt gegen Durchfall. Mit seiner Vata-Pitta-ausgleichenden Qualität ist er optimal, um starke *Dosha*-Schwankungen während der Wechseljahre besser zu managen. Kreuzkümmel ist neben Kurkuma Bestandteil handelsüblicher Currys.

Der Geschmack und seine Wirkungen

Rasa	Wirkung auf Doshas (Funktionsprinzipien)	Wirkung auf Agni (Verdauungsfeuer)	Empfehlung als Rasayana
Süß (madhura)	erhöht K; reduziert V, P	schwächt Agni	nährt und verjüngt
Sauer (amla)	erhöht P, K; reduziert V	stärkt Agni	befeuchtet
Salzig (lavana)	erhöht P, K; reduziert V	stärkt Agni	erhitzt, bindet Feuchtigkeit
Scharf (katu)	erhöht V, P; reduziert K	stärkt Agni	reinigt, baut Fettgewebe ab
Bitter (tikta)	erhöht V; reduziert P, K	stärkt Agni	austrocknend, entsäuernd
Zusammenziehend (kasaya)	erhöht V; reduziert P, K	schwächt Agni	heilend, macht leicht

V = Vata, P = Pitta, K = Kapha

Kardamom – Ela (lat. *Elettaria cardamomum*) wirkt ausgleichend bei allen erhitzten Zuständen, hilft gegen Übelkeit, Sodbrennen, Schwitzen, brennende Empfindungen, Husten und Entzündungen. Gleichzeitig ist Kardamom *Agni*-anregend, verbrennt Toxine (*Ama*), stärkt die Psyche und den Energiefluss. Die grünen Kardamomkapseln können ganz oder die gemahlenen Samen für Reis- und Gemüsegerichte verwendet werden, verfeinern Süßspeisen und eignen sich auch für kühlende Drinks zum Pitta-Ausgleich.
Kurkuma – Haldi (lat. *Curcuma longa*), die Gelbwurz, ist eines der bekanntesten Gewürze der Ayurveda-Medizin. Seine antiseptische, immunstärkende, blutreinigende und hauttherapeutische Wirkung wird mittlerweile auch von der modernen Wissenschaft bestätigt. Seine Inhaltsstoffe regen den Gallenfluss an, fördern die Leberfunktion, wirken entzündungshemmend und stoffwechselanregend. Kurkuma gleicht alle *Doshas* in den Wechseljahren aus und hilft bei Hitzewallungen, Hautrötungen, Heißhunger, Haut- und Herz-Kreislauf-Beschwerden. In der ayurvedischen Frauenheilkunde wird Kurkuma auch gerne lokal bei Vaginalpilzen eingesetzt, indem ein trockener Tampon in Kurkuma gewälzt und dann eingeführt wird.
Koriander – Dhanyaka (lat. *Coriandrum sativum*) ist ein Grundpfeiler der indischen Gewürzpalette. Sowohl die Samen als auch das Kraut wirken Pitta-senkend und *Agni*-anregend, was Koriander zum idealen Sommer- und Menopausengewürz macht. Die Samen sind sehr wohltuend für das Verdauungs- und Enzymsystem und stärken Nerven und Gehirn. Sie regulieren den Vata-Fluss (*Anulomana*) und helfen damit gegen Blähungen, Krämpfe, verzögerten Menstruationsfluss und Müdigkeit. Das Kraut der Korianderpflanze, das Koriandergrün, ist ebenfalls sehr *Agni*-stärkend, wirkt aber erfrischender und

Kardamom-Limonade

Für 1 Portion 5 grüne Kardamomkapseln und 1 Teelöffel Koriandersamen in einem Topf mit 300 Milliliter Wasser zum Kochen bringen und 5 Minuten köcheln lassen. 2 Esslöffel Minzblätter, ¼ Teelöffel Kardamompulver und den Saft von 1Limone oder Amalfi-Zitrone in eine Karaffe geben. Den heißen Kardamom-Koriander-Sud durch ein Sieb in die Karaffe gießen und 3 bis 4 Minuten abkühlen lassen. Die Limonade mit 1 Teelöffel Waldhonig und 1 Esslöffel Rosenblütenwasser würzen und mindestens 10 Minuten durchziehen lassen. Mit 300 Milliliter Quelloder Sprudelwasser auffüllen. Die Kardamom-Limonade wirkt angenehm kühlend.

wird traditionell bei Allergien und für die Stärkung der Augen eingesetzt.

Ingwer – Shunti/Ardraka Ingwer (lat. *Zingiber officinale*) ist im Ayurveda der Allrounder für das Verdauungssystem und gilt als Allheilmittel aller Verdauungsbeschwerden. Doch Vorsicht bei zu viel Ingwer: Mit seiner erhitzenden Qualität kann er auch Hitzewallungen und Schweißausbrüche fördern. Für die Frau ab dem 40. Lebensalter ist es ratsam, den getrockneten Ingwer (*Shunti*) vorzuziehen, da dieser sehr regulativ auf Vata einwirkt, wenig erhitzt und gleichzeitig bei Blähungen, brennenden Empfindungen, Entzündungen und Vata-*Ama*-Beschwerden (wie Rheuma, Arthrose, Allergien) eingesetzt wird. Frischer Ingwer (*Ardraka*) ist hingegen gut zur Kapha-Reduktion und bei Herz-Kreislauf-Beschwerden.

Trikatu Die Gewürzmischung *Trikatu* ist ein Klassiker der ayurvedischen Stoffwechsel-Therapie. Sie besteht zu gleichen Teilen aus den drei kraftvollen *Dipana*-Gewürzen Ingwerpulver (*Shunti*), Langem Pfeffer (*Pippali*) und schwarzem Pfeffer (*Marca*). Damit gleicht sie alle drei *Doshas* aus, wirkt intensiv *Agni*-anregend und *Ama*-verbrennend (*Pancana*). Therapeutisch wird *Trikatu* mit Honig zur Gewichtsreduktion und bei Depressionen eingesetzt. Als Gewürzmischung eignet sich die »Mischung der scharfen Drei« zum pikanten Abschmecken von Suppen und Currys.

Virya – die thermische Potenz

Wollen wir mit dem täglichen Speiseplan auf den Gewebestoffwechsel (*Dhatvagni*) Einfluss nehmen, so wählen wir im Kontext der ayurvedischen Diätetik die Nahrungsmittel nach ihrer thermischen Potenz (*Virya*) aus. Sie wirkt erhitzend oder kühlend wie ein Katalysator für den Stoffwechsel.

Ushna – erhitzend Mit erhitzenden Substanzen kurbeln wir den katabolischen Stoffwechsel an, setzen Energie frei und fördern die Gewebereduktion. Das ist immer dann wichtig, wenn wir einen Überschuss an Kapha abbauen oder abnehmen wollen.

Shita – kühlend Mit kühlenden Substanzen stärken wir den anabolischen Stoffwechsel, speichern Energie und bauen Gewebe auf. Damit werden Beschwerden ausgeglichen, die aus einem Mangel entstehen, wie Osteoporose oder Arthrose, aber auch zum Ausgleich von übermäßiger Blutung oder ungewollter Kinderlosigkeit. Viele Rezepte einer Heildiät zum Ausgleich von Vata- und Pitta-Beschwerden basieren auf Nahrungsmitteln mit *Shita*-Qualität. Unterschiedlich ist jedoch die Art der Zubereitung: Während Pitta die kühlenden Nahrungsmittel von Natur aus gut verdauen kann, benötigt der sensible Vata-Stoffwechsel unterstützende Gewürze und Zubereitungsformen, um die nährenden Substanzen gut zu verstoffwechseln. Oftmals sind die aufbauenden Nahrungsmittel mit *Shita*-Qualität zwar hilfreich für den regenerativen Gewebestoffwechsel und zum Vata-Ausgleich, doch damit die wertvollen Nährstoffe auch da ankommen, wo sie in den Stoffwechsel eingebaut werden, braucht es *Agni*-fördernde Maßnahmen. So hilft beispielsweise bereits eine Prise Ingwerpulver, um Milch besser zu verdauen, welche auch im Ayurveda aufgrund ihrer kühlenden, schweren und öligen Eigenschaften als schwer verdauliches Nahrungsmittel betrachtet wird. Auch das trockene Anrösten von Hülsenfrüchten vor dem Kochen ist eine *Dipana*-Zubereitungsform, die zusätzliche Hitze und Leichtigkeit zuführt und damit die kalten und schweren Linsen und Erbsen leichter verdaulich macht.

Anushna – neutral Manche Gewürze und Nahrungsmittel sind »*Anushna*«, übersetzt: nicht heiß und nicht kalt. Die neutralen Substanzen zeichnen sich durch eine *Dosha*-ausgleichende Qualität aus und werden gerne in der Ayurveda-Heilkost verwendet. Gutes Beispiel dafür sind Kreuzkümmel oder *Pippali*. Beide Gewürze regen *Agni* an *(Dipana)*, ohne Pitta zu erhöhen. Diese besondere Eigenschaft verdanken sie ihrem neutralen *Virya*.

Zusammenspiel von Virya und Doshas

Als Katalysator des Gewebestoffwechsels nimmt *Virya* mit seinen erhitzenden *(Ushna)*, kühlenden *(Shita)* oder neutralen *(Anushna)* Qualitäten auch großen Einfluss auf die Manifestation der *Doshas* in unserem im Körper. Gemeinsam mit *Rasa*, dem Geschmack, bestimmt *Virya* über die Vermehrung oder Reduktion von *Agni* und der *Doshas*.

Vata Um Vata und die damit verbundenen Beschwerden zu reduzieren, empfiehlt Ayurveda alle süßen, sauren und salzigen Nahrungsmittel. Verfügen die Substanzen zudem über eine *Shita*-Qualität, wirken sie besonders aufbauend und regenerativ auf den Gewebestoffwechsel. Optimal ist es jedoch, wenn die Speisen warm sind und gekocht wurden, um die kühlende Qualität auszugleichen und sie leichter verdaulich zu machen. Auch erhitzende Nahrungsmittel mit *Ushna*-Qualität dürfen in eine Vata-ausgleichende Ernährung inte-

Nahrungsmittel und Gewürze mit ausgeprägtem Virya-Effekt

Virya – thermische Potenz	Wirkung	Gewürze und Nahrungsmittel
Ushna – erhitzende Nahrungsmittel	anregend, katabolisch, Gewebe-abbauend, Kapha-reduzierend	Chili, Hing (Asafoetida), Ingwer, Meerrettich, Muskatnuss, Pfeffer, Senfsamen, Zimt, Auberginen, Möhren, Rettich, Hafer, Joghurt, Sesam, Cashewnüsse
Shita – kühlende Nahrungsmittel	beruhigend, anabolisch, Gewebe-aufbauend, Vata- und Pitta-reduzierend	Kardamom, Koriandergrün, Nelken, Gurken, Kokos, Spinat, Apfel, Feigen, Trauben, Ghee, Milch, Reis, Weizen
Anushna – neutrale Nahrungsmittel	Ausnahmen zu den Rasa-entsprechenden Qualitäten, Agni-stärkend und gut für alle Doshas	Fenchelsamen, Koriandersamen, Kreuzkümmel, Pippali, Granatapfel, Limone

griert werden, wenn diese mit genügend Fett zubereitet werden. Denn die Kombination von heiß (*Ushna*) und ölig (*Snigda*) wirkt Vata-reduzierend, während Substanzen, die erhitzend (*Ushna*) und trocken (*Ruksha*) sind, das Vata erhöhen.

Pitta Um das Pitta und die damit verbundenen Beschwerden zu reduzieren, sind alle süßen, bitteren und herben Nahrungsmittel mit vorzugsweise kühlender (*Shita*) Qualität besonders zu empfehlen. Haben die Speisen mit diesen Geschmacksrichtungen jedoch eine erhitzende Qualität (*Ushna*), so wirken sie stattdessen anregend auf Pitta. Diese widersprüchlich erscheinende Wirkweise erklärt sich aus der Dominanz von *Virya* über *Rasa*. Denn *Virya* ist der Chef, wenn es um die Wirkung eines Nahrungsmittels auf die *Doshas* geht. So wirkt beispielsweise die Cashewnuss aufgrund ihrer erhitzenden Qualität Pitta-erhöhend, obwohl sie mit ihrem süßen Geschmack eigentlich Pitta-reduzierend sein müsste. *Pippali*, der Lange Pfeffer, schmeckt zwar scharf, erhöht aber – in moderaten Mengen eingenommen – das Pitta nicht, da er mit seiner *Anushna*-Qualität nur sehr wenig erhitzend wirkt.

Kapha Um das Kapha und die damit verbundenen Beschwerden zu reduzieren, wirken alle scharfen, bitteren und herben Nahrungsmittel mit anregender *Ushna*-Qualität besonders gut. Auch wenn Früchte und Gemüse, die sich durch heiße *Ushna*-Eigenschaften auszeichnen, eher einen süßen oder sauren Geschmack haben, wie Papaya, Zitrone oder Auberginen, werden sie in einem Speiseplan zur Reduktion von Kapha-Beschwerden wie Diabetes oder Übergewicht eingesetzt. Auch der Honig zählt zu den Kapha-reduzierenden Nahrungsmitteln, da er trotz Süße aufgrund seiner erhitzenden Qualität den Fettstoffwechsel anregt.

Ernährung in den Wechseljahren

Wollen wir eine spezielle Ernährung zum Ausgleich von Wechseljahresbeschwerden konzipieren, so wählen wir als erstes die Nahrungsmittel individuell passend zum eigenem *Dosha*-Typ und den vorliegenden Beschwerden aus. Das Wissen um die Wirkung der Nahrungsmittel anhand der Geschmacksrichtungen (*Rasa*), Eigenschaften (*Guna*), Potenz (*Virya*) sowie spezieller Heilqualitäten (*Karma*) ist dabei die Grundlage für einen diätetisch abgestimmten Speiseplan nach ayurvedischen Prinzipien. Hinzu kommen dann noch Rezepturen und spezielle Anleitungen für die bekömmliche Zubereitung sowie Empfehlungen für die Gestaltung des Speiseplans entsprechend den Beschwerden und der Lebensweise. Es gibt also eine Menge individuelle Faktoren zu beachten, die darüber bestimmen, was für die einzelne Frau gerade gesund oder ungesund ist.

Täglich frisch Ayurveda empfiehlt eine frische und vitalstoffreiche Kost mit möglichst regionalen, saisonalen Nahrungsmitteln. Gelingt es uns, täglich frisch zubereitete Mahlzeiten mit viel Gemüse, Getreide, Hülsenfrüchten, Nüssen und Früchten zu essen, haben wir bereits einen großen Beitrag für das körperliche und psychische Wohlergehen geleistet. Aus dem, was wir essen, wie wir essen und wann wir essen, bestimmen wir täglich das Gleichgewicht der *Doshas* und die Erneuerung der *Dhatus*.

Ausgleich schaffen Besonders das *Rasa Dhatu* (Blutplasma) ist während der Wechseljahre erschöpft und benötigt zum Ausgleich eine leicht verdauliche, ölig-befeuchtende Nahrung. Dazu eignet sich beispielsweise ein Kürbis- und Gurkengemüse mit Ghee, Kurkuma, Rosmarin und Fenchelsamen. Trockene, kalte und alte Nahrung sollte gemieden werden. Sehr empfehlenswert ist eine zusätzliche Obstmahlzeit am Vormittag mit frischen, süßen Früchten (siehe Kasten) sowie ein Abendsnack mit Milch, Rosinen und Nüssen. All dies nährt *Rasa Dhatu* und gleicht die *Doshas* aus.

Superfoods für die Frau 50+

Einige Nahrungsmittel und Gewürze wirken besonders stimulierend auf den regenerativen Gewebestoffwechsel von Frauen in den Wechseljahren (*Rasayana*-Nahrungsmittel). Sie versorgen den Organismus mit wertvollen Nährstoffen und wirken präventiv gegen Mangelerscheinungen und Störungen. Unabhängig von individueller Konstitution und Beschwerden sollten diese Superfoods in keinem Speiseplan einer Frau ab spätestens der zweiten Lebenshälfte – gerne auch schon früher – fehlen:

- Äpfel, getrocknete Aprikosen
- Datteln, Granatäpfel
- Mangos, Rosinen, rote Trauben
- Gurken, Kürbis
- Möhren, Okras
- Spargel, grüner
- Spinat
- Mandeln, schwarzer Sesam
- Walnüsse, Kokos
- Hirse
- grüne Mungbohnen, Soja
- Geflügel
- Ghee
- Milch
- Bockshornkleesamen
- Fenchelsamen
- Kardamom
- Kresse
- Kurkuma
- Safran

Frischer Obstsalat

Für 1 Portion 1 Mangohälfte schälen und das Fruchtfleisch zunächst längs in Streifen und dann in Würfel schneiden. 1 Handvoll rote Trauben und 2 Esslöffel Blaubeeren waschen. 2 Datteln halbieren, die Kerne auslösen und das Fruchtfleisch in feine Streifen schneiden. Mango, Trauben, Blaubeeren und 1 Esslöffel Rosinen vermischen und mit Ingwer und Kardamompulver würzen. Den Obstsalat mindestens 5 Minuten durchziehen lassen. 1 Esslöffel Mandelsplitter darüber geben. Den Obstsalat als Zwischenmahlzeit am Vormittag frisch genießen.

Speziell für Frauen mit starker Blutung ist der regelmäßige Verzehr von Trauben, Rosinen, Granatapfel und Spinat hilfreich, um die Funktionen von Pitta und *Rakta Dhatu* auszugleichen. Diese Auswahl kann auch gegen Konzentrationsmangel und Vergesslichkeit helfen.
Leiden wir unter mentalem Stress und Reizbarkeit, Schlaflosigkeit oder einem allgemein schwachen Immunsystem, wirken Mandeln, Kokos und Trockenfrüchte sowie Milch und Geflügel besonders kräftigend. Hirse ist ein gutes Getreide für den Aufbau von Knochengewebe, besonders wenn es zusammen mit Milch, Ghee oder Kokos zubereitet wird. Auch Mungbohnen und Sojaprodukte geben dem Muskel- und Knochenstoffwechsel neue Kraft und Substanz.

Diätetische Empfehlungen bei Frauenleiden

Weitere Empfehlungen zum gezielten Einsatz für Nahrungsmittel als Therapie zum Ausgleich von Menopausen-Problematiken können entsprechend der *Rasa*- und *Virya*-Qualität auf die *Dosha*-typischen Beschwerden abgeleitet werden:
Hitzewallungen Bei Pitta-Beschwerden wie Hitzewallungen und starkem Schwitzen helfen kühlende, süße Nahrungsmittel und Gewürze wie Melonen, Gurken, Kokos, Fenchel, Koriander und Rosenwasser.
Übergewicht Beim Kapha-Problem Nr. 1, dem Übergewicht, kurbeln erhitzende Nahrungsmittel und scharfe Gewürze wie Aubergine, Berberitze, Bockshornklee *(Methi)*, Chili, Honig, Papaya, *Pippali*, Rettich und schwarzer Pfeffer den katabolischen Fettstoffwechsel an.
Auszehrung Leidet die Frau unter auszehrenden Vata-Beschwerden wie Erschöpfung, Osteoporose oder trockenen Schleimhäuten sollte auf die Zufuhr von süßen, nährenden und öligen Substanzen geachtet werden. Am besten wirken tierische Eiweiße wie Milch, Ghee sowie Fleischbrühen und Hühnersuppen. Diese werden im Ayurveda als Medizin empfohlen, selbst für Menschen, die sich sonst vegetarisch oder vegan ernähren.
Libidoverlust Weitere tierische Produkte im Rahmen einer frauenspezifischen Heilkost sind Muschelkalk zum Knochenaufbau sowie Eier zur Stärkung der Libido.
Stimmungsschwankungen Für mentale Vata-Beschwerden wie Stimmungsschwankungen und Durchschlafstörungen werden Nahrungsmittel mit beruhigender und stärkender Wirkung auf die Psyche empfohlen. Dazu zählen Kürbis, Zucchini, Datteln, Mandeln, gekochter Knoblauch, Bockshornklee *(Methi)*, Safran und *Tulsi* (Indisches Basilikum).

Typgerecht essen und genießen

Betrachten wir die Wirkung von *Rasa* und *Virya* auf das *Agni* und die *Doshas*, offenbart sich die Komplexität der ayurvedischen Diätetik.
Bekömmlich genießen Nicht umsonst studieren Ayurveda-Ärzte und Ernährungstherapeuten über viele Jahre die traditionelle Heilkunst Indiens und entwickeln sich mit dieser lebendigen Erfahrungsheilkunde auf persönlicher und fachlicher Ebene stetig weiter. Für die tägliche

Anwendung ist die ayurvedische Ernährung allerdings ganz einfach und unkompliziert. Wir achten auf frische, natürliche Kost aus regionalem Anbau, die wir mit Liebe zubereiten und in einer angenehmen Atmosphäre einnehmen. Enthält unsere Mahlzeit alle sechs Geschmacksrichtungen (siehe Seite 169ff.), so ist sie bekömmlich, befriedigend und harmonisch.

Nahrung als Medizin Wollen wir die Nahrung als Instrument benutzen, um *Dosha*-Störungen auszugleichen, beachten wir die typgerechten Ernährungsempfehlungen so lange, wie wir die gegensteuernden Maßnahmen benötigen. Neigen wir also durch unsere Grundkonstitution (*Prakriti*) bereits zu typischen Problematiken wie Hitze und Brennen bei Pitta oder zu einem gewichtaufbauendem Stoffwechsel bei Kapha, integrieren wir die ayurvedischen Ernährungs- und Gesundheitsempfehlungen dauerhaft in unseren Lebensstil. Leiden wir recht akut unter einer Beschwerde (*Vikriti*), so können wir anhand der Eigenschaften erkennen, ob diese durch zu viel Vata, Pitta oder Kapha hervorgerufen wird, und dies durch einen *Dosha*-ausgleichenden Ernährungsstil korrigieren.

Konstitution bestimmen Wichtig ist es also, den Körper und die Verdauung genau zu beobachten und eine Konstitutionsbestimmung vorzunehmen, um Ernährung und Verhalten so auszurichten, wie es zum eigenen Typ passt. Die vielen Spezial-Tipps mit Gewürzen, Kräutern und Rezepturen bei Wechseljahresbeschwerden werden unabhängig davon direkt auf die Problematiken abgestimmt. Denn auch ein Pitta-Kapha-Typ kann eine Vata-Störung bekommen und benötigt deshalb ergänzend zu seinem typgerecht ausgerichteten Speiseplan mit viel grünem Gemüse (Bitterstoffen) und Vollkorngetreide (lange Brennwerte) die Extra-Tipps, die gegen die Vata-Störung helfen.

Ernährungsumstellung Darüber hinaus ist für eine gesunde und nachhaltige Ernährungsumstellung auch die behutsame Integration neuer Gewohnheiten in den Alltag wichtig. Laut ayurvedischer Schriften wirkt sich eine schrittweise Verhaltensänderung besonders positiv auf die harmonische Balance von Körper, Geist und Seele aus. Es gilt also, aus der Fülle von guten Tipps für die eigene Gesundheit das Richtige auszuwählen. Dabei können wir aus den vielfältigen Empfehlungskatalogen für den Vata-, Pitta- oder Kapha-Ausgleich wählen und dadurch die verschiedenen Bedürfnisse unserer individuellen Konstitution befriedigen.

Ein kluger Mensch sollte eine unzuträgliche Gewohnheit allmählich aufgeben und dabei ebenso allmählich das Zuträgliche pflegen.
Als ersten Schritt sollte er ein Viertel von beiden (dem Zuträglichen und dem Unzuträglichen) in ihrer Zu- und Abnahme verändern, nach einem doppelten und dreifachen Zeitraum auch die weiteren Teile.
Fehler, die allmählich aufgegeben werden, kommen nicht wieder, und gute Eigenschaften, die allmählich angenommen werden, bleiben bestehen, ohne erschüttert zu werden.

Caraka Samhita 1.7.36-37

Ernährung für den Vata-Ausgleich

Zum Vata-Ausgleich eignen sich alle Substanzen und Empfehlungen mit wärmender, befeuchtender, nährender, beruhigender, befriedigender und erdender Qualität. Kalte, trockene und zusammenziehende Speisen sollten gemieden werden. Für die Alltagspraxis bedeutet dies:

- Drei warme und gekochte Speisen am Tag verzehren, gerne auch als Eintopfgerichte zubereitet – mit viel Gemüse (siehe Tabelle unten).
- Auf regelmäßige Mahlzeiten und eine ruhige und angenehme Atmosphäre beim Essen achten.
- Kalte und schwer verdauliche Speisen – wie Rohkost, Kohlgemüse, Hülsenfrüchte – nur in kleiner Menge essen und mit anregenden Gewürzen zubereiten.
- Wärmende und verdauungsfördernde Gewürze wie Ingwer, Kreuzkümmel, *Hing (Asafoetida)*, Nelken oder *Ajwain* in den Speiseplan integrieren, um die Speisen gut zu würzen.

Empfehlenswerte Nahrungsmittel für Vata

Gruppe	Beispiele
Obst	Alle saftigen, süßlich und leicht sauer schmeckenden Früchte wie Ananas, Aprikosen, Beeren, Datteln, Feigen, Kirschen, Mangos, Orangen, Papayas, Pflaumen und Trauben; diese Früchte eignen sich auch als leichte Zwischenmahlzeit
Gemüse	Sehr verträglich sind alle süßen, saftigen und erdigen Gemüsearten wie grüne Bohnen, Fenchel, Kohlrabi, Kürbis, Möhren, Okras, Pastinaken, Rote Bete, grüner Spargel und Schmorgurken
Getreide	Das beste Getreide ist Reis, Dinkel, Hafer und Weizen sind ebenfalls empfehlenswert und können zum Frühstück oder Abendessen die Grundlage einer leicht verdaulichen Mahlzeit sein
Proteine	Die besten Vata-ausgleichenden Eiweißträger sind Milch, grüne Mungbohnen und Urad-Dal (schwarze Bohnen). Ebenso sind Samen, Nüsse, Ziegenfrischkäse oder milder Naturjoghurt in angemessenen Mengen empfehlenswert; für Nicht-Vegetarier werden Geflügel, helles Fleisch, Eier und Schalentiere empfohlen; alle eiweißreichen Nahrungsmittel sollten am besten zur Mittagsmahlzeit zusammen mit Gemüse und Reis gegessen werden
Gewürze	Gewürze mit einem süßlichen Geschmack und wärmender Wirkung wie Ajwain, Anis, Fenchel, Hing (Asafoetida), Ingwer, Kreuzkümmel (Cumin), Muskatblüte, Nelken, Safran und Zimt; aus der hiesigen Küche sind Basilikum, Lorbeer, Majoran, Oregano, Salbei und Thymian empfehlenswert; gekochte Zwiebeln und gekochter Knoblauch werden als Anti-Vata-Therapie eingesetzt
Sonstiges	Die Vata-Ernährung sollte genügend Fette und Eiweiße enthalten, um einen gesunden Gewebeaufbau zu gewährleisten: Butter, Ghee, hochwertige Öle und Milch wirken nährend und aufbauend; der Verzehr von Geflügel kann bei Erschöpfungszuständen therapeutisch empfehlenswert sein

Empfehlungen Eine Vata-ausgewogene Mahlzeit besteht überwiegend aus saftig gekochtem Getreide, Gemüse und einem Eiweißträger, welche mit ausreichend Ghee oder Sesamöl zubereitet werden. Zum Aufbau der Gewebe sollte eine ausreichende Proteinversorgung sichergestellt werden. Der regelmäßige Genuss von Hülsenfrüchten, Milch, Joghurt und eventuell auch anderen tierischen Eiweißen ist empfehlenswert. Besonders nährend wirken diese in der Kombination mit Getreide (siehe Tabelle auf Seite 180).
Von kalten, trockenen, scharfen und bitteren Speisen hingegen ist abzuraten. Speziell am frühen Morgen, am Abend und in der kalten Jahreszeit ist es besser, auf zu viel rohe Früchte, rohes Gemüse und Salat zu verzichten.

Ernährung für den Pitta-Ausgleich

Zum Pitta-Ausgleich eignen sich alle Substanzen und Empfehlungen mit kühlender, aufbauender, trockener, bitterer und süßer Qualität. Sehr ölige, scharfe und salzige Speisen sollten nur wenig gegessen werden und im Sommer ganz gemieden werden. Für die Alltagspraxis bedeutet dies:

- Auf eine ausreichend schwere Hauptmahlzeit am Mittag achten, die das starke Verdauungsfeuer besänftigt
- Saure und erhitzende Nahrungsmittel, wie Zitrusfrüchte, saure Beeren, Essig, Tomaten, Salz, Alkohol, rotes Fleisch oder saure Milchprodukte, meiden
- Auf eine basenreiche Kost mit viel süßem Wurzelgemüse, wie Möhren, Sellerie, Pastinaken oder Kartoffeln sowie

Empfehlenswerte Nahrungsmittel für Pitta

Gruppe	Beispiele
Obst	Äpfel, unreife Bananen, süße Beerenfrüchte (wie Blaubeeren), Birnen, Feigen, Granatäpfel, Kirschen, Mangos, Melonen, Pflaumen, Rosinen, Trauben und Wassermelonen
Gemüse	Alle Gemüsearten, insbesondere mit grüner und gelber Farbe wie alle Blattsalate (insbesondere Kopfsalat), grüne Bohnen, Brokkoli, Erbsen, Gurken, Kartoffeln, frische Keimlinge, Okras, Paprikaschoten, Rosenkohl, Sellerie, Spargel, Weißkohl und Zucchini; sie wirken ausgleichend und besänftigend
Getreide	Alle Getreide, insbesondere Gerste, Dinkel und Reis
Proteine	Ist das Agni stark, so können alle eiweißreichen Nahrungsmittel sehr gut verdaut werden; empfehlenswert sind alle Hülsenfrüchte außer rote Linsen und für Nicht-Vegetarier Eier, Milch, helles Fleisch und Schalentiere
Gewürze	Alle bitteren, süßen und etwas schweren Gewürze, wie Dill, Fenchel, Kardamom, Koriander, Kurkuma und Safran; sie harmonisieren den Körper; Kreuzkümmel und etwas frischer Ingwer steigern Agni, ohne Pitta zu erhöhen
Sonstiges	Fettreiche Nahrung ist für eine ausgewogene Pitta-Konstitution notwendig, Kokosfett, Olivenöl, Butter und Ghee sind zu empfehlen; erhöhtes Pitta kann durch Ghee reduziert werden

auf bitteres Blattgemüse, wie Spinat, Mangold, Chicorée und Blattsalate, achten

- Kühlende und entzündungshemmende Gewürze und Kräuter, wie Kurkuma, Koriander, Fenchel, Kardamom und frische Gartenkräuter zum Pitta-Ausgleich verwenden
- Viel Sport und Bewegungin den Alltag integrieren – sie helfen beim körperlichen und mentalen Druckablassen

Empfehlungen Für einen Pitta-Menschen ist es wichtig, keinen Heißhunger entstehen zu lassen, denn unbefriedigter Appetit belastet den gereizten Verdauungstrakt und Geist noch mehr. Das Essen sollte visuell ansprechend gestaltet sein, noch Struktur haben und bissfest zubereitet sein. Das beste Fett für Pitta ist Ghee (Butterfett), welches sich hervorragend zum Anbraten eignet und über eine therapeutisch ausgleichende Qualität für alle Pitta-Beschwerden verfügt. Es sollte auf eine basische Kost geachtet werden, und in den warmen Jahreszeiten darf viel Salat und Rohkost verzehrt werden, Siehe dazu auch die Tabelle »Empfehlenswerte Nahrungsmittel für Pitta« auf der vorangegangenen Seite 181).

Um die bei einer Pitta-Störung oft angespannten Emotionen zu harmonisieren ist ein tägliches Bewegungstraining zur produktiven Umsetzung aller überschüssigen oder unkoordinierten Energien sehr zu empfehlen. Ob im Fitnessstudio oder im Freien Radfahren, Laufen und Schwimmen – Hauptsache, der Körper kommt ins Schwitzen, und die tiefe Atmung wird angeregt. Auch Yoga eignet sich sehr gut.

Ernährung für den Kapha-Ausgleich

Zum Kapha-Ausgleich eignen sich alle Substanzen und Empfehlungen mit leichter, scharfer, trockener, bitterer und heißer Qualität. Alles, was den Stoffwechsel belastet und die Verdauungskraft schwächt wie schwere, kalte und süße Speisen sollte gemieden werden. Für die Alltagspraxis bedeutet dies:

- Nicht zu viel essen und Zwischenmahlzeiten meiden
- Am Morgen und am Abend auf alles Schwere wie Rohkost, Käse, Fleisch oder Sahne verzichten
- Das Verdauungsfeuer mit scharfen Gewürzen und bitteren Kräutern, wie Chili, Pfeffer, Ingwer, Kresse und Schnittlauch, anregen
- Auf regelmäßige Bewegung und sportliche Betätigung an der frischen Luft achten, um den Stoffwechsel anzukurbeln und mehr Leichtigkeit zu gewinnen

Empfehlungen Kapha-Menschen sind ausgesprochen genussfreudig und essen gerne. Trotzdem sollten sie darauf achten, nur kleine Mahlzeiten zu sich zu nehmen und auf Zwischenmahlzeiten zu verzichten.

Um das Verdauungsfeuer anzuregen, helfen scharfe gewürzte Speisen, bittere Gemüse und leichte Eintopfgerichte. Die Mahlzeiten sollten appetitanregend mit viel Gemüse und Hülsenfrüchten zubereitet werden (siehe Tabelle Seite 183). Eine Trennung von Eiweißen und Kohlenhydraten innerhalb einer Mahlzeit fördert die Leichtigkeit des Verdauungsfeuers und Gewebestoffwechsels.

Empfehlenswerte Nahrungsmittel für Kapha

Gruppe	Beispiele
Obst	Früchte mit heißer, trockener oder zusammenziehender Qualität sind für Kapha empfehlenswert, wie Äpfel, Beeren, Berberitzen, Birnen, Kirschen, Papayas und Trockenfrüchte
Gemüse	Um den Stoffwechsel anzuregen, sollten 2/3 der Mahlzeit immer aus frischem Gemüse bestehen; alle Gemüsearten sind verträglich, insbesondere Artischocken, Brokkoli, Chicorée, frische Keimlinge, Kohl, Rettich, Spargel und Spinat
Getreide	Trockenes Getreide und Pseudogetreide wie Buchweizen, Gerste, Roggen und Hirse sind die verträglichsten Getreidearten; von allen Reissorten wirkt der Rote Reis als Einziger nicht Kapha-erhöhend
Proteine	Alle Hülsenfrüchte, insbesondere Mungbohnen und Kichererbsen, sind optimale Eiweißquellen
Gewürze	Alle Gewürze sind empfehlenswert, besonders Ajwain, Bockshornklee (Methi), Chili, Ingwer, Kreuzkümmel, Kurkuma, Muskatnuss, Nelke, Pfeffer, Piment und Wacholderbeeren
Sonstiges	Generell sollte nur wenig Fett gegessen werden. Am besten verträglich sind Sesamöl, Olivenöl, Rapsöl und Ghee

Das Wichtigste, um einen trägen Kapha-Stoffwechsel anzuregen, ist ein tägliches Bewegungsprogramm und frische Luft. Optimal eignen sich dafür die frühen Morgenstunden sowie Verdauungsspaziergänge nach dem Essen.
Um die geistige Flexibilität zu fördern, sind anregende Gespräche und intensiver Kontakt und Austausch mit anderen Menschen hilfreich.

Kräuter und Gewürze für die Wechseljahre

Die einfachste Methode zur typgerechten Speiseplangestaltung zum *Dosha*- und Hormonausgleich ist der Einsatz von Gewürzen. Kleine Mengen von Gewürzen können die Wirkung der Nahrung verändern. Erhitzende Speisen werden für Pitta verträglicher durch die Zugabe von Kurkuma, Koriander und Fenchel. Schwerverdauliches wird für Vata oder Kapha besser verträglich durch Ingwer, Kreuzkümmel und *Hing (Asafoetida)*.
In diesem Sinne verbessern die Gewürze nicht nur den Geschmack der Speisen, sondern nehmen auch direkten Einfluss auf die Gesundheit. Unser Gewürzregal wird zur Hausapotheke, mit der wir die Störfaktoren für unsere Gesundheit auf effektive Weise ausgleichen können. Am einfachsten ist es, fertige Ayurveda-Gewürzmischungen zum *Dosha*-Ausgleich zu verwenden oder auch eigene Masalamischungen zu kreieren. Damit die Gewürze ihren vollen Ge-

Gewürzmischungen zum Dosha-Ausgleich

Gruppe	Beispiele
Vata	Kreuzkümmelsamen (Cumin), Senfsamen, Curryblätter, Sesamsamen, Ingwer, Knoblauch, Hing (Asafoetida), Kurkuma und Tamarindenpaste in Sesamöl anbraten
Pitta	Kreuzkümmelsamen (Cumin), Zwiebel, Curryblätter, Koriandersamen, Kurkuma und Kokosflocken in Ghee anbraten
Kapha	Kreuzkümmelsamen (Cumin), Senfsamen, Bockshornkleesamen (Methi), Curryblätter, Ingwer, Knoblauch, Hing (Asafoetida), Kurkuma und Chili in Sesamöl anbraten

schmack und Wirkung entfalten werden sie in der ayurvedischen Küche in etwas Fett angeröstet – so entfalten sich Aromen und Wirkstoffe am besten. Frische Kräuter wie Koriandergrün, Minze und Petersilie werden den fertig gekochten Speisen am Ende zugefügt. Auch Kardamom und Rosenwasser werden nicht mitgekocht, sondern zum Abschmecken am Ende zugegeben.

Heimische Kräuter

Viele Gewürze und Küchenkräuter werden traditionell auch als Heilkräuter verwendet. Mit ihren ausgeprägten Aromen verbessern sie nicht nur den Geschmack der Nahrung, sondern ihre wertvollen ätherischen Öle, Gerbstoffe, Bitterstoffe und Enzyme üben auch eine direkte Wirkung auf die Organe und Hormone aus. Viele Gewürzpflanzen enthalten auch Steroidsaponine, die ausgleichend auf Östrogen und Progesteron wirken.

Mit einem gut ausgestattetem Gewürzregal haben wir die beste Hausapotheke, um die mit den Wechseljahren einhergehenden Alltagsbeschwerden auszugleichen. Durch den Verzehr der mit ihnen gewürzten Speisen werden Körper und Geist positiv stimuliert, die Libido angeregt, das Nervensystem entspannt und der Unterleib entkrampft.

Wenigen Frauen ist bewusst, dass sie beim Kochen mit Salbei, Rosmarin, Fenchel, Ingwer oder Safran wertvolle Heilkräuter für die Wechseljahre in ihren Pasta- und Gemüsegerichten verkochen. Die Verwendung von heimischen Heilkräutern ist aus ayurvedischer Sicht ausgesprochen empfehlenswert. Am optimalsten wirken all die Nahrungsmittel und Gewürze auf unseren Organismus ein, die in unmittelbarer Nähe unseres Lebensraums wachsen. Regionale und saisonale Kost und selbst gezogene Küchenkräuter vom Balkon oder aus dem eigenem Garten stehen also hoch im Kurs.

Bockshornklee – Methi In der ayurvedischen Küche ist Bockshornklee (lat. *Trigonella foenum-graecum*) als *Methi* bekannt. Es werden Samen und Kraut verwendet. Mit ihrem bitteren und leicht scharfen Geschmack sind gemahlene Bockshornkleesamen Teil fast jeder indischen Currymischung. Sie reduzieren Vata und Kapha, stärken *Agni* und wirken laut Ayurveda-Heilkunde verjüngend, aphrodisierend und nervenstärkend. Speziell in den Wechseljahren werden sie gegen Haarausfall und starkes Schwitzen empfohlen.

Fenchel Die süßlich schmeckenden Samen der Fenchelpflanze (lat. *Foeniculum vulgare*) passen geschmacklich hervorragend sowohl in die heimische, in die mediterrane als auch in die asiatische Küche. Fenchel wirkt *Dosha*-ausgleichend und *Agni*-anregend, hilft gegen Blähungen, Krämpfe, Bauchweh und Schluckauf. Gleichzeitig ist Fenchel ein bewährtes Frauenheilkraut, lindert Unterleibsbeschwerden und fördert bei jungen Müttern den Milchfluss. In den Wechseljahren hilft Fenchel, Hitzewallungen und Stimmungsschwankungen auszugleichen. Fenchel hilft zudem bei Reizung, Müdigkeit, Entzündungen und Infektionen der Augen mit einer verdünnten Lösung.

Rosmarin Der aromatische Rosmarin (lat. *Rosmarinus officinalis*) wird im Ayurveda als Medhya-Rasayana eingesetzt: Er stellt das psychische Gleichgewicht wieder her und stärkt den Geist. Rosmarin ist ein wundervolles Tonikum für Herz, Gehirn und Nervensystem, das die Durchblutung im Kopf stimuliert, die Konzentrationsfähigkeit erhöht und bei Angst, Spannung, Erschöpfung, Lethargie, Schlaflosigkeit und Depressionen Anwendung findet. Zudem zeichnet er sich durch antioxidative und verjüngende Eigenschaften aus.

Rose Rosenblüten werden in der Ayurveda-Küche und Heilkunde als Pulver, Rosenwasser oder Marmelade verwendet. Die betörende Gewürz- und Duftpflanze hat für Frauen verjüngende und harmonisierende Wirkung, fördert die Fruchtbarkeit und hilft mit ihren kühlenden Eigenschaften, die Beschwerden des Klimakteriums auszugleichen. Als Stärkungsmittel ist die Rose gut für das Herz, sie schützt die Leber, wirkt hirntonisch und Gedächtnis stärkend.

Salbei Mit seiner antiseptischen und verdauungsfördernden Kraft wurde Salbei (lat. *Salvia officinalis*) bereits in der antiken und ayurvedischen Medizin hoch geschätzt. Er hilft nicht nur gegen Erkältung und Verdauungsbeschwerden, sondern auch bei nervösen Erschöpfungszuständen. Für Frauen in den Wechseljahren ist Salbei aufgrund seiner östrogenartigen Wirkung ein sehr gutes Heilkraut bei Hitzewallungen, Nachtschweiß, Stimmungsschwankungen sowie zu starker Blutung.

Rosenblüten-Marmelade

Eine Zubereitung für die weibliche Schönheit und Fruchtbarkeit. Dafür 5 bis 6 Handvoll Rosenblüten in Rosa und Pink vom Rosenbusch ernten und dicht in ein Einweckglas legen. Das Glas sollte ungefähr zu ¾ gefüllt sein. Die Blüten mit hellem Kandiszucker bedecken und das Glas mit einem Tuch verschließen. Für 2 bis 3 Wochen auf ein sonniges Fensterbrett stellen und währenddessen jeden Tag 1 Teelöffel davon genießen.

Rasayana-Kräuter

Seit Jahrhunderten geben Frauen das alte Wissen um die Heilkraft der Pflanzen von Generation zu Generation weiter. Kein Wunder also, dass es eine unendliche Vielfalt an Empfehlungen und Rezepturen für die Frauengesundheit gibt und die Liste bewährter Heilkräuter bei Wechseljahresbeschwerden lang ist. Um diese jedoch korrekt anzuwenden, ist umfassendes phytotherapeutisches Heilwissen notwendig, da viele Pflanzen auch Nebenwirkungen und Kontraindikationen haben. Die folgenden Pflanzenportraits eignen sich jedoch unkompliziert für die Selbstanwendung – weitere konkrete Anwendertipps sind im Klimakterium-ABC aufgeführt (siehe Seite 197ff.).
Völlig unbedenklich und für jede Frau gesund ist die Einnahme von *Rasayana*-Kräutern. Die als Nahrungsergänzung frei erhältlichen Pulver wirken allesamt verjüngend, immunstärkend und *Ojas*-aufbauend. Sie verbessern den Gewebestoffwechsel, sind eine wertvolle Ergänzung für die tägliche Ernährung und gleichen stressbedingte Beschwerden, Erschöpfung und Mangelerscheinungen aus. Gerne werden sie im Rahmen der ayurvedischen Ernährung Süßspeisen, Säften oder Suppen als Superfoods zugefügt oder zusammen mit Trägersubstanzen wie Milch, Ghee, Honig oder süßen Früchten eingenommen.
Glückshormone Durch ihre süße Wirkung nach der Verdauung *(Madhura vipaka)* haben alle *Rasayanas* einen stärkenden Effekt für die körperliche und mentale Kraft der Frau. Sie aktivieren den Gewebestoffwechsel *(Dhatvagni)* und bauen damit viel *Ojas* auf. Dies stärkt nicht nur die körperliche und mentale Belastungsfähigkeit, sondern fördert auch

Salbei-Rosen-Bad mit ätherischen Ölen

Hilft wunderbar bei trockenen Vaginalschleimhäuten und regt den Kreislauf an. Dafür den Körper mit

- 30 Milliliter Jojobaöl einreiben und dabei den Unterleib mit besonderer Sorgfalt salben.
- Eine Badewanne mit angenehm heißem Wasser füllen.
- Je 4 Tropfen Rosenöl und Muskatellersalbeiöl sowie je 1 Tropfen Fenchelöl und Hyazinthenöl mit 2 Esslöffel Sahne mischen und dem Badewasser zufügen.
- Für 10 bis 15 Minuten in der angenehm temperierten Wanne liegen und entspannen.
- Anschließend den Körper mit einem harten Handtuch trockenrubbeln und das restliche Öl entfernen.

die Ausschüttung von Glückshormonen. Genau das Richtige also, um die Strapazen und Stimmungstiefs rund um die Wechseljahre auszugleichen.

Immunkraft stärken Als wertvolle *Rasayanas* für jede Frau in den Wechseljahren nennt die Ayurveda-Frauenheilkunde *Amla, Guduchi* und *Yastimadhu* (siehe Seite 188). Besonders in Kombination mit Mango, Milch und Ghee entfalten diese ihr volles Potenzial und ihre verjüngende Kraft.

Etwas spezifischer werden die verschiedenen *Rasayana*-Kräuter auch den einzel-

Rasayanas

Als Regenerations- und Verjüngungsmittel empfiehlt Ayurveda folgende Zubereitungen.

Rasayana-Kräutermischung

Amla (Amalaki) und Guduchi zeichnen sich als stärkste Geweberegeneratoren aus, die die Gesundheit und den optimalen Nähr- und Funktionszustand aller Gewebe fördern und für jede Frau in den Wechseljahren hilfreich sind. Die Zugabe von Honig in diesem traditionellen Rezept hilft sicherzustellen, dass die Frau davon nicht an unerwünschten Stellen zunimmt. Dazu je ½ Teelöffel Amlapulver, Guduchipulver und Waldhonig zusammen vermischen und nach dem Frühstück und/oder Mittagessen einnehmen. Im Anschluss ein Glas warmes Wasser trinken.

Chyavanprash

Eine bekannte Amla-Rezeptur ist Chyavanprash, ein aus vielen Rasayanas gekochtes Fruchtmus, das vor allem Agni stärkt. Die dunkle Paste sieht wie Pflaumenmus aus und schmeckt wie eine würzige Marmelade. 1 Teelöffel davon täglich liefert alles, was Körper und Geist brauchen, um Belastungen zu meistern und die Leistungsfähigkeit zu stärken. Also ein echtes Powerfood für alle, die gestresst sind und ihrem Ojas neue Immunkraft, Lebensfreude und Jugendlichkeit verleihen möchten.

Rasayana-Milch mit Kardamom

Die gewürzte Milch dient der Stärkung der körperlichen und mentalen Belastungsfähigkeit.

Dazu 100 Milliliter nicht homogenisierte Bio-Heumilch – alternativ Mandeldrink – in einem Topf erwärmen. ¼ Teelöffel Süßholzpulver und je 1 Messerspitze Kardamom und Ghee untermischen. Die Rasayana-Milch als Stärkungsmittel am Morgen und Abend trinken. Die Milch dient als Frühstücksersatz oder als Schlafmilch ca. 2 Stunden nach dem Abendessen.

nen Wechseljahresbeschwerden zugeordnet. Dazu empfiehlt Ayurveda:

- *Amla* bei Erschöpfung
- *Ashwaganda* bei Schlafstörungen
- *Brahmi* bei Nervosität und Gedächnisstörungen
- *Guduchi* bei mentaler Reizbarkeit, Übersäuerung und zu viel Hitze
- *Mandukarpani* bei Stress und Hautreizungen
- *Pippali* bei Übergewicht
- *Sariva* bei Hitzewallungen
- *Shatavari* bei Abbau von Knochensubstanz
- *Tulsi* bei Stimmungsschwankungen

Wichtige Rasayanas für den täglichen Gebrauch

Einige *Rasayanas* sollten als feste Bestandteile jeder Hausapotheke wahrgenommen werden. Sie können nicht nur für frauenspezifische Belange verwendet werden, sondern helfen auch bei vielen Alltagsbeschwerden.

Amla – Amalaki Die *Amla* (lat. *Phyllantus emblica, Emblica officinalis*) ist eine der wichtigsten *Rasayana*-Früchte für die Wechseljahre. Sie enthält alle Geschmacksrichtungen. Ihr Geschmack nach der Verdauung (*Vipaka*) ist süß. Die Frucht reduziert alle drei *Doshas:* Durch den sauren Geschmack wird Vata reduziert, durch den süßen Geschmack und *Shita-Virya* wird Pitta reduziert und durch den scharfen, bitteren und zusammenziehenden Geschmack wird Kapha reduziert. Sie enthält viel Vitamin C und Eisen.

Um gegen Übersäuerung vorzugehen, wird *Amla* gerne zusammen mit *Shatavari* und Zucker zu gleichen Teilen mit etwas Honig und Milch gemischt.

Als *Rasayana* beugt *Amla* der Alterung vor und fördert die Langlebigkeit, stärkt den Intellekt, wirkt aphrodisierend, aktiviert das Haarwachstum, nährt das Zahnfleisch, wirkt blutbildend, *Ojas*-vermehrend und abwehrsteigernd. Brennen in den weiblichen Organen sowie ein unerfüllter Kinderwunsch sind die Indikationen für Frauen in den ayurvedischen Schriften.

Ashwaganda – Winterkirsche (lat. *Withania somnifera*) ist eine der bekanntesten *Rasayana*-Pflanzen. Ihre Eigenschaften sind süß, bitter, herb und heiß, sie reduziert Vata und Kapha. Sie stärkt das Gedächtnis und unterstützt die Konzentrationsfähigkeit. Es wird empfohlen, täglich 3 Gramm *Ashwaganda*-Pulver mit Zucker, Ghee und Milch einzunehmen.

Übersetzt wird *Ashwaganda* auch als Schlafbeere, was auf ihre schlaffördernde Wirkung hinweist. Dazu vor dem Zubettgehen ein Glas Milch, gewürzt mit ½ Teelöffel *Ashwaganda*, 1 Messerspitze Muskatnuss und etwas Süßmittel einnehmen.

Ashwaganda unterstützt den Muskelaufbau, was den geschwächten Gewebestoffwechsel während der Wechseljahre in Kombination mit körperlichem Training sehr gut unterstützt.

Auch für Männer ist *Ashwaganda* ein sehr gutes *Rasayana* in der Andropause. Als bewährtes Stärkungsmittel für die sexuelle Kraft des Mannes gibt es laut traditionellen Ayurveda-Beschreibungen die Power eines Hengstes und fördert Mut, Willenskraft und Entscheidungsfähigkeit.

Brahmi – Indisches Wassernabelkraut (lat. *Bacopa monnieri*) ist eine der wichtigsten ayurvedischen Heilpflanzen für das psychische Gleichgewicht. Durch seine leichten und erhitzenden Eigenschaften und den bitteren Geschmack wirkt es kontrollierend auf Kapha und Vata. Gerade in den Wechseljahren stärkt *Brahmi* den *Ojas*-Haushalt der Frau, reduziert stressbedingte Beschwerden und verbessert das Gedächtnis und die Konzentrationskraft. Die Pflanze wirkt schmerzlindernd, antikonvulsiv, ist gut für Herz und Haut und lindert Unterleibsschmerzen während der Menstruation. Zur Einnahme wird die gesamte Pflanze getrocknet und zu Pulver vermahlen. Davon zweimal täglich 2 bis 3 Gramm mit Wasser einnehmen.

Eine bewährte Rezeptur zu Behandlung mentaler Instabilität während der Wechseljahre ist ein *Nasya* mit *Brahmi*-Ghee *(Brahmi Gritam)*, das als Fertigprodukt im Ayurveda-Fachhandel gekauft oder selbst hergestellt werden kann.

Guduchi (lat. *Tinospara cardifolia*) ist eine dem Efeu ähnliche Kletterpflanze, die im Ayurveda als Allrounder für die körperliche und mentale Gesundheit eingesetzt wird. Verwendet werden ihre Zweige, welche sich durch einen bitteren und zusammenziehenden Geschmack, leichte und ölige Eigenschaften, erhitzende Qualität *(Ushna)* und *Ojas*-aufbauende Wirkung *(Rasayana)* auszeichnen. Der Einsatz von *Guduchi* ist universal: Es gleicht alle drei *Doshas* aus und balanciert die Psyche. Die Verdauungskraft wird mit *Guduchi* gestärkt, und unverdaute Stoffwechselrückstände *(Ama)* werden verbrannt. Zudem wirkt es blutreinigend und immunstärkend.

Eine tägliche Einnahme von 1 bis 2 Gramm *Guduchi* mit etwas Ghee oder Traubensaft ist für alle Frauen mit Pitta-Beschwerden sehr empfehlenswert.

Kumkum – Safran (lat. *Crocus sativus*) wirkt sehr aufbauend, stimulierend, schmerzstillend und nährt alle *Doshas*. Im Ayurveda wird Safran speziell innerhalb einer *Rasayana*-Kur zur Verjüngung, gegen depressive Verstimmung empfohlen, ebenso wie zur Harmonisierung der Monatsblutung, bei Frigidität, Verlust der Libido und bei Männern bei mangelnder Spermienbildung. Safran ist gut für alle drei *Doshas*, verbessert die Hautfarbe, wirkt aphrodisierend, entgiftend und entkrampfend.

Als Hausmittel wird Safran bei Kopfschmerzen aufgrund von *Rakta* und Pitta mittels Nasentropfen aus Ghee mit Safran verwendet. Ebenso hilft etwas Safran, der über Nacht in Honigwasser stehen gelassen wird, bei Zurückhaltung von Urin. Bei Schmerzen in der Gebärmutter kann ein Tampon in einen Safranaufguss getaucht und eingeführt werden.

Mandukarpani Oft wird *Mandukarpani* (lat. *Centella asiatica*) mit *Brahmi* in einem Atemzug genannt und ist auch als »*Gotu Kola*« oder schlicht »*Centella*« bekannt. Die Wirkungen von *Brahmi* und *Mandukarpani* sind sehr ähnlich, mit Ausnahme ihrer thermischen Potenz: Während *Brahmi* aufgrund seiner wärmenden Qualität besonders gut für alle mentalen Vata-Störungen während der Wechseljahre ist, hilft *Mandukarpani* aufgrund seiner kühlenden Eigenschaften noch besser bei Pitta-Störungen.

Sariva – Sarsaparille *Sariva* (lat. *Hemidesmus indicus*) zeichnet sich in den Wechseljahren vor allem durch seine kühlenden Eigenschaften aus. Die regelmäßige Einnahme wirkt hervorragend gegen Hitzewallungen und starkes Schwitzen. Zudem ist das *Rasayana* mit seinem süßen und bitteren Geschmack und schweren und öligen Eigenschaften ausgleichend für alle Vata- und Pitta-Störungen.

Shatavari – Indische Spargelwurzel

Die Indische Spargelwurzel (lat. *Asparagus racemosus*) ist eines der wichtigsten *Rasayanas* für Frauen. Sie wird in der klassischen Literatur als die, »die hundert Wurzeln hat, die hundert Männer hat« übersetzt. Sie ist süß und bitter, hat schwere und ölige Eigenschaften, wirkt kühlend und reduziert Vata und Pitta.

Shatavari ist ein Phytoöstrogen und wirkt hervorragend gegen Magenübersäuerung, Magengeschwüre und Epilepsie. Als Nebenwirkung ist die gewichtsvermehrende Qualität zu nennen, aufgrund dessen Kapha-Konstitutionen *Shatavari* nur sehr vorsichtig einsetzen sollten.

Vorwiegend wird *Shatavari* in der Schwangerschaft eingesetzt, um gut genährte Babys zur Welt zu bringen, wirkt aber auch für Frauen in den Wechseljahren Pitta-senkend, kühlend, kräftigend und ausgleichend bei Erschöpfung und Auszehrung.

Upakuncika – Schwarzkümmel (lat. *Nigella sativa*) ist ein bekanntes Therapeutikum für Allergiker, aber ebenso für Frauen nach der Entbindung geeignet, und um Rückenschmerzen nach der Niederkunft, Milchbildungsstörungen, Gebärmuttersenkung oder Beckenbodenschwäche zu behandeln.

Mit seinen leichten, trockenen und scharf penetrierenden Eigenschaften und dem scharfen und bitteren Geschmack reduziert Schwarzkümmel Kapha und Vata und erhöht Pitta. Ebenso wirkt er sehr anregend auf den Stoffwechsel *(Agni)*.

Die Pflanzeninhaltsstoffe werden durch Haut, Brust und Nieren ausgeschieden, die dadurch stimuliert werden. Für Frauen in den Wechseljahren wird Schwarzkümmel zum Ausgleich von Vata-Beschwerden und zur Regeneration des Unterleibs empfohlen. Verwendet werden die Samen in einer üblichen Dosis von 1 bis 3 Gramm, zweimal täglich mit warmem Wasser eingenommen.

Yastimadhu – Süßholz (lat. *Glycyrrhiza glabra*) stellt ein wertvolles *Rasayana* in der ayurvedischen Frauenheilkunde dar. Es verfügt über schwere, kalte und ölige Eigenschaften, einen süßen Geschmack und kontrolliert Vata und Pitta. Es stärkt die Psyche, die Nerven und das Gedächtnis, ist gut für Augen und Haare und wirkt allgemein kräftigend und stabilisierend. Die Wurzel ist auch wohltuend für Hals und Stimme und wirkt außerdem hämo-

Sariva-Tee – bei Hitzewallungen

1 Esslöffel Sarivapulver mit 1 Liter Wasser kalt ansetzen und über Nacht stehen lassen. Am nächsten Morgen aufkochen, die Hitzezufuhr reduzieren und den Tee 20 Minuten leise kochen lassen. Eine Hälfte sofort, die andere in eine Thermoskanne füllen und am Abend trinken.

Shatavari-Ghee

Zum Ausgleich von Pitta-Störungen, Übersäuerung und Stärkung des Fortpflanzungsgewebe Shukra Dhatu ein schmackhaftes Ghee zubereiten. Dazu 1 Esslöffel Ghee erhitzen und 4 Esslöffel Shatavaripulver, 2 Esslöffel Kokosblütenzucker, 1 Teelöffel Kardamom und 1 Prise Safran hinzufügen. Unter Rühren leicht anbräunen, abkühlen lassen und in einem kleinen Einweckglas aufbewahren. Täglich ca. 1 Teelöffel davon einnehmen.

statisch, abführend, schleimlösend und ist hilfreich bei Magengeschwüren und -übersäuerung. Verwendet werden die Wurzeln, zu Pulver vermahlen, in einer Dosis von 2 bis 3 Gramm, zweimal täglich mit Wasser oder als Tee.
Nicht zu empfehlen ist die Einnahme von Süßholz für Frauen in der Schwangerschaft und mit Bluthochdruck. Ebenso können bei Einnahme in hoher Dosierung oder über einen längeren Zeitraum Ödeme auftreten.

Gutes für den Hormonhaushalt

Es gibt Pflanzen mit einem hohen Gehalt an sekundären Pflanzenstoffen, die als Phytoöstrogene auf direkte Weise Einfluss auf den Hormonhaushalt der Frau nehmen. In der Naturheilkunde werden hier insbesondere Sojabohnen, Yamswurzeln, Mönchspfeffer oder Rotklee genannt, um den Östrogen- und Progesteronspiegel auszugleichen.

Rasayana-Milch mit Süßholz

Eine klassische Rasayana-Rezeptur zur allgemeinen Steigerung des Wohlbefindens der Frau während der Wechseljahre besteht aus 100 Milliliter Bio-Milch und 2 Gramm Süßholzpulver. Dafür beide Zutaten zusammen erwärmen und zweimal täglich als Stärkungsmittel für die innere Balance trinken. Die Rezeptur des Getränks kann noch je nach Bedarf mit je 1 Gramm Shatavari und Ashwaganda ergänzt werden. Shatavari hilft bei Hitze und mentaler Reizbarkeit, Ashwaganda bei Erschöpfung und Schlafstörungen.

In der traditionellen Ayurveda-Medizin waren die Wirkweisen von Phytoöstrogenen noch nicht bekannt. Doch die Integration verschiedener Naturheilsysteme sowie der Einsatz ayurvedischer und heimischer Heilpflanzen ist ganz im Sinne der Komplementärtherapie zum Wohle des Patienten. Soja, Yams und Mönchspfeffer passen sehr gut zu einem ayurvedisch ausgerichteten Therapieplan, der in den Wechseljahren Mängel oder Disbalancen des Hormonspiegels ausgleicht. Um herauszufinden, welche Heilpflanze gut zu uns passt und wie sie dosiert wird, ist es ratsam, einen erfahrenen Mediziner oder Therapeuten zu konsultieren. Denn alle heilsamen Pflanzen können auch Kontraindikationen haben und sollten nur unter fachkundiger Anleitung eingenommen werden.

Ashoka Der wunderschöne *Ashoka*baum (lat. *Saraca indicau*), welcher in Indien auch »Baum der Weiblichkeit« genannt wird, enthält Phytohormon-ähnliche Substanzen. Übersetzt bedeutet *Ashoka* »frei von Sorge«. Viele religiöse Mythen und spirituelle Geschichten von Buddha, der Göttin Parvati und dem Liebesgott Kama ranken um den majästetischen Baum mit seinen wunderschönen orangefarbenen Blüten. Die Ayurveda-Medizin verwendet die Rinde des *Ashoka*-Baums, um diese als Pulver oder Kräuterwein (*Arishta*) zur Behandlung von unterschiedlichen Frauenleiden einzusetzen. Mit seiner bitteren, zusammenziehenden und kühlenden Qualität hilft *Ashoka* in den Wechseljahren vor allem bei Pitta-Beschwerden, wie bei zu starken Blutungen und Hitzewallungen. Auch bei Endometriose (Ansiedlungen von Gebärmutterschleimhaut außerhalb der Gebärmutter) und blutenden Hämorrhoiden ist *Ashoka* ein bewährtes Heilmittel.

Als übliche Dosis für das *Ashoka*-Pulver wird täglich 1 Gramm über einen Zeitraum von mindestens 3 Monaten empfohlen, jedoch nicht während der Menstruation.

Frauenmantel Der sagenumwobene Frauenmantel (lat. *Alchemilla vulgaris*), der mit seiner Schönheit und Heilkraft die Sinne bezaubert, ist eine wertvolle Heilpflanze für die Gesundheit der Frau. Äußerlich für Wickel zur Straffung des Busens oder innerlich zur Waschung der Scheide bei weißlichem Ausfluss eingesetzt, findet Frauenmantel viele Anwendungsbereiche. Im Ayurveda werden die als kühlenden, leichten und trockenen Eigenschaften des Frauenmantelkrauts zur Pitta-Besänftigung eingesetzt, die Hitze- und Entzündungsprozesse lindern und gleichzeitig den Gewebestoffwechsel stimulieren. Das Zusammenspiel seiner beruhigenden, entkrampfenden, blutreinigenden, zusammenziehenden und entzündungshemmenden Qualität verbessert die emotionale und körperliche Stabilität in den Wechseljahren und schenkt neue Antriebskraft. Bei starker Monatsblutung oder starken Krämpfen schenkt er direkt spürbare Linderung. Für einen Frauenmanteltee 1 Teelöffel Frauenmantelkraut mit ¼ Liter Wasser übergießen, bis zum Sieden erhitzen und anschließend 10 bis 15 Minuten ziehen lassen. Im Anschluss in kleinen Schlucken trinken.

Johanniskraut Eine der wirkungsvollsten Heilpflanzen zum Ausgleich aller vegetativen Vata-Störungen mit gleichzeitig Pitta-reduzierender Qualität ist Johanniskraut (lat. *Hypericum perforatum*). Diese Wirkkombination macht das Johanniskraut auch in den Wechseljahren zu einer der

Linderung durch Frauenmantel

Allein der Name »Frauenmantel« verheißt schon Wohlempfinden.

Frauenmantel-Tinktur

Wirkt bei Wechseljahresbeschwerden und Schweißausbrüchen beruhigend und ausgleichend. Dafür 5 Handvoll Frauenmantelkraut klein schneiden und in ein weithalsiges Glas geben. Zu ¾ mit 35-45%igem Alkohol (Doppelkorn oder Obstler) auffüllen, sodass alle Pflanzenteile mit Flüssigkeit bedeckt sind. Die Tinktur 4 Wochen ziehen lassen, dabei ein- bis zweimal täglich schütteln. Danach abfiltrieren und in dunkle Fläschchen füllen. Bereits 1 Teelöffel in warmem Wasser verdünnt zeigt gute Wirkung.

Menopausen-Tee

Wirkt bei Wechseljahresbeschwerden, Schweißausbrüchen und Stimmungsschwankungen ausgleichend. Dafür je 25 Gramm Frauenmantelkraut, Salbeiblätter, Hopfenzapfen, Melissenblätter und Weißdornblätter und -blüten mischen und in einer dunklen Dose aufbewahren. Pro Tasse 1 bis 2 Teelöffel dieser Mischung mit heißem Wasser übergießen und zugedeckt 7 bis 10 Minuten ziehen lassen, abseihen und direkt trinken. Zwei- bis dreimal täglich einen Tee frisch zubereiten und trinken.

besten Anti-Stress-Pflanzen für das körperliche und psycho-mentale Wohlbefinden. Es wirkt als Medhya Rasayana stärkend auf den Geist, ist stimmungsaufhellend, schmerzstillend und schenkt spürbare Hilfe bei nervösen Erschöpfungszuständen, Angstzuständen und Schlafstörungen. Gerne wird Johanniskraut auch als Naturheilmittel gegen Depressionen eingesetzt. Als Anwendungsform werden Tee, Öl oder Extrakt empfohlen.

Für einen Johanniskrauttee die Blüten mit heißem Wasser übergießen und bei 60 °C ziehen lassen. Der Tee darf nicht aufgekocht werden, da sonst der Wirkstoff Hypericin verloren geht. Den Tee kurativ 2 bis 3 Monate täglich in kleiner Menge trinken. Um ein Johanniskrautöl herzustellen, die Blüten in einer Glasflasche mit Olivenöl bedecken und sechs Wochen in die Sonne stellen. Dann filtern und an einem kühlen, dunklen Ort aufbewahren. Zur Körperölung und Massage bei Verspannungen und stressbedingten Beschwerden verwenden.

Mönchspfeffer (*lat. Vitex agnus-castus*) ist ein Eisenkrautgewächs, dessen Früchte in der hiesigen Naturheilkunde bereits seit der Antike zur Regulation des Hormonhaushalts der Frau eingesetzt werden. Klassische Einsatzgebiete sind eine unregelmäßige, zu häufige oder zu seltene Menstruationsblutung, PMS (Prämenstruelles Syndrom) und Brustspannen. In den Wechseljahren wird Mönchspfeffer vor allem in der Prä-Menopause empfohlen, wenn unregelmäßige oder zu starke Blutungen eintreten.

Rotklee Der heimische Rotklee (lat. *Trifolium pratense*) ist ein wichtiger Phytoöstrogen-Lieferant. Viele Frauen nutzen die Blüten oder die Kapseln als Alternative zu Hormonpräparaten in den Wechseljahren. Doch der Rotklee hat auch noch andere Heilqualitäten und wirkt blutreinigend, fruchtbarkeitsfördernd (besonders in höherem Alter), regt die Selbstheilungskräfte an und kann übermäßigem Gewebewachstum entgegenwirken. Gynäkologen setzen Rotklee zur Behandlung der weiblichen Geschlechtsorgane, speziell bei Endometriose oder Pilzerkrankungen, ein.

Für einen Rotkleetee 4 bis 6 getrocknete Blütenköpfchen mit ¼ Liter kochendem Wasser übergießen und 15 Minuten ziehen lassen. Anschließend mit etwas Honig nach Geschmack süßen und in kleinen Schlucken trinken.

Sojabohne – Rajashimbi Die Sojabohne (lat. *Glycine max*) ist in Indien unter dem Namen *Rajashimbi* bekannt. Als Hülsenfrucht hat sie einen süßen und zusammenziehenden Geschmack, ölige und schwere Eigenschaften und eine erhitzende Qualität. Als Nahrungsmittel wirkt Soja Vata- und Pitta-erhöhend.

Betrachten wir die Sojabohne jedoch als Phytoöstrogen, so wirkt sie bei Vata- und Pitta-bedingten Wechseljahresbeschwerden wie ein Tonikum, das das allgemeine Wohlbefinden der Frau steigert. Ein weiterer positiver Effekt ist ihre präventiv antitumoröse Wirkung.

Traubensilberkerze Als sanftes Mittel zum Ausgleich von Wechseljahresbeschwerden hat sich das Kräuterextrakt der Traubensilberkerzen-Wurzel (lat. *Cimicifuga racemosa*) aus der hiesigen Klostermedizin bewährt. Moderne Studien belegen mittlerweile die

Rotkleehonig – für körperliches und emotionales Gleichgewicht

100 Gramm Rotkleeblüten mit 1 Liter Wasser und 3 Scheiben Zitrone aufkochen, die Hitzezufuhr reduzieren und die Flüssigkeit 20 Minuten köcheln lassen. 5 Minuten stehen lassen und anschließend durch ein Geleetuch abgießen. Den Saft auffangen und mit 1 Kilogramm Zucker unter Rühren aufkochen und 90 Minuten einkochen lassen, öfter rühren. Den dickflüssigen Honig in gut gereinigte, vorgewärmte Gläser füllen und verschließen. An einem trockenen, dunklen, kühlen Ort lagern, dann ist der Honig mindestens 1 Jahr haltbar.

östrogenartige Wirkung der Traubensilberkerze zum Ausgleich oder Ablindern von Wechseljahresbeschwerden wie Hitzewallungen, Schweißausbrüchen, Scheidentrockenheit, Schlafstörungen, Stimmungsschwankungen oder depressiver Verstimmung. Speziell bei psychischer Indikation ist die Kombination von Traubensilberkerze und Johanniskraut zu empfehlen.

Für einen Traubensilberkerzentee 1 Teelöffel der Wurzel mit 1 Tasse kochendem Wasser übergießen, 10 Minuten ziehen lassen und abfiltern. Davon täglich 2 bis 3 Tassen trinken.

Yams Die Yamswurzel (lat. *Dioscorea bulbifera)* ist seit jeher in Südamerika und bei den afrikanischen Naturvölkern als Frauenpflanze bekannt. Sie dient als Hauptnahrungsmittel und wird für die allgemeine Gesundheit der Frau empfohlen. Dabei sind ihre Einsatzgebiete groß: von Empfängnisverhütung oder Förderung der Fruchtbarkeit (je nach Verabreichung), über Menstruationsbeschwerden, Linderung von PMS-Beschwerden bis hin zur Senkung des systolischen Blutdrucks und des Cholesterinspiegels sowie Entzündungen und Schmerzen an Gelenken und Knochen. In den Wechseljahren wird die Yamswurzel zudem eingesetzt, um Osteoporose vorzubeugen.

Die hervorragende Wirkung der Yamswurzel auf die Gesundheit der Frau basiert auf ihrem hohen Gehalt des Steroids Diosgenin, welches im Organismus das körpereigene Progesteron aufbaut. In der Frauenheilkunde bevorzugt ist die wildwachsende Sorte (lat. *Dioscorea villosa*).

Erfahrungsbericht

Gabriela aus Frankfurt arbeitete als Heilpraktikerin für Psychotherapie viel mit Frauen. Die heutige 56-jährige ist auch als Aromabotschafterin und Mindflow-Expertin unterwegs. Sie hatte selbst mit 48 Jahren massive Wechseljahresbeschwerden: extreme Blutungen, Stimmungsschwankungen, Hitzewallungen und Einschlafprobleme. Sie konnte sich selbst nicht leiden in ihrer zickigen Art. Geholfen haben ihr ätherische Öle und Essenzen.

Ätherische Öle

Nicht nur der Mangel an Östrogen und Progesteron, sondern vor allem das Ungleichgewicht dieser beiden wichtigen Frauenhormone macht uns in den Wechseljahren zu schaffen. Um das Gleichgewicht wieder herzustellen, können ätherische Öle eingesetzt werden, welche sich die Frau auf die Haut am Nacken, Unterarme oder Bauch aufträgt:

Wilde Yamswurzel Ganz besonders gute Erfahrungen hat Gabriela mit der Essenz der wilden Yamswurzel gemacht, welche den Progesteron-Haushalt balanciert. Ergänzt mit ausgewählten ätherischen Ölen ergibt es eine kraftvolle Rezeptur zur Steigerung des weiblichen Wohlbefindens:

Geranium kann bei starkem Schwitzen helfen und eignet sich auch als natürliches Deo

Pfefferminze hilft bei Heißhungerattacken und Hitzewallungen

Ylang Ylang (lat. Cananga odorata) ist ein Seelentröster bei schlechter Laune und mentaler Reizbarkeit

Idaho-Blaufichte (lat. Picea pungens) ist eines der wichtigsten ätherischen Öle zur Anregung der Libido und Verbesserung der Knochendichte

Muskatellersalbei (lat. Salvia sclarea) ist bekannt als Phytoöstrogen, welches uns weiblich, sexy und sinnlich fühlen lässt

Die sieben Zwerge

Gabriela beschreibt die Beschwerden der Wechseljahre, wie die sieben Zwerge von Schneewittchen:

Hotty für die Hitzewallung die der heiße Zwerg uns beschert

Sleepy für Schlaflosigkeit, die uns die Energie raubt

Forgetty für Vergesslichkeit, die zu Verunsicherung führen kann

Dryie für die trockenen Schleimhäute und den damit verbundenen Libidoverlust

Sweaty für starkes Schwitzen, selbst mit über 80 leiden manche Frauen noch darunter

Bitchy für zickig sein und sich selbst nicht leiden können

Blowy für den Blähbauch und die Gewichtszunahme, trotz kontrollierter Ernährung

Klimakterium-ABC

Hilfe bei Beschwerden in den Wechseljahren

Die Wechseljahre müssen nicht von Beschwerden begleitet werden. Im Gegenteil: In vielen Kulturen erleben Frauen diese Lebensphase als beschwerdefreie und emotional bereichernde Zeit. Eine gesunde und ausgeglichene Lebensweise mit genügend Freiraum für die persönliche Entfaltung ist die beste Prävention gegen Probleme mit den Hormon- und Stoffwechselveränderungen ab der Lebensmitte. Wer unter konkreten Beschwerden im Klimakterium leidet, kann mit Heilpflanzen und Rezepturen aus der ayurvedischen Hausapotheke entgegenwirken. Zur allgemeinen Gesundheitssteigerung in den Wechseljahren empfehlen sich für Frauen sowohl ein ausgleichender Menopausen-Tee (siehe Seite 194) als auch die tägliche Einnahme von 100 Milliliter warmer Milch mit 2 Gramm Süßholz.

Altersflecken Die degenerative Veränderung der Haut ist immer auch eine Frage der Konstitution. Besonders anfällig ist Pitta-Haut, vor allem als Folge unsachgemäßer Hautpflege und Sonnenschutz in jungen Jahren. Doch auch andere Hauttypen können Altersflecken (lat. *Lentigines seniles*) bekommen. Diese hängen immer mit der melaninbildenden Melanozytenproduktion zusammen. Eine UV-schützende Pflege ist lebenslang wichtig. Auch die Ernährung kann eine Rolle spielen: Speziell falsche Nahrungsmittelkombinationen, wie Milch mit Salz sowie Milch mit sauren Früchten, führen laut Ayurveda zu Störungen des Melanin-Hautstoffwechsels. Zitronensaft, Backpulver, Kurkuma, Kokosöl und auch der Saft von Knoblauch und Zwiebeln können helfen. Unsere Schönheitsexpertin Jutta empfiehlt zum Bleichen der Haut die äußere Anwendung von frischem Brunnenkressesaft, Safranmilch, in Essig ausgezogenem Meerrettichsaft (15 Gramm frisch geriebenen Meerrettich in ein Schraubglas geben, mit 50 Milliliter Apfelessig bedecken, gut verschlossen für 2 Wochen an einem dunklen Ort ziehen lassen, durch einen Filter in ein sauberes Fläschchen gießen und zweimal täglich punktuell auf die betroffenen Hautstellen tupfen) oder frischem Kartoffelsaft (eine ca. 2 Zentimeter dicke Scheibe von einer frischen, rohen Kartoffel abschneiden, damit die betroffenen Hautstellen einreiben, 10 Minuten einziehen lassen und dann abwaschen).

Antriebslosigkeit kann viele Ursachen haben. Ein Übermaß an Kapha führt zu Schwere und Lethargie. Dagegen helfen alle scharfen und heißen Gewürze, besonders *Trikatu*, eine Mischung aus Ingwer, *Pippali* und schwarzem Pfeffer, von der täglich jeweils 1 Gramm mit Honig gemischt vor dem Frühstück und Mittagessen eingenommen werden sollte. Ein Übermaß an Vata führt zu einem Gefühl von Leere und Energielosigkeit. Hier sollten süße und aufbauende *Rasayana*-Substanzen (siehe Seite 156) eingenommen werden. Liegt die Ursache der Antriebslosigkeit auf psychischer Ebene, können psycho-mentale Zirkulationskanäle *(Manovaha Srotas)* blockiert sein. Die tägliche Einnahme von 1 Gramm *Haritaki* (lat. *Terminalia chebula*) mit Ghee, heißes Senfsamenwasser mit Honig sowie die Yoga-Wechselatmung *Nadi Shodana* (siehe Seite 93f.) sind hilfreiche Tipps aus der ayurvedischen Psycho-Diätetik.

Aphthen und **Rhagaden** – siehe auch Zahnfleischbluten. Hier muss das Immunsystem gestärkt werden. *Rasayanas* werden auch hier wichtig zur Unterstützung. Siehe auch unter Harnwegsinfekte.

Augentrockenheit Die verstärkte Vata-Dominanz des Klimakteriums führt auch zu Veränderungen von *Majja Dhatu*, dem Nervengewebe und Neurologischen System. Eine Ursache des Mangels von *Majja Dhatu* ist die reduzierte Produktion von Augenflüssigkeit. Hier tun alle öligen und nervenstärkenden Substanzen, wie die Einnahme von Ghee, Leinöl, Kokosöl, Datteln, Mandeln und Walnüssen, gut. Zur Verbesserung der Sehkraft empfiehlt die ayurvedische Diätetik die regelmäßige Einnahme von Granatapfelsaft mit 1 Gramm *Amla*-Pulver sowie eine Rezeptur aus 2 Teilen *Triphala* mit 1 Teil Ghee und 2 Teilen Honig am Abend. Als praktische Übung hilft die *Tratak*-Meditation (siehe Seite 94).

Blasenschwäche > siehe Inkontinenz

Depressionen Der Verlust von Lebensfreude und mentaler Kraft geht laut Ayurveda einher mit einem Mangel an *Ojas* und einem Übermaß an *Tamas*. Alle *Ojas*-aufbauenden *Rasayana*-Maßnahmen (siehe Seite 107 und Seite 156) sind bei akuten Depressionen sowie zur Prävention empfehlenswert. Alte, denaturalisierte, fermentierte und konservierte Nahrung, Licht-, Bewegungs- und Berührungsmangel verstärken hingegen laut Ayurveda die *tamasische* Prägung des Geistes. Es ist anzuraten, auf eine frische, vitalstoffreiche und pflanzenbasierte Kost zu achten, sich über den Tag aktiv an der frischen Luft zu bewegen und regelmäßige Selbstmassagen in die Tagesroutine zu integrieren. Eine Gewürzmischung zur mentalen Stärkung aus *Hing (Asafoetida)*, Bockshornkleesamen *(Methi)*, *Ajwain*, Ingwer und Rosmarin sollte dem Speiseplan zugefügt werden. Zudem wirken ayurvedische Ölmassagen unterstützend, denn sanfte, achtsame Berührungen lösen eine Flut an Oxytocin aus. Auch psychologische Begleitung und Aufarbeitung der mentalen Blockaden und unverarbeiteten Gefühle und Erinnerungen der Vergangenheit sind wichtig. Gerade in den Wechseljahren, wenn die Frau von der Pitta-Phase des Lebens in die Vata-Phase übergeht, können unterdrückte Gefühle und ungelebte Wünsche zu psychischen Blockaden führen. Hier hilft das therapeutische Gespräch, um sich von dem Schmerz, der Wut oder dem Frust zu befreien. Bereits der alte Ayurveda-Arzt Sushruta erklärte die Ursache von Depressionen durch die Belastung von »Dingen, die du nicht willst, aber auch nicht ändern kannst«.

Gedächtnisstörungen Gerade zu Beginn der Wechseljahre, wenn es noch zu unregelmäßigen oder sehr starken Blutungen kommt, spüren viele Frauen, dass auch das Gedächtnis nachlässt und sie wie »Watte im Kopf« haben. Meist reguliert sich die Intensität der Problematik nach einiger Zeit wieder von allein, wenn sich der Gewebestoffwechsel von *Rakta Dhatu* auf die neue Hormon- und Stoffwechsel-Situation eingestellt hat. Zur Unterstützung helfen laut Ayurveda der regelmäßige Verzehr von Ghee, Walnüssen, Aprikosen (frisch und getrocknet), Granatapfel und *Pippali*. Auch Süßholz als Tee oder Pulver hat eine mental stärkende Wirkung in diesem Bereich. Als *Rasayana*-Nahrungsergänzung ist die Einnahme von 1 bis 2 Gramm *Brahmi* empfehlenswert. Die Gedächtnispflanze *Brahmi* wird therapeutisch auch gerne in Form eines Ghee-Dekokts verarbeitet *(Gritam)* und als Nasentropfen zur Gedächtnisstärkung verabreicht. Dazu jeden Morgen 2 bis 3 Tropfen des lauwarmen *Brahmi*-Ghees pro Nasenloch hochziehen.

Gewichtszunahme Eine moderate Gewichtszunahme von 2 bis 3 Kilogramm über die 14 Wechseljahre ist normal und durchaus gesund, um die hormonellen Disbalancen des Östrogen- und Progesteronspiegels während der Wechseljahre auszugleichen. Etwas mehr an Kapha stabilisiert sowohl die Psyche als auch das Immunsystem und schützt vor Auszehrungen des Alters. Um den Fettstoffwechsel zu aktivieren und baldmöglichst wieder zum gewohnten Wohlfühlgewicht zurückzufinden, sind körperliche Aktivitäten (erhöhter Leistungsumsatz bei gleichbleibender Ernährung), eine Kapha-ausgleichende Ernährung (siehe Seite 182f.) und *Agni*-anregende Gewürze notwendig. Als bewährte Rezeptur zur Gewichtsreduktion empfiehlt Ayurveda jeden Morgen ½ Teelöffel *Pippali* (Langer Pfeffer) mit etwas Honig zu mischen, einzunehmen und anschließend ein Glas warmes Wasser zu trinken. Intensivierend dazu wirkt *Triphala*, eine Kräutermischung aus *Amalaki*, *Haritaki* und *Bibitaki*, von welcher zweimal täglich jeweils 1 bis 2 Gramm eingenommen werden können.

Haarausfall Haarausfall ist ein Problem, unter dem viele Frauen und Männer ab einem gewissen Alter neigen. Pitta-Typen ereilt der Verlust von Kopfhaar bereits in jüngeren Jahren, da die Überhitzung und Übersäuerung des Stoffwechsels – die ihnen auch zu Kopfe steigt –, auch als Hauptgrund für den Haarausfall betrachtet werden kann. In diesem Falle sollte der Genuss aller heißen und sauren Substanzen, speziell Alkohol, rotes Fleisch, Käse, zu viel Salz, Pfeffer, Chili, Papaya, Ananas, Tomaten und Zitrusfrüchte, möglichst eingeschränkt werden. Die regelmäßige Einnahme von Kurkuma, Koriander sowie eine Mischung aus *Guduchi*, *Amalaki* und Kurkuma mit Ghee wirken dem Pitta- und Säure-Überschuss entgegen. Ein weiterer Grund für den Haarausfall kann der im Klimakterium verminderte Knochenstoffwechsel *(Asthi-Dhatvagni)* sein, denn Haare und Nägel sind *Upadhatus* des passiven Bewegungsapparats, und ihre brüchige, spröde oder verminderte Qualität kann als Vorbote für Osteoporose gedeutet werden. Indem wir nun auf eine kalziumhaltige Ernährung achten mit viel grünem Blattgemüse (Spinat) und tierischen Proteinen in Form von Milch, etwas Hartkäse, Eiern und Geflügel können wir Haare und Knochen stärken. Als Nahrungsergänzung für *Asthi Dhatu* empfiehlt Ayurveda täglich 1 bis 2 Gramm *Shatavari* mit Ghee oder Präpa-

rate aus Muschelkalk und/oder Eierschale. Eine gute Frauenpflanze für Knochen und Haare ist die Traubensilberkerze, welche auch als Nahrungsergänzung in Apotheken frei verkäuflich ist.
Wer unter Haarausfall leidet, der sollte sich regelmäßig den Kopf mit einem kühlenden Öl massieren. Als bestes Haaröl empfiehlt sich *Bhringaraj*-Öl, alternativ kann auch Olivenöl oder Kokosöl verwendet werden. Die Einnahme von Bockshornkleesamenpulver und Brennnesseltee wirkt zusätzlich stärkend auf die Haarfollikel.

Harnwegsinfekte stehen im engen Zusammenhang mit Vata-Thematiken wie Trockenheit, irritiertem *Agni*, wenig Flüssigkeit im System von Blase und Nieren. Hier gilt es auf eine ausreichende Trinkmenge zu achten – am besten eine Liste der aufgenommenen Getränke führen, um mindestens auf 2 Liter täglich zu kommen. Das Stärken vom Immunsystem mit *Rasayanas* wie Ghee und Honig, Mandeln und auch Cranberrys ist wichtig. Ebenfalls ausgleichend wirkt die Einnahme der klassischen *Rasayana*-Rezeptur aus *Amalaki, Guduchi* und Honig (siehe Seite 187). Äußerlich durch ein pH-neutrales Duschgel den Säureschutzmantel der Haut stärken, um Infekte abzuwehren sowie bei sogenannten »Honey-moon-Infekten« bis 15 Minuten nach dem Liebesspiel auf die Toilette gehen und den Intimbereich mit klarem Wasser ohne Zusätze abduschen.

Hitzewallungen Den Hitzewallungen mit Gelassenheit zu begegnen ist sicherlich eine der wichtigsten Empfehlungen, die all die Frauen geben, welche das Klimakterium bereits hinter sich haben. Alles, was Pitta erhöht, sollte gemieden werden. Dazu zählen vor allem die sauren und heißen Substanzen, wie Kaffee und Alkohol (siehe auch bei Haarausfall). Weitere Hilfe finden wir durch ausgleichende Ernährung und Kräuter mit kühlender, Pitta-reduzierender Qualität (siehe Seite 181f.) wie Melonen, Gurken, Kokos, Koriander, Fenchel und Minze. Empfehlenswerte Heilpflanzen und Rezepturen sind *Sariva*-Tee (siehe Seite 190), die Einnahmen eines Muschelkalk- oder Kalziumpräparates sowie Geranium und Pfefferminze als ätherische Öle.

Inkontinenz Zur Stärkung von Blase und Beckenboden helfen neben regelmäßigem Beckenbodentraining (siehe Seite 71f.) eine Öltamponade (siehe Seite 117) sowie der Verzehr von Kürbiskernen, grünem Tee und die Führung eines allgemein Vata-reduzierenden Lebensstils.

Kopfschmerzen Gegen Spannungskopfschmerz hilft vielen Frauen ein ayurvedischer Nelkentee. Dazu 500 Milliliter Wasser zum Kochen bringen, 1 Esslöffel ganze Nelken zufügen und für 10 Minuten köcheln lassen. Den Tee etwas abkühlen lassen und in kleinen Schlucken trinken. Hartnäckige Kopfschmerzen und Erkältungen werden mit einer klassischen Tee-Rezeptur behandelt: *Pathyiadi Kwath*, eine Kräutermischung aus 6 Gramm *Triphala*-Pulver und je 2 Gramm *Guduchi*-Pulver, Kurkuma und Beifuß. Die Kräuter mit 300 Milliliter Wasser aufkochen und dann auf ca. 100 Milliliter einkochen lassen. Die Flüssigkeit absieben, etwas abkühlen lassen und zweimal am Tag 1 Tasse von je 40 bis 50 Milliliter trinken. Eine ayurvedische Fußmassage mit *Triphala*-Ghee (siehe Seite 66f. und Seite 113) hilft auch hervorragend, um die angestauten Energien aus dem Kopf zu ziehen.

Libidoverlust Die sanfte Stimulation über die Haut während einer zärtlich ausgeführten Ölmassage ist das beste Vorspiel für eine erfüllende, emotionale Intimität. Auch die moderne Wissenschaft bestätigt den positiven Effekt auf die Oxytocin-Bildung. Fügen wir dem Massageöl noch ätherisches Öl der Idaho-Blaufichte zu, werden Effekt und Lust gesteigert. Aphrodisierende Frauen-*Rasayanas* zur Steigerung der Lust sind Mango, Granatapfel, gekochter Knoblauch und *Shatavari*. Eine wirkungsvolle Rezeptur ist Safran-Tee – dafür 6 bis 8 Safranfäden in kochendes Wasser geben, abkühlen lassen, trinken und spüren, was passiert. Die traditionelle Ayurveda-Heilkunde empfiehlt zudem ein kleines *Nasya* mit *Shatavari*, bei dem 2 bis 3 Tropfen *Shatavari*-Ghee (*Gritam*) in die Nasenlöcher geträufelt und hochgezogen werden.

Mundgeruch Die einfachste Methode gegen Mundgeruch ist das Kauen von Kardamomkapseln. Darüber hinaus gibt es Mundöle, die nach eigenem Geschmack auszuwählen sind – mit Minze, Basilikum und Nelke oder verdünntes Teebaumöl (siehe Seite 120).

Nervosität Der Anstieg von Vata erhöht in den Wechseljahren auch die Nervosität und innere Unruhe. Tägliche Spaziergänge und tiefes Durchatmen an der frischen Luft, *Nadi Shodana* (die Wechselatmung) sowie Yoga, Entspannungsrituale und Ölmassagen helfen dabei, innere Ruhe und Stabilität zu finden. Meditation und geführte Fantasiereisen sind ebenso erfolgreich. Ernährung und Lebensstil sollten Vata-reduzierend ausgerichtet sein (siehe Seite 180f.). Als Nahrungsergänzung sind je 2 Gramm *Mandukarpari* mit Ghee oder Milch am Morgen, und *Ashwaganda* am Abend, empfehlenswert. Ergänzend dazu hilft auch Johanniskrauttee (siehe Seite 193) oder eine Teemischung aus Johanniskraut und Silbertraubenkerze. Baldrian wirkt entspannend, ebenso Hafer als Extrakt, Tee oder Nahrungsmittel.

Osteoporose Regelmäßige Bewegung, Muskeltraining und kalziumhaltige Ernährung sind das A und O für den natürlichen Aufbau von *Asthi Dhatu*. Das Yogaprogramm ist eine gute Kombination aus Kraft und Beweglichkeit, welches hilft, die Knochendichte längerfristig zu verbessern (siehe Seite 71). Die Ernährung sollte neben Kalzium genügend Protein enthalten – Milch, Knochenbrühen, grüne Mungobohnen, wilde Yamswurzel und Sojaprodukte. Auch etwas Hartkäse oder noch besser indischer *Paneer* (siehe Kasten Seite 203) sind aufbauend für *Asthi Dhatu*. Von einer veganen Ernährungsweise bei Osteoporose rät Ayurveda ausdrücklich ab. Als Nahrungsergänzung empfiehlt Ayurveda die Einnahme von 2 Gramm *Guduchi* täglich sowie ein *Bashma* (*Kukkutandatwak*) aus Eierschale. Dafür einfach ein Ei kochen, von der Schale die Innenhaut abziehen, die Schale sehr fein mörsern, in Milch einrühren und trinken.

Reizbarkeit Mentale Reizbarkeit ist eine psychische Pitta-Reaktion in den Wechseljahren, welche mit einer Pitta-ausgleichenden Ernährung (siehe Seite 181f.) besänftigt werden kann. Hier ist ein Verzicht oder eine Einschränkung von Alkohol und Kaffee ratsam. Zudem helfen körperliche Bewegung zum Spannungsabbau und *Medhya-Rasayanas* zur mentalen Stärkung. Eine Mischung von jeweils ½ Teelöffel *Ashwaganda* und *Guduchi* am Morgen und am Abend sowie eine stärkende Milch mit Süßholz und Kardamom (siehe Seite 187) sind sehr zu empfehlen. Beste Pflanzen zur mentalen Stärkung, zur inneren Sammlung sowie zum Abbau stressbedingter Reizreaktionen sind *Brahmi* und *Mandukarpani*. Mit seiner wärmenden und *Ojas*-aufbauenden Qualität eignet sich *Brahmi* besonders gut bei Vata-Nervosität und Reizbarkeit. *Mandukarpani* hingegen hat eine kühlende Qualität und gleicht Pitta-Reizbarkeit aus. Jeweils zweimal 1 Gramm mit warmem Wasser oder Milch am Morgen und Abend vor der Mahlzeit einnehmen.

Scheidentrockenheit Die Trockenheit der Schleimhäute ist ein typisches Vata-Problem, welches mit der natürlichen Vata-Erhöhung des Alters und/oder einem Vata-aggravierenden Lebensstil in Verbindung steht. Aber auch ein Zuviel an Pitta, das den Körper verlassen möchte, kann austrocknend auf die Schleimhäute wirken. Regelmäßige Mahlzeiten mit gekochten, feucht-öligen Speisen, Ghee und hochwertige Nahrungsmittel sollten den täglichen Speiseplan bestimmen. Phytoöstrogene wie wilde Yamswurzel, Rotklee oder Sojaprodukte sowie Granatapfelkernextrakt sind hilfreich. Als therapeutische Maßnahme bei Scheidentrockenheit empfiehlt Ayurveda den Einsatz von Öltamponaden, den »*Piccus*«, mit Weizenkeim-, Nachtkerzen- oder Jojobaöl (siehe Seite 117). Vielen Frauen hilft auch die orale Einnahme von Traubensilberkerze, welche als natürliches Kräuterextrakt in Apotheken erhältlich ist.

Schlaflosigkeit Eine gute Schlafhygiene ist wichtig für den körperlichen und mentalen Regenerationsprozess. Zum besserem Ein- und Durchschlafen helfen eine Schlafmilch mit *Ashwaganda* und Muskat (siehe Seite 147) und eine Fußmas-

Paneer – indischer Frischkäse

Der indische Frischkäse dient als Kalziumlieferant für die Knochendichte. Er ist Bestandteil vieler indischer Gerichte, wie z. B. Palak Paneer mit Spinat, eines vegetarischen Gerichtes aus Spinatbrei mit Frischkäse.

Um vier Portionen Paneer herzustellen 3 Liter Vollmilch zum Kochen bringen und von der Kochstelle nehmen. Den Saft von 2 großen Zitronen und 1 Teelöffel Salz einrühren und warten, bis die Milch ausflockt, eventuell nochmals kurz aufkochen. Ein Baumwolltuch oder Küchenhandtuch in ein großes Haarsieb legen, dieses über eine Schüssel hängen und die Milch eingießen. Eine halbe Stunde warten, bis sich die Masse weiter verdickt hat. Mit sauberer Hand die Flüssigkeit auspressen. Die Masse in dem Tuch einschlagen, einen schweren Stein oder eine ebensolche Platte auflegen und die Masse 1 bis 2 Stunden ruhen lassen. Anschließend den Paneer in Würfel schneiden.

sage mit Ghee (siehe Seite 113). Ergänzend dazu wird im Ayurveda empfohlen, am Nachmittag eine reife Banane mit gemahlenem Kreuzkümmel (Cumin) zu essen und Tee aus Hopfen und grünem Hafer zu trinken.
Eine therapeutische Maßnahme der traditionellen Ayurveda-Medizin ist der Einsatz von kleinen Nähreinläufen (*Basti*), die Vata und das Nervensystem beruhigen und den Schlaf fördern (siehe Seite 118). Der Verzicht von Alkohol wurde von vielen Probandinnen erfolgreich durchgeführt und hat mehr bewirkt, als sie sich je erwartet hätten. Speziell die Durchschlafschwierigkeiten wurden reduziert und die Testpersonen fühlten sich ausgeruht und nicht erschöpft.

Schweißausbrüche Alle Pitta-reduzierenden Maßnahmen (siehe Seite 181f.) und Pflanzen mit phytoöstrogener Wirkung wie Rotklee oder Traubensilberkerze sind empfehlenswert. Zur Akuthilfe können *Sariva*-Tee (siehe Seite 190), Frauenmantel-Tinktur (siehe Seite 194), kühlende Rosenblütenbäder und ein Deo mit ätherischem Geranium-Öl eingesetzt werden. Auch die kühlende Yoga-Atmung (*Shitali,* siehe Seite 95) kann helfen. Oft hat Schweiß mit Stress und einem »Zuviel« an Dingen, die verarbeitet gehören, zu tun. Eine kurze Auszeit, Rückzug, bewusstes Atmen und den Alltag unter Umständen anders planen, kann Wunder wirken. Schweißausbrüche in der Früh gegen 5 Uhr haben in dieser sensiblen Wandlungsphase den Hinweis auf den Lungenbefeuchter, der dann aktiv wird.

Starke Menstruationsblutung Die starke Menstruationsblutung vor der Menopause wird durch eine Überfunktion von Pitta und *Rakta Dhatu* (rote Blutzellen) hervorgerufen. Bittere und herbe Gemüse- und Obstarten wie Spinat, Chicorée, Grünkohl, Kresse, Granatapfel, unreife Banane und grüne Mungobohnen wirken ausgleichend. Ein bewährtes Hausmittel ist die Einnahme von jeweils ½ Teelöffel Zimt und Honig am Morgen. Als Heilpflanzen sind Mönchspfeffer (siehe Seite 193) und *Ashoka* (siehe Seite 192), sowie Frauenmanteltee, Marmelade aus Rosenblüten (siehe Seite 185) und eine Rezeptur aus ½ Betelnuss und 1 Teelöffel *Amalaki* mit etwas Granatapfelsaft empfehlenswert.

Stimmungsschwankungen Entspannende Yogaübungen und frisch gekochte Nahrung, welche in Ruhe und angenehmer Atmosphäre eingenommen wird, zählen zu den Basics für die psychische Balance. Ergänzend dazu können 2 bis 3 Tassen Tee aus heimischem Johanniskraut und Traubensilberkerze über mehrere Wochen lang täglich getrunken werden. In Indien bevorzugen die Frauen alternativ eine Teemischung aus *Tulsi* und *Mandukarpani*. Auch die innere Einnahme von Borretschsamenöl kann aufgrund der enthaltenen Gamma-Linolensäure helfen, den Hormonhaushalt und die Stimmungsschwankungen mit begleitenden Hitzewallungen zu harmonisieren (dreimal täglich ½ Teelöffel über 8 Wochen). Als besonders wirkungsvolle Methode empfiehlt die Ayurveda-Heilkunde *Nasya* mit *Brahmi*- oder *Shatavari*-Ghee (*Gritam*), jeweils 2 bis 3 Tropfen warmes Kräuter-Ghee in die Nasenlöcher einführen und hochziehen.

Trockene Haut Die Haut steht im engen Zusammenhang mit unserem Vata, sie ist, neben den Ohren, das Sinnesorgan, das eng mit Vata kommuniziert. Die

Haut wird dünner, etwas »geht unter die Haut«, und doch ist sie auch »die faule Haut«. Grundsätzlich hat unsere Haut alle Möglichkeiten, sich selbst zu regenerieren. Aber wenn wir ihr alles abnehmen, sie von der eigenen Aufgabe abhalten, wird sie faul, schließlich übernimmt nun jemand ihre Arbeit. Wenn man jedoch regelmäßig eine Selbstmassage mit einem hochwertigen Öl vor dem Duschen durchführt, wird sich die Haut an ihre Aufgaben erinnern und sich selbst und das Gewebe mobilisieren. Dass wir mit zunehmenden Alter etwas dünnhäutig und auch etwas trockener werden, ist völlig normal, der Pflegeaufwand kann sich etwas erhöhen, aber es sollten reinste Substanzen ohne saure Eigenschaften sein: ein Nachtkerzen- oder Samenöl statt irgendeiner Wundercreme mit unbekannten Wirkstoffen (siehe Seite 110f.).

Trockene Schleimhäute > siehe Scheidentrockenheit

Verstopfung findet dort statt, wo Vata seinen Sitz hat: im Enddarm. Hier sind die Darmwände meist sehr trocken, und wenn dann noch trockenes Essen verzehrt wird, kommt es zu Verstopfungen. Vata reduzierende Kost mit viel Feuchtigkeit und Saucen, ausreichend Flüssigkeit und unter Umständen ein *Anuvasana Basti* helfen, das Problem zu lösen. Der *Anuvasana Basti* setzt dort an, wo das Problem entsteht, und hilft sofort die Trockenheit und den Vata-Überschuss zu reduzieren – abgesehen davon ist es ein angenehmes Gefühl mit dem warmen Öl im Darm, und die Menge ist so gering, dass es nicht zu Durchfall kommt (siehe Seite 118). Alternativ: Ein Löffel Leinöl in der Früh oder eine Schlafmilch mit Ghee am Abend können ebenso hilfreich sein. Überhaupt ist das Kochen mit Ghee ein probates Mittel bei diesen Arten von Beschwerden. Und generell die Integration von etwas Bio-Kuhmilch in die tägliche Ernährung. Denn Milch macht den Stuhl weich und fördert die Ausscheidung.

Zahnfleischbluten Der Pitta-Überschuss in den Wechseljahren kann auch zur Überreizung der Mundschleimhäute und des Zahnfleischs führen. Klassische Ayurveda-Methode zur Prävention und Akut-Behandlung ist *Gandusha*, die Mundspülung mit Öl, auch Ölziehen genannt (siehe Seite 116). Sie reinigt den Mund, nährt die Schleimhaut, verbessert den Geschmackssinn, löst Schlacken im Mund, Zahn- und Kopfbereich. Zähne, Zahnfleisch und auch der Kieferknochen verändern sich im Klimakterium. Eine gute Pflege um noch möglichst lange mit den eigenen Zähnen strahlen zu können, ist unerlässlich. Wiederkehrenden Entzündungen des Zahnfleisches und sogenannten Aphthen im Mund durch ein Nachlassen der Immunkraft kann so gut vorgebeugt werden. Intensivierend dazu hilft eine Paste aus Nelkenpulver, Kurkuma und *Amalaki* (jeweils gleiche Teile), die mit etwas Wasser angerührt und auf die wunden, blutenden Stellen aufgetragen wird.

Bezugsquellen

Ayurveda-Ausbildungen, Kuren und Retreats
Rosenberg Ayurveda Kur- und Gesundheitszentrum
Europäische Akademie für Ayurveda
Forsthausstraße 6
D-63633 Birstein
www.ayurveda-akademie.org
www.rosenberg-ayurveda.de

Ayurveda-Ausbildung, Seminare und Ayurveda-Praxis in Österreich
Europäische Akademie für Ayurveda
Repräsentanz Österreich, Petra Wolfinger
Rolandsberggasse 5, Top1
A-3400 Klosterneuburg (bei Wien)
www.ayurveda-akademie.at

Ayurveda-Produkte
Traditionelle Ayurveda-Öle, Kosmetik, Kräuter, Gewürze und spezielle Gewürzmischungen von Kerstin Rosenberg gibt es zu bestellen im:
Rosenberg AyurMed Online-Shop:
www.rosenberg-ayurmed.com

Ayurveda Produkte und eigene Herstellung
Traditionelle Ayurveda-Öle, Zahnpulver, Kräuter, Udvartana Churnams
Julia und Lal Karinkada
A-1070 Wien, Neubaugasse 62, sowie online:
www.keralaayurvedashop.com

Qualifizierte Ayurveda-Mediziner und -Therapeuten
in ganz Deutschland und anderen europäischen Ländern vermittelt der
VEAT - Berufsverband für Ayurveda-Mediziner und Therapeuten e.V.
www.ayurveda-verband.eu

Danke

Frauen! Wir haben so viel Begeisterung erfahren, von der Idee über die verschiedenen Etappen der »Schöpfung« bis hin zum physischen Produkt des Buches.
Im wahrsten Sinne des Wortes ein Weg – abwechslungsreich und nicht immer geradlinig, doch stetig mit neuen Eindrücken gepflastert.
Daher DANKE an den Verlag und seine tollen Frauen, die uns auf so wunderbare Weise unterstützt haben, allen voran unsere Ansprechpartnerin Inga Heckmann mit ihrem Team. Ohne diese Frauen wäre das Buch nicht möglich gewesen:
Neben Projektleiterin Inga Heckmann, Lektorin Dr. Ute Paul-Prößler und Bildredakteurin Sabine Kestler lieferte Daphne Patellis die Illustrationen, das Korrektorat übernahm Susanne Langer-Joffroy und das Layout entwarf Angelika Tröger.

Namasté
Kerstin Rosenberg und Petra Wolfinger

Impressum

Hinweis: Die Ratschläge/Informationen in diesem Buch sind von Autorinnen und Verlag sorgfältig erwogen und geprüft, dennoch kann eine Garantie nicht übernommen werden. Eine Haftung der Autorinnen bzw. des Verlags und seiner Beauftragten für Personen-, Sach- und Vermögensschäden ist ausgeschlossen.

Projektleitung: Inga Heckmann
Lektorat: Dr. Ute Paul-Prößler
Bildredaktion: Sabine Kestler
Illustrationen: Daphne Patellis
Satz: Satzwerk Huber, Germering
Korrektorat: Susanne Langer-Joffroy
Layout: Angelika Tröger
Herstellung: Elke Cramer
Umschlaggestaltung und Konzeption: zeichenpool, München unter Verwendung eines Motivs von ©shutterstock/Marina Demidova
Druck und Bindung: Pixartprinting, Lavis
Printed in Italy
ISBN 978-3-517-09856-2
3. Auflage 2025

MIX
Papier | Fördert gute Waldnutzung
FSC® C147178

Penguin Random House Verlagsgruppe FSC® N001967